THE ECHO HANDBOOK

ESSENTIALS of AUSCULTATION of the HEART

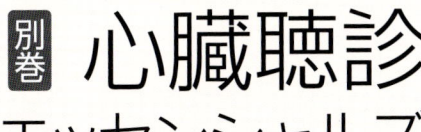
心エコーハンドブック
別巻 心臓聴診
エッセンシャルズ

著

坂本二哉
日本心臓病学会創立者
Journal of Cardiology 創立編集者

編集

竹中 克
東京大学医学部附属病院検査部

戸出浩之
群馬県立心臓血管センター技術部

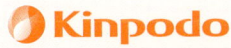
Kinpodo

心エコーハンドブック

シリーズ発刊の言葉

　病院ではいろいろな検査が行われます。血液尿検査，胸のレントゲン，心電図，CT，などなどですが，その中で検査施行時に「職人芸」を要する検査はいくつあるでしょうか？　心エコー検査は，「職人芸」を要するという意味で極めて特殊でやりがいのある検査と言えます。昨今のEBM（根拠に基づく医療）の風潮により，熟達者の「経験」や「技能」は意図的に軽視されていますが，これには肯ける部分もあります。「経験」や「職人芸」は，後進への伝達が難しく，再現性や客観性にも問題がありえるからです。しかし，個人の真摯な努力により達成された「技能」はとても尊く，軽視すべきではありません。「検査技能」の中には，検査時に「考えながら記録を進める」という行為も含まれます。考える葦，です。人間を裸で荒野に放り出しては「経験」「技能」「思考力」はその身につきません。突きつめて言うと，この世は荒野で，学問は荒野における事象の整理（帰納と演繹）です。必要な基礎事項が整然と整理された上で，はじめて「修行」が可能となります。

　本書は，ハンドブックとして，必要な基礎事項を整理して提供し，個人が「職人芸」を習得する手助けとなることを目的としています。決して，本書の内容がすべてではなく，単に必要事項を整理・掲載した出発点でしかないことを理解し，「修行」の一助としていただければ大変うれしいです。

"Do not leave home without this echo handbook!"

東京大学医学部附属病院検査部
竹中　克

序にかえて

　この度，竹中 克，戸出浩之両先生の企画になる『心エコーハンドブック』というシリーズが金芳堂から出版される運びとなり，その別巻という形で心エコー図時代の聴診法について書いて欲しいという「至上命令」が下りました．

　私はかつてメディカルレビュー社の The Circulation Frontier（季刊誌）に『心エコー時代における心臓の聴診』と題して2年にわたり8回の連続掲載を行いましたが，この際，同趣旨であるので，それを原本として増補改訂し，今回の要望にお応えすることにしました．

　それにはいくつかの理由があります．

　心エコー図を記録する前に聴診所見をよくとっておけば，心エコーの優れた点を知ると同時に，逆にエコーの明らかな行き過ぎや，稀ならず，肝心な所見の見落としや誤診に気付く可能性があること．

　しかし，そのために存在する最近のテキストをみると，首を傾げることが決して少なくないこと．つまり本当に聴診に通じている著者が書いたのか，普段そんなに熱心に聴診していない人が頼まれてただ単に普通のことを書いたのか，そもそも知識や経験が足りないのか，疑問に思うことが少なくないのです．この10数年間の出版物をみても，わが国には残念ながら，畏友 JM Criley 君のCD-ROMや，福田信夫君あるいは羽田勝征君の著作を除いて，諸手を挙げて推薦できるものがないのが現状です．近年，わが国に来られる優れた米国の医師が心臓聴診について述べられた書でも，「そんな馬鹿な」というお寒い点を見つけました．

　一番肝心なことは，客観的な記述は勿論大切ですが，一，二を除き，書かれたものに命が感じられない，つまり著者の経験や考えがちっとも反映されていないことで，これが命取りでした．単に試験のことばかり考えている読者（私からみれば"軽石頭"人間です）を対象に書くのだといわれればそれまでですが，本を読んで内容に疑問を持ち，あるいは反発しながら読んでいかなければ，知識は本当に身に付かないと思うのです．読者は何か問題点を見つけ出そうとする，そういう方々であって欲しいと思うのです．

　そういう意味で，本書では現存するどのテキストにもみられない，私自身の経験や臨床研究（たとえば，図 0-1 魚骨雑音〔解説は本文❷64〕）がかなり出てくる関係上，引用文献の25%が私の研究室からのものとなり，さらにその中には数十の心音図的考察を含む文献類もあります．いささか偏っているきらいがありますが，私自身が生きた内容を述べるにはぜひとも必要な根拠となるものです．『聴診錯誤』の記載など，奇妙だと思われた場合には論文にあたってみることをお勧めします．論文を読むと，結果だけで

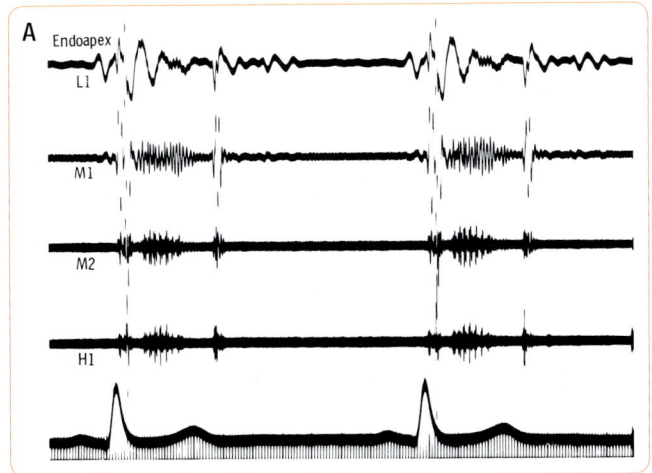
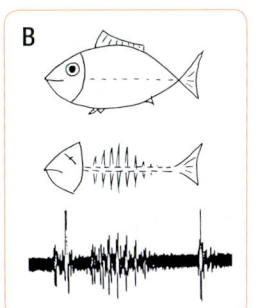

図 0-1　魚骨雑音 [174]
A：魚骨雑音，43 歳男性。
7 つのクリック打雑音が連続し，魚骨雑音を形成している。
B：心雑音と魚骨の相似性解説図。

はなく，その問題を巡る色々な意見や考え方を知ることができ，また単なる結論やサマリーにはない広範な知識を得ることができるのです。シリーズ発刊の言葉にある竹中先生の「考える葦」のように，考えることがとても大事です。そして自分の思考力の幅や深さが増すのです。医学的常識もそのひとつで，経験を積んだ医師のいうことが珍重される源もそこにあります。

　私の実地臨床では，臨床対象が限られていることもありますが，問診・身体所見（聴診が最も大切）・レントゲン・心電図・生化学検査や検尿で，弁膜症は勿論，先天性心疾患・後天性の虚血性心疾患・心筋症・動静脈疾患など，ほぼすべての疾患の診断と治療方法（どこでどのように取り扱うか）が決まるのです。勿論，現在の臨床で欠くことのできない心エコー図は全例記録し，臨床所見の是正を行う一方，身体所見の素晴らしさも同時に実感しています。これはという例は竹中君などに経食道エコーや三次元エコーその他の検査をお願いし，また心臓 MRI なども撮ってもらい，自分で分析もしますが，こうやって経験を積み，自己の臨床能力を高めていくのが日常臨床の本筋であろうと思っております。

　誰にでも間違いや誤診があって，その点で完璧さは夢であり（かつての誤診や見落としには汗顔の至りです），また方法論にも同じことがいえますが，自分の犯した誤りについては，同じ悔いを残さぬよう，本書では少し詳細に記述したつもりです。そのためもあって，本書の企画内容はそれまでの巻の様式とはかなり異なっております。

　この簡潔にして要領をえた素敵なシリーズを通読することによって心エコー図を十分勉強された方が，振り返って本書で心臓聴診の大切さを知っていただければと念じています。また，欄外に歴史的なことを入れましたが，先人の努力を知っていただければと思っています。

平成 24 年 7 月 21 日　　坂本二哉

心エコーハンドブック 別巻 心臓聴診エッセンシャルズ 目次

1 序論
- 2　1　はじめに
- 3　2　現代における聴診のリハビリテーション

2 聴診の基礎知識
- 6　1　聴診器の使い方
- 7　2　聴診領域
- 8　3　聴診の順序

3 心音
- 10　1　心音と心雑音
- 10　2　心音の種類
- 12　1　Ⅰ音
  - 12　1　Ⅰ音の亢進
    - 12　❶　僧帽弁狭窄
    - 12　❷　頻脈
    - 12　❸　高心送血量状態
    - 12　❹　僧帽弁逸脱
  - 15　2　Ⅰ音の減弱
    - 15　❶　左室機能不全
    - 15　❷　弁膜症，殊に逆流性弁膜症
  - 15　3　心拍ごとに変動するⅠ音
    - 15　❶　房室ブロック
    - 17　❷　心房細動
    - 17　❸　交互脈
  - 17　4　Ⅰ音の分裂
  - 17　5　いわゆる不純なⅠ音
- 18　2　Ⅱ音
  - 18　1　Ⅱ音の強さ
    - 18　❶　大動脈性Ⅱ音（ⅡA）の亢進と減弱
    - 19　❷　肺動脈性Ⅱ音（ⅡP）の亢進と減弱
  - 19　2　Ⅱ音分裂
    - 20　❶　正常Ⅱ音分裂
    - 20　❷　病的呼吸性Ⅱ音分裂
    - 20　❸　肺高血圧
    - 20　❹　肺動脈狭窄
    - 21　❺　心房中隔欠損（固定性分裂）
    - 21　❻　左室収縮時間の短縮
    - 21　❼　逆分裂：奇異性分裂
    - 22　❽　単一Ⅱ音
- 23　3　拡張期奔馬調—第3音と第4音—
  - 23　1　第3音（Ⅲ音）
    - 24　Ⅲ音の鑑別診断
  - 25　2　第4音（心房音，Ⅳ音）
    - 28　Ⅳ音の鑑別診断
  - 28　3　四部調律
  - 30　4　重合奔馬調
- 31　4　その他の過剰心音
  - 31　1　駆出音
  - 31　2　収縮期クリック
  - 31　3　僧帽弁開放音
  - 32　4　心膜叩打音
  - 32　5　その他

4 心雑音概論
- 34　1　心雑音の定義
- 34　2　心雑音検討項目
  - 35　1　雑音最強点
  - 36　2　心雑音の時相
    - 38　❶　収縮期雑音
    - 39　❷　拡張期雑音
    - 40　❸　連続性雑音
    - 40　❹　心外性雑音
  - 40　3　心雑音の音量
  - 41　4　雑音伝達方向
  - 42　5　心雑音の周波数
  - 42　6　雑音の音調
  - 44　7　心雑音の恒常性
- 46　3　注意すべき事項
  - 46　1　聴診錯誤
    - 46　❶　疲労現象
    - 46　❷　隠蔽効果
  - 46　2　振戦
  - 48　3　擬音法による聴診所見の表現
- 49　4　心雑音発見と心エコー図

5　心雑音各論

1　収縮期雑音

- 52　Ⓐ　駆出性収縮期雑音
  - 53　1　左室流出路狭窄　大動脈弁狭窄
  - 58　　大動脈弁狭窄と鑑別すべき状態
    - 58　　❶ 大動脈弁下部狭窄
    - 58　　❷ 大動脈弁上部狭窄
    - 58　　❸ 肥大型心筋症
    - 58　　❹ 大動脈二尖弁
    - 58　　❺ その他
  - 58　2　右室流出路狭窄　肺動脈弁狭窄
  - 60　　肺動脈弁狭窄と鑑別すべき疾患
    - 60　　❶ 肺動脈漏斗部狭窄
    - 60　　❷ 肺動脈弁上部狭窄
    - 60　　❸ 特発性肺動脈拡張
    - 60　　❹ 肺動脈分岐狭窄
    - 60　　❺ ファロー四徴
    - 61　　❻ アイゼンメンジャー症候群
  - 63　3　心房中隔欠損
  - 64　4　血流速度増大を主な原因とする駆出性収縮期雑音
  - 64　5　機能性収縮期雑音および無害性収縮期雑音
  - 66　6　高心送血量状態
- 67　Ⓑ　逆流性収縮期雑音
  - 68　1　僧帽弁閉鎖不全
  - 72　2　特殊な僧帽弁逆流性雑音
    - 72　❶ 収縮早期逆流性雑音
    - 72　❷ 収縮中期雑音
    - 72　❸ 漸増性逆流性雑音
    - 72　❹ 雑音伝播の変異
    - 73　❺ 心不全と僧帽弁閉鎖不全
    - 73　❻ 非顕性僧帽弁閉鎖不全
  - 74　3　僧帽弁逸脱症候群
  - 76　4　僧帽弁腱索断裂
  - 78　5　閉塞性肥大型心筋症
  - 81　6　三尖弁閉鎖不全
  - 82　7　心室中隔欠損
  - 85　8　アイゼンメンジャー複合

2　拡張期雑音

- 86　1　僧帽弁狭窄
- 90　2　三尖弁狭窄
- 92　3　左房粘液腫
- 92　4　拡張期ランブルを生じうるその他の状態
- 92　5　大動脈弁閉鎖不全
- 96　6　急性重症大動脈弁閉鎖不全
- 96　7　Austin Flint 雑音
- 100　8　肺動脈弁閉鎖不全
- 100　9　Graham Steell 雑音

3　連続性雑音

- 104　1　動脈管開存
- 106　2　大動脈肺動脈中隔欠損
- 106　3　人工的大動脈・肺動脈連絡
- 106　　胸郭内の重要な動静脈瘻
  - 106　❶ Valsalva 洞動脈瘤の右心系への破裂
  - 107　❷ 大動脈瘤（梅毒性）の大静脈への破裂，肺動脈への穿孔
  - 107　❸ 冠状動脈と右心系（肺動脈，右室）の連絡
- 108　　胸郭外の重要な動静脈瘻
  - 108　❶ 内頸動静脈瘻（内頸動脈海綿洞静脈瘻）
  - 108　❷ 頭蓋内動静脈瘻
  - 108　❸ 鎖骨下動静脈瘻
  - 108　❹ 外傷性動静脈瘻
- 109　4　静脈性連続性雑音（静脈コマ音）
  - 110　❶ Cruveilhier-Baumgarten 雑音
  - 110　❷ 総肺静脈還流異常
  - 110　❸ 心房中隔欠損の心房内短絡雑音
- 110　5　動脈狭窄性疾患
  - 110　❶ 高安病（脈なし病）
  - 112　❷ 大動脈縮作
  - 112　❸ 冠状動脈狭窄雑音
- 112　6　連続性雑音と紛らわしい聴診所見

4　心外性雑音，ほか

- 113　1　心膜摩擦音
  - 114　❶ 収縮性心膜炎
  - 114　❷ 滲出性緊縮性心内膜炎
- 114　2　心膜摩擦音類似の心雑音
  - 114　❶ 心肺性雑音
  - 114　❷ エブシュタイン奇型
  - 114　❸ 左心膜部分欠損

5　人工弁音

6　ペースメーカー音

117　先天性心疾患と心臓の聴診に対する筆者からのお願い

119　おわりに
121　文献
135　索引

図目次

iii	図 0-1	魚骨雑音
6	図 2-1	聴診器の外観と特徴
7	図 2-2	心臓聴診領域(前胸壁)
8	図 2-3	聴診所見のグラフ表示法
11	図 3-1	各種心時相の時間的関係／左心内圧・大動脈圧模型，心周期の区分，心音図，および左房・左室収縮・拡張・血流模型図
13	図 3-2	健常者の心音図，35歳男性
16	図 3-3	正常者Ⅰ音振幅とP-R時間との関係
16	図 3-4	完全房室ブロックにおけるP-R時間とⅠ音振幅との関係，56歳男性
25	図 3-5	心尖部Ⅲ音，拡張型心筋症，42歳男性
27	図 3-6	心尖部心房音，肥大型心筋症，63歳男性
29	図 3-7	四部調律，原因不明の心拡大，37歳男性
31	図 3-8	大動脈駆出音
37	図 4-1	心雑音分類型(模型図)
43	図 4-2	雑多な周波数を含む粗雑な感じに富む心雑音(心室中隔欠損のいわゆる「空騒ぎ」雑音)，第4肋間胸骨左縁，67歳男性
43	図 4-3	楽音様雑音，心尖部内側，大動脈二尖弁，63歳女性
45	図 4-4	亜硝酸アミル吸入負荷心音図
47	図 4-5	見逃された大動脈弁閉鎖不全雑音，大動脈四尖弁，第4肋間胸骨左縁，62歳男性
52	図 5-1	各種の心雑音発生機転
52	図 5-2	大動脈弁狭窄における駆出性収縮期雑音の血行力学的背景
54	図 5-3	典型的な大動脈弁狭窄例，56歳女性
55	図 5-4	駆出性収縮期雑音に対する不整脈の影響
57	図 5-5	石灰化性大動脈弁狭窄，73歳男性
57	図 5-6	ガラバルダン(Gallavardin)現象
59	図 5-7	非閉塞性肥大型心筋症，52歳男性
59	図 5-8	肺動脈弁狭窄を有する先天性心疾患，32歳男性
61	図 5-9	肺動脈弁狭窄とファロー四徴の重症度別比較
62	図 5-10	Eisenmenger症候群，心室中隔欠損，23歳女性
63	図 5-11	心房中隔欠損，42歳男性
65	図 5-12	洞頻脈時における機能性収縮期雑音の増強，18歳男性
65	図 5-13	同一例にみられた機能性雑音の2種，14歳男子
66	図 5-14	腎不全例における駆出性収縮期雑音，50歳男性
67	図 5-15	僧帽弁閉鎖不全における逆流性収縮期雑音の血行力学的背景
69	図 5-16	典型的な僧帽弁閉鎖不全例，57歳男性
69	図 5-17	漸減性逆流性収縮期雑音，52歳男性
70	図 5-18	心尖拍動と僧帽弁閉鎖不全雑音最強点(PMI)との解離を示すグラフ
71	図 5-19	僧帽弁閉鎖不全とⅢ音，53歳男性
71	図 5-20	僧帽弁閉鎖不全での拡張期ランブル，心房細動，63歳男性
75	図 5-21	収縮中期クリック，46歳男性
75	図 5-22	収縮後期ダブルクリック，26歳女性
77	図 5-23	僧帽弁逸脱，56歳男性
77	図 5-24	収縮後期の楽音様雑音を有する僧帽弁逸脱，55歳男性
78	図 5-25	僧帽弁閉鎖不全，腱索断裂，59歳男性
79	図 5-26	心筋梗塞後の僧帽弁閉鎖不全，61歳男性
79	図 5-27	閉塞性肥大型心筋症，46歳男性
80	図 5-28	閉塞性肥大型心筋症，37歳男性
82	図 5-29	心室中隔欠損30例での雑音最強点分布
83	図 5-30	漸増性の心室中隔欠損雑音，36歳男性
83	図 5-31	右室流入路の心室中隔欠損，36歳男性
84	図 5-32	消滅しつつある心室中隔欠損雑音，27歳女性
85	図 5-33	心室中隔欠損を主体としたEisenmenger複合の心音図と心エコー図(模型図)
86	図 5-34	僧帽弁狭窄における拡張期ランブルの血行力学的背景
87	図 5-35	僧帽弁狭窄の心音図，52歳男性(高血圧合併例)

87	図 5-36	鼓性を帯びた心尖部Ⅰ音と心房性期外収縮(PAC)によるランブルの強盛, 56歳男性
89	図 5-37	啞性僧帽弁狭窄, 軽症狭窄例, 53歳男性
89	図 5-38	僧帽弁狭窄と運動負荷, 51歳女性
91	図 5-39	僧帽弁狭窄を有する連合弁膜症, 心房細動, 43歳男性
91	図 5-40	第1度房室ブロックを伴う僧帽弁狭窄, 76歳男性
93	図 5-41	大動脈弁閉鎖不全における灌水様拡張期雑音の血行力学的背景
93	図 5-42	定型的な灌水様雑音を有する大動脈弁膜症, 62歳男性
95	図 5-43	比較的弱い灌水様雑音を有する大動脈弁膜症, 65歳女性
95	図 5-44	右側大動脈弁閉鎖不全雑音, Dubin-Johnson症候群疑, 完全房室ブロック, 60歳男性
97	図 5-45	大動脈弁閉鎖不全での楽音様拡張期逆流性雑音(いわゆる鳩声音), 41歳男性
97	図 5-46	比較的突然に発症した大動脈弁閉鎖不全, 感染性心内膜炎, 僧帽弁前尖(弁輪部)膿瘍, 37歳男性
99	図 5-47	Austin Flint雑音, 大動脈弁閉鎖不全, 47歳男性
99	図 5-48	Austin Flint雑音の特殊例, 図5-44と同一例
101	図 5-49	器質的肺動脈弁閉鎖不全, 53歳男性
101	図 5-50	肺動脈弁切開後の肺動脈弁閉鎖不全, 35歳男性
102	図 5-51	Graham Steell雑音, Eisenmenger症候群, 動脈管開存, 34歳女性
104	図 5-52	動脈管開存における連続性雑音の血行力学的背景
105	図 5-53	動脈管開存, 57歳女性(大動脈二尖弁合併)
107	図 5-54	左冠動脈―右室瘻, 47歳女性
109	図 5-55	静脈コマ音, 21歳女性
110	図 5-56	ダルマ像
111	図 5-57	大動脈炎症候群(高安病)における多彩な血管雑音, 41歳女性
113	図 5-58	心膜摩擦音, 急性心膜炎, ファロー四徴, 22歳女性
115	図 5-59	Ebstein奇形(軽症例), WPW症候群, 25歳男性
115	図 5-60	左心膜部分欠損, 34歳男性

表目次

34	表 4-1	心雑音の性状吟味
35	表 4-2	心雑音最強点からみた主要心血管疾患診断の手がかり
37	表 4-3	心雑音の時相分類と主要心血管疾患
40	表 4-4	心雑音の音量(強さ)の分類(Levine分類)
45	表 4-5	各種薬剤負荷法の総括
53	表 5-1	大動脈弁狭窄に対する聴診診断基準の変遷
54	表 5-2	駆出性収縮期雑音の発生条件
67	表 5-3	逆流性収縮期雑音を生じる疾患
103	表 5-4	連続性雑音を生じる疾患または状態

Memo目次

2	身体所見(および問診)軽視の理由
4	「聴診学の本になぜ心音図を掲載するのか?」という質問に答える
6	聴診器の歴史
7	聴診器に関する含蓄ある言葉
14	心音図の記録, および見方と記号
22	心音の発見
26	第4音の認識実験
30	ブライト病の心音 (bruit de brightique)
32	Ⅲ・Ⅳ音の成因
34	聴診器の黄金時代
41	電気聴診器と雑音音量
47	聴診と聴診錯誤
48	心音・心雑音と擬音語
98	Austin Flint (1812～1866)
102	Graham Steell (1851～1942)

序論

はじめに　1
現代における聴診のリハビリテーション　2

Auscultation—The Audible Language of the Heart

Joseph K. Perloff

1 はじめに

聴診法は由緒ある診断技術であるにもかかわらず，殊に若い医師の聴診器離れは甚だしい．その結果，心音のみならず，肺音も満足に聴取できない「専門医」が出現し，極端な例では聴診器さえ持っていない医師がいるようになった．

このような情勢の中で，本書では心臓および血管の聴診の意義と有用性を再検討し，診断法の発達した現代において，聴診法がいかに活用さるべきかについて述べる．

なお本書では多くの心音図が掲載されているが，これは胸部X線写真の説明に原図が載っているのと同じことである．なるべくこれに親しみ，より一層聴診に習熟しやすくなるために，音楽を音符で読み解くような気持ちで，本文と照らし合わせてこれらを眺め，学習するとよい．

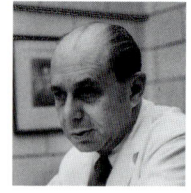

▶ Dr. Aldo A Luisada
Chicago Medical School 教授。生涯を心音研究に捧げた。PD White の弟子。American College of Cardiology 創立者の一人。1987 年没。享年 86 歳。Ameican Heart Association mourning。

Memo 身体所見（および問診）軽視の理由

身体所見および問診を軽視する最近の傾向は，Craige[1]がいうように，斬新な手法が従来の古典的診断法を凌駕したからである．すなわち心エコー図（各種の方法を含む），核医学，コンピューター断層，磁気共鳴映像など，視覚的表現が客観的判断材料として重視されるようになったためであり，これは医学の進歩に伴う必然である．

しかし新しい技術を学ぶのに忙しく，伝統的な手法を閑却するという口実の裏には，新しい技術では高い報酬が得られ，伝統的手法がその犠牲になっているという事実がある[1]．くわえて，伝統的手法は習得に時間がかかるうえに難しく（努力が必要），かつ日本では国家試験に出題されず，教育者も学生も積極的な努力をしない傾向にあり，世代が変わると教育方法も不十分となった．かくして聴診能力の廃用性萎縮（disuse atrophy）が生じたのであろう[1A, 1B]．

新しい診断法の登場と聴診法の戦い

Laennec による聴診器の発明（1816 年）によって，従来の直接聴診法が間接聴診法に代わり，その後，1916 年までの栄光の歴史はまさに「聴診器の黄金の世紀（golden century of the stethoscope）」であった．現在の聴診所見のほとんどはこの時期に発見されている．その間，Roentgen 線の発見（1895 年）と臨床への導入，Einthoven による心電図の発明（商品化は 1908 年）と心臓病学への適用（心電図の大家 Lewis は聴診学者でもあった）により，そのつど，聴診学は片隅に追いやられた．実際，東京大学放射線科には「前世紀の遺物」というガラスケース入りの聴診器が飾られていた．しかし，心電計に先立つ Einthoven の古典的心音計に代わって，1940 年代初頭，Mannheimer によるジェット式心音計が開発され聴診所見が客観化されると，聴診法は診断法として復活した．

第2次大戦後間もなく，心臓カテーテル法によって聴診法は3度目の挫折に遭った．しかし心臓の聴診や心音図は実は心カテーテル所見の反映であり，早期診断には聴診の方が鋭敏であることがわかった．また，唯一回の計測で結論を下すカテーテル法の欠点を補い，経過観察という点で聴診の重要性が高まった．

第4の挫折は，心エコー図の台頭で，聴診学者がこの方法に深入りすればするほど，自分で自分の首を締めるような結果を招いた．医療機器関係者はより高価な心エコー図機器の製作に専念した．また，リウマチ性心疾患の減少は心雑音の記録の必要性を減じた．これらに乗じ，アメリカ医学協会，ついでメディケアおよびブルークロスが心音図記録を保険給付の対象から外し，これはのちに反論[2]を買い，理由書付きで復活されたが，いったん衰退しかけたものを復活させるのは容易なことではない[3]．聴診法があれば心音図は不要というのは，心音図によって聴診能力を培った医師にのみいえることで，心音図を知らない医師への言ではない．音楽の客観性が音符に残すことであるように，聴診も客観性をもたせるにはやはり図形化が必要である．

一方，心エコー図の臨床的役割は特筆大書さるべきもので，それゆえ，筆者は日本心臓病学会（臨床を主軸とする）から，あえて日本心エコー図学会を分離創設した（1989 年）．しかしその直後から，また世界の趨勢は変化し始め，近年はまたより一層，聴診の必要性を実感することとなった．

2 現代における聴診のリハビリテーション

聴診法の軽視はさまざまな波紋を巻き起こした。

第1に，Mモード心エコー図法は心音図との同時記録によって，心音・心雑音の発生機転に多数の新知見を提供した[4]▶1。心時相の分析は心音図に頼るところが大であるが，一方，ドップラー法による肥大型心筋症の等容拡張期心室内血流について，心エコー図法の世界的メッカの1つであるStanford大学は，心音図の同時記録を怠ったために重大な誤りを犯した▶2。

第2に，カラードップラー法による臨床的に意味の少ない（心雑音を伴わない）左心性弁逆流シグナルについて，その定量評価法にもまた問題点があった。逆流シグナルは聴診で発見されぬ場合には臨床的意義に乏しく，逆に聴診で見出されても逆流シグナルの明らかでない偏心性逆流（僧帽弁逸脱など）もある。この点について，これも心エコー図の世界的メッカであるMayo Clinic から，心雑音の強さが心エコー図（カラードップラー）と対比して，弁逆流の重症度に比例するという，筆者らの日常の経験を裏付ける発表があり[7]，聴診法の有用性が再認識された▶3。現在の実証医学（evidence based medicine：EBM）では，聴診法は実証性に乏しいとされているが[8]，それが皮相の見方であることはいずれ明らかにする[8A, 8B]。

第3に，わが国における内科書や循環器病学書における心臓の聴診項目に問題がある。わが国の教科書での扱いはせいぜい数頁で，非常に簡単・粗雑にすぎる。一方，米国では，聴診法が昔ほど主流でなくなった現在でも，たとえばHurst の The Heart 第9版[9]（1998）では，心臓の聴診・心音図は実に60頁と長大，心電図の32頁，胸部X線の28頁を凌駕し，むしろ心エコー図のそれ（86頁）に近い▶4。第10版（2001）でも大同小異である[9A]。

この日米の違いは次の2つの問題点を有している。

1つは，聴診を含む身体所見の検討は，患者−医師の人間的関係を保つうえに最も重要で，医師への信頼の第一歩だということである[10]。聴診器は単に血圧測定の道具ではなく▶5，重要な診断器具であると同時に，患者への懸け橋である[11, 11A, 11B]。いくつかの大震災の際，医師が患者を満足に診察できなかったのは，その二本柱を欠いていたからである。

もう1つは，米国における医療のコスト意識がある。わが国でも最近はその必要性が云々されているが，"聴診法をリハビリする"ことによって，非常に多くの高価な医療が節約される。科学的根拠に乏しい打診法と異なり，聴診法はそれをリハビリすれば診療におおいに役に立つ。現に筆者は確認（と好み）のために必ず心エコー図を記録するが，問診，身体所見，心電図，胸部二方向写真，それに簡単な血液および尿所見（古典的な"Five fingers' approach"）だけで，ほとんどの患者を診察して痛痒を感じないし，自分では侵襲的検査は行わない。

以上のような見地に立って，聴診法の活用により診療がいかにして可能となるかを述べる。

▶1 Dr. E. Craige

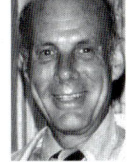

North Carolina 大学教授。心音・心エコー関係者の畏敬の的。Braunwald の Heart Disease 初版に膨大な心臓聴診の記述を書いた。一流の風刺漫画家。2009 年没。享年 89 歳。大学葬。

▶2 拡張期の開始を第2音より前，つまり駆出血流ドップラーシグナルの終了点においたため[5, 6]。

▶3 ことに弁逆流症では，心エコー所見がどうであろうとも，臨床上の重症度決定をそれだけで決めることは許されない。

▶4 約10年前，初の日米（JCC-ACC）合同会議開催時，日本を代表する各演者が患者の身体所見や日常の検査成績について，米国の発表者に対して，文字通り何も返答できず恥をかいたのは，この間の事情をよく物語っている。

▶5 殊に最近の携帯用自動血圧計では，聴診法同様，正確な測定が可能となっている。

Memo 「聴診学の本になぜ心音図を掲載するのか?」という質問に答える

聴診学は音響を対象とするものであるから，図形としての心音図は本来不要のはずである。しかしどのテキストにも大なり小なり心音図が掲載されている。

心音計は心電計に先立ってEinthovenによって手がけられ，幾多の工夫があって改良を重ね，1930年代に何とか鑑賞に堪える世界最初の心音図の本がアルゼンチンから出版された。これは私にとって貴重な本である。

なぜこのような試みがなされたのだろうか。聴診器の発明者Laennecは，彼がフルートを演奏したためか，聴診所見を楽譜にとどめたりしているのはなぜか。

それには理由がある。第一に聴診所見を第三者に伝えるのは大変難しい。昔から集合聴診法（collective auscultation: 沢山の医師が同時に聴く）とか，主観的な擬音法，手で書き留めるなどの考案など，いくつかの方法が試みられ，1950年代に入ってレコードも利用された。だが，「隔靴掻痒」という言葉に示されるように，聴診印象を伝えるには靴の底から足の裏を掻くようなまどろっこしさがある。何か別の形で聴診所見を客観的に残す方法が欲しい。

そのために，心音計が世界中で考案され，スウェーデンの小児科医Mannheimer（その後心臓病のメッカのひとつCape Townに移る）のインク噴射式心音計やアメリカのSanborn写真式心音計（聴診器改革のRappa-port & Sprague）が開発された。知名度は高くはなかったが，イギリスではLeathamによるCambridge心音計が考案され，2か所からの同時記録が試みられた。わが国でも各地で開発が行われていて，最終的には日本の心音計が最高であると世界的に認められるに至った。複数個所（4か所），多段階（6段階），3種の心機図同時記録，心腔内心音回路，付属圧縮回路，同時テープ録音およびスペクトル心音計付き，それに12誘導写真式記録器という，言ってみれば「戦艦大和」のような心音計で世界を風靡した（右図左）。

聴診所見の客観化としては十分すぎるものであったが，心音図にはもうひとつ重大な情報が隠されていた。心音図が心臓カテーテル法によって得られる血行力学的所見の反映にほかならないということが，両者の比較で判明し出したことである。これは殊に心腔内心音図と圧曲線を同時記録できるようになって，より客観化された。先天性・後天性心血管疾患の多くが，殊に日常の疾患では心音図で十分事足りるとされ，

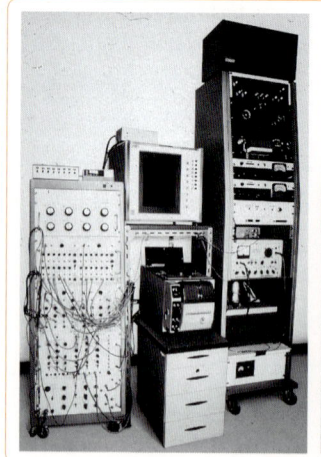
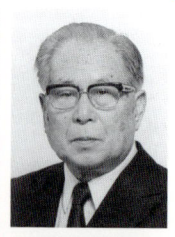
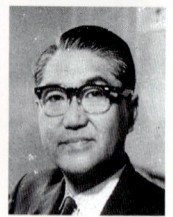

日本の心音計（左）／日本の心臓の聴診・心音図学の先駆者（右）
右上：上田英雄：東京大学教授。慈恵医科大学から東京大学を通じて心音図研究。日本を代表する心臓病学・臨床心音図学の大家。1993年逝去。享年83歳。
右下：山川邦夫：順天堂大学教授。世界初の心腔内心音図を記録（1953年）。1966年逝去。享年51歳。

「簡単な方法と高価で複雑な方法との所見が一致しないときは，後者の方に間違いがある」と言われるようになった。聴診を離れて，心音図が台頭した時代であった。

このような心音図記録に対して，高名なアメリカの医師W. Dockは，「心音図による恒久的記録は，白血病での血液塗抹染色や，肺結核での胸部X線写真，あるいは冠動脈疾患での心電図のように価値があるものである」と述べている。同じように，心エコー図も，記録しなければ価値は半減する。

しかし本書に掲載された心音図は，残念ながら最良のものではない。本書の直書式の心音図は，美麗さに欠け，筆者には不満足である。図形学はすべからく美しくなければならない。

最高の心音図に接したい方は，ぜひ，拙著「心音図の手引き」改訂第3版（日本醫事新報社，1990）[23]をご覧になって欲しい。そこには世界中の学者が溜息をついた美麗な心音図が多数掲載されている。またこの書は初心者を相手とし，対談形式で心臓の聴診について語っているので，理解しやすく，大変参考になると思う。さらに多くを望まれる方は『臨床雑誌 内科』に毎月連載された「心音図の読み方」（内科15〜47巻，1965〜1981）をご覧になっていただきたい[128A-128D]。

聴診の基礎知識

2

聴診器の使い方　1
聴診領域　2
聴診の順序　3

Despite limitations by complexities of the sounds and inadequate acoustic system, rewarding information can be gained from interest and discernment by that most valuable part of the total system—that between the earpieces of the stethoscope

James V. Warren

1 聴診器の使い方

　自分専用の双耳式聴診器をもち，使い方に慣れる。自分自身，友人など，できるだけ機会を作ってあらゆる年齢層の患者をよく聴診し，健常者の心音の性状になじむことが大切である。

　聴診所見のとり方は習熟に時間がかかるが，聴診器の使い方は簡単である[12]。

　基本的に採音部には低音用のベルと高温用の膜（ダイアフラム）の両者，外部雑音を遮断するため分厚く短いゴム管（連結部），さらに耳口を完全に閉塞して外来雑音を防ぎ，かつ音の洩れを防ぐイヤーピースを備える▶。

▶ 高齢医師用の電気聴診器は膜式だけだが，最近のものは機能性が非常に高い。

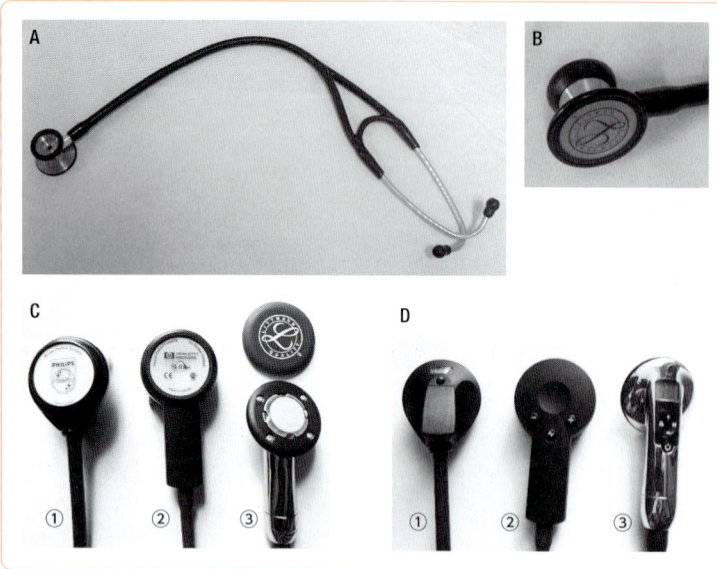

図 2-1　聴診器の外観と特徴
A：Littmann 型。Hewlett Packard 型と並んで現代のスタンダードの聴診器のひとつ。
B：Littmann 型聴診器の採音部。ベルと膜（ダイアフラム）は切り替えて使う。
C：電気聴診器
① Philips 型，② Hewlett Packard 型，③ Littmann 型（上は保護用ゴムカバーで，カバーを着用して用いる）
D：それぞれの背面にある調節装置。種類によって各種の調節法が異なる。最新式の Littmann 型はベルと膜，音量調節目盛などの調節が可能になっている。モデル 3200 では，ワイヤレスでコンピュータに接続でき，本体に 12 個までの心音を録音できる。
（A～D とも著者所蔵のもの）

Memo　聴診器の歴史

　Laennec の聴診器はもともと木製の円筒型で，ねじ式に二分できるようになっていた。それまでは患者に耳を押しつけて聴く「直接聴診法」であった。千差万別の形式のうち，曲げることのできる可撓性聴診器が出て，その後の双耳式聴診器の発明は画期的であった（New York の医師 G. P. Camman; 1855）。1940 年代に入り，アメリカの Rappaport 技師と Sprague 医師の広範かつ綿密な研究により Sanborn（現在の Hewlett-Packard）社の膜とベルを有する聴診器が生まれ，これが現代のさまざまな聴診器の原型になっている。

　最近は高齢の医師が増え，その高音域特性の減退を補うため，各種の電気聴診器が発売されている。

　聴診所見を FM 伝送し，多人数で同時聴診する機器もある。その発想は半世紀以上も前からあった (collective auscultation)。

　聴診器の歴史は以下の文献に詳しい。
　坂本二哉：聴診法の歴史と聴診器の特性．診断と治療 70：745-750, 1984
　坂本二哉：聴診器の変遷（全 18 回）．診断と治療 77-78 巻，1989-1990
　坂本二哉：聴診器の改良―歴史と現況．総合臨床 43：684-687, 2004

2　聴診領域

胸壁と心・大血管との対応はほぼ固定していて，各肋間が以下の聴診領域として定義されているが，疾患によって事情が若干異なるので，おおまかに図2-2のように区分する。

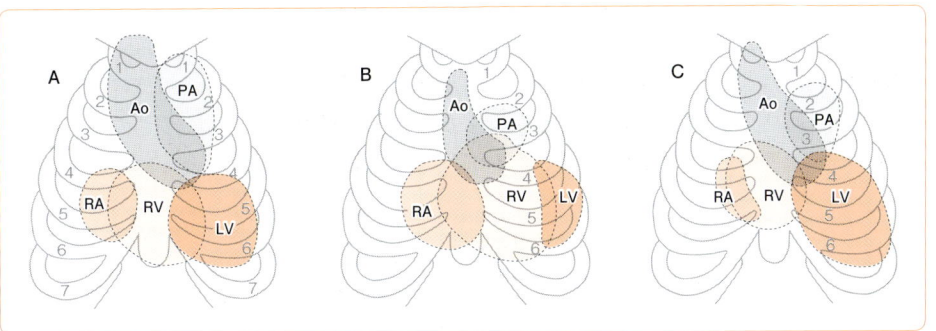

図2-2　心臓聴診領域（前胸壁）[13]
A：心拡大のない場合．B：右室のみが拡大した場合．C：左室のみが拡大した場合．
Ao：大動脈領域，PA：肺動脈領域，RA：右房領域，RV：右室領域，LV：左室領域，1～7：第1～第7肋骨

左室領域（LV）	心尖部（apex）を含む領域で，正常ないし左室肥大・拡張例では胸骨左縁から胸骨傍線に至る．**僧帽弁領域**ともいう．
右室領域（RV）	胸骨左縁下方を中心とする領域．**三尖弁領域**ともいう．右心が拡大すれば，いわゆる心尖部近辺まで達しうる．
肺動脈領域（PA）	左第2～3肋間（2L～3L）を中心とする領域．主体は第2肋間胸骨左縁．
大動脈領域（Ao）	右第1肋間（1R）から左第3肋間（3L）にわたる領域．主体は第2肋間胸骨右縁（2R）．左第3肋間は**副大動脈領域（エルプの領域；Erbs area）**といい，心臓の窓（cardiac window）と呼ばれる．
右頸部	頸動脈および頸静脈の聴診部位．
その他	腹部，殊に上腹部，背部も貴重な聴診部位となりうる．

以上の各領域は胸腔内の心・大血管構造との関係を大雑把に示すものだが，重なり合いがあり，同じ場所でも左心か右心かという以外，あまり厳密に考える必要はない．ただし雑音最強点を示すときは，たとえば第3肋間胸骨左縁（3L）というふうに，より狭い領域を記載しておく．

Memo　聴診器に関する含蓄ある言葉

聴診器について示唆に富む言葉に次のようなものがある．
「聴診器の最も重要な部分は2つの挿耳部（イヤーピース）の間にある」
"The most Important part of the stethoscope is in between the two ear pieces."
これは Ohio State University の循環器科教授で，筆者が留学した1962年の AHA 会長を勤めた James V. Warren 先生（1915～90）の言葉である（1958年）．どんなに良い聴診器を持っていても，最終的にはその聴診所見を解釈する「頭脳」が問題なのである．1985年，先生にお会いしたとき，筆者の著書『レコードによる心臓の聴診』にこの一文を載せたと話したら，とても喜んでおられた．

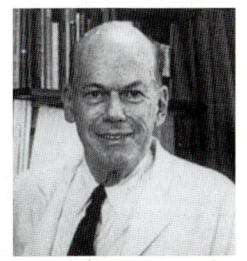

James V. Warren [*]

[*] Wooley CF: Academic Heritage; The transmission of excellence-Cardiology of the Ohio State University. Futura, Mt.Kisco, New York, 1992 から引用

3 聴診の順序

可能なかぎり短時間に要領よく聴診するには次のようにする。

患者の体位：原則として仰臥位と坐位だが，多忙な外来では坐位だけでもよい。必要に応じて左側臥位や肘膝位にする。

手順：
① 最初に膜型で呼吸（場合により少し深く呼吸）させながら3Lで一番強い心音，つまり第2音（Ⅱ音）を決め，それに基づいて心時相を判断する（殊に頻脈時に必要）。
② 同時にⅡ音分裂像を知る。
③ 聴診器を各方向に少しずつ（一口径ずつ▶）動かし，各異常所見の有無を確かめ，心尖部だけはベル型も併用して低音（心房音と第3音：Ⅳ音とⅢ音）および低調な拡張期雑音を見つけ出すようにする。
④ 頸部にもベル型を用いる。

異常な所見があれば詳しい観察を行い，できるだけ図示する（図2-3）[11B]。心エコー図記録を行う前に聴診所見を整えておく（簡単な心音図を記録できればいうことはない）。心雑音の成因は本来，聴診だけで理解できるのだが，現況ではドップラー法により確認するようにする。聴診と心エコー図は心臓病診断の両輪である[15]。

▶ これを移行聴診 "inching" という。

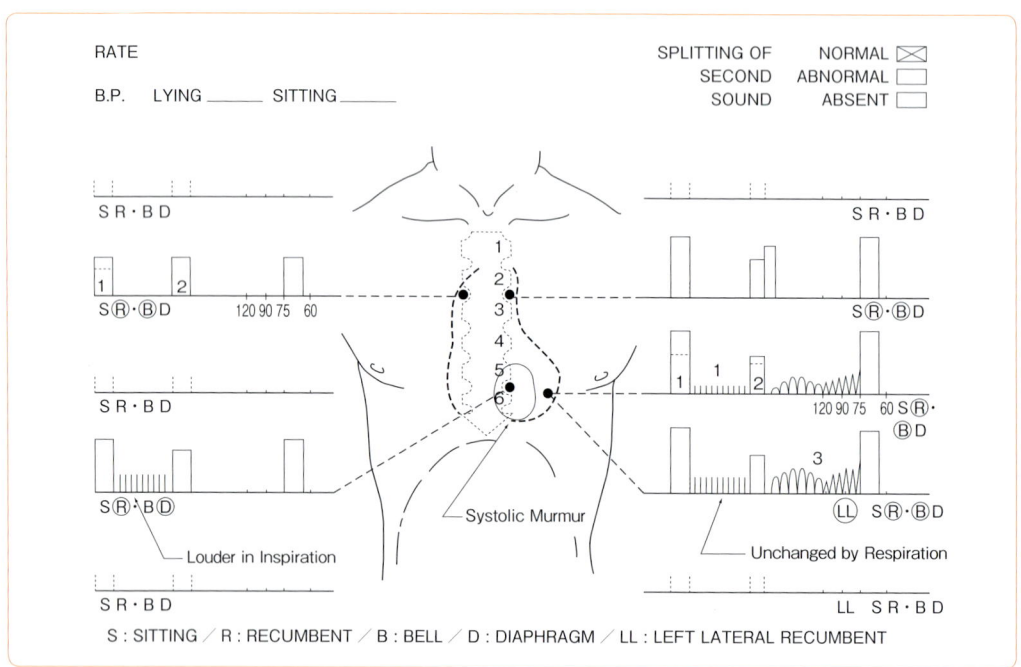

図2-3 聴診所見のグラフ表示法[14]

僧帽弁膜症の例である。もとの図は横線のみで，1と2（第1音と第2音）の柱は書き足したものである。1〜2間の縦縞は全収縮期雑音（高調），2〜1間の丸味を帯びた波の連続は拡張期雑音（ランブル）を示す。左側の全収縮期雑音は「吸気で強くなる」とあり三尖弁逆流で，右側のそれは「呼吸で不変」とあって僧帽弁逆流を示す。それぞれ仰臥位（R）と坐位（S），聴診器もベル（B）と膜式（D）の区別がある。
このような図形化は各人各様でよい。文字だけで書くには手間がかかるので，自己流の書き方を案出する。視覚に訴えるのは経過観察上便利である。

心音

3

- Ⅰ音　1
- Ⅱ音　2
- 拡張期奔馬調―第 3 音と第 4 音―　3
- その他の過剰心音　4

"And the babe leaps up on his mother's arm
I hear, I hear, with joy I hear."
William Wordsworth

1　心音と心雑音

　心臓を聴診すると，持続の短い断続的な音（心音）と，その間を縫って持続の長い音（心雑音）が聴かれる。心音や心雑音の発生機転や詳細な生理学的基礎については他書[16-21]に譲るが，まず「心音」と「心雑音」を正確に識別することが，聴診所見解釈の第一歩である。

　心臓の聴診では，当然，心音よりも心雑音の方に注意が集中しがちだが，心音だけに注目しても，多くの疾患が診断可能である[22-24]▶1。その際，心音の音調，強弱，タイミング（分裂を含む）などに注目することが重要である[26]。

▶1 現代式聴診器の発明者 Littmann は，心雑音抜きで心音聴診の詳細なモノグラフを書いている[25]。

2　心音の種類

　心音（heart sounds）は簡単にいえば心時相を区切る際に生じる断続的な音（transient）で，次の6種類がその基本となる（図3-1）。

第1音（Ⅰ音）……………等容収縮期の開始
駆出音……………………駆出期開始
第2音（Ⅱ音）……………等容拡張期の開始
房室弁開放音……………等容拡張期の終了，心室急速充満期の開始
第3音（Ⅲ音）……………心室急速充満期の終了，心室緩徐充満期の開始
第4音（心房音，Ⅳ音）…心房収縮による心室充満期

　この分類はまったく正確なものではなく，殊にⅢ音，Ⅳ音に関してはそうである。また，これらの基本的心音は左心側で強く，右心側でははるかに弱いので，一般的には心音といえば左心起源のものを指す。しかし正常人でも，肺動脈起源のⅡ音肺動脈成分のように右心側の心音でも十分聴取しうるものもある（図3-2, ●13）。

　心音にはこれら以外に診断特異性を有する以下の過剰心音（extrasounds）がある▶2。

▶2 研究者により，Ⅰ, Ⅱ音以外をすべて過剰心音と呼ぶものもある。

---

① 収縮期クリック（収縮中期クリック）
② 大動脈叩打音
③ 三尖弁帆反転音（sail sound，Ebstein 奇形）
④ 心膜叩打音（拡張早期過剰心音）
⑤ 第5音（Ⅴ音 – Calo）
⑥ その他（振水音，水車音など，心音と心雑音の中間に位置するもの）

図 3-1　（右ページ）

上段：各種心時相の時間的関係（Irex より）

Irex 社から出された高名なポスターで，元来3色刷りである（左心系現象は赤，右心系現象は青）。中央の心音図の横枠は灰色で，その枠内は通常の聴覚閾値以下の振動である（日本語版[52]）。この図は心電図，各種の脈波曲線と心音図との関係のほかに，下部のMモード心エコー図との関係も示している。拡張早期の僧帽弁と三尖弁の開放など，この図のようにいかない例もあるが，心音の発生や他の生体現象との関係をみるには格好の図である。

■：正常の場合，聴覚閾値以下である。

下段：左心内圧・大動脈圧模型，心周期の区分，心音図，および左房・左室収縮・拡張・血流模型図

下2列の模型図での①～⑧はそれぞれが対応している。

Times are normal max. min. in msec. at 60 b.p.m.l.1,000
For other rates, multiply by √(R − R) sec.
心電図
P-R 200 160
頸動脈波曲線
SYSTOLIC TIME INTERVALS
PEP=(Q−S2)−LVET
LVET+1.7HR=413±20 (M)
LVET+1.6HR=418±20 (F)
PEP+0.4HR =131±26 (M)
PEP+0.4HR =133±21 (F)
PEP/LVET =0.35±0.08
LVET 331 291 M 342 302 F
頸静脈波曲線
心尖拍動図
Q-S2 448 392 M 457 401 F
心音図
A2-P2 Insp. 50 20 Exp. 20 0
僧帽弁の動き
MVC
三尖弁の動き
TVC
LVET
大動脈弁の動き
AVC
肺動脈弁の動き
PVC
For expianatory notes and sources see
Irex Application Notes Vol. 2 No.5
時間（ミリ秒）

拡張期
収縮期
拡張期
収縮期
心房充満期
等容収縮期
駆出期
等容拡張期
急速充満期
緩徐充満期
心室充満期
大動脈圧
大動脈弁閉鎖
大動脈弁開放
僧帽弁開放
僧帽弁閉鎖
左房圧
左室圧
心音図
聴取不能

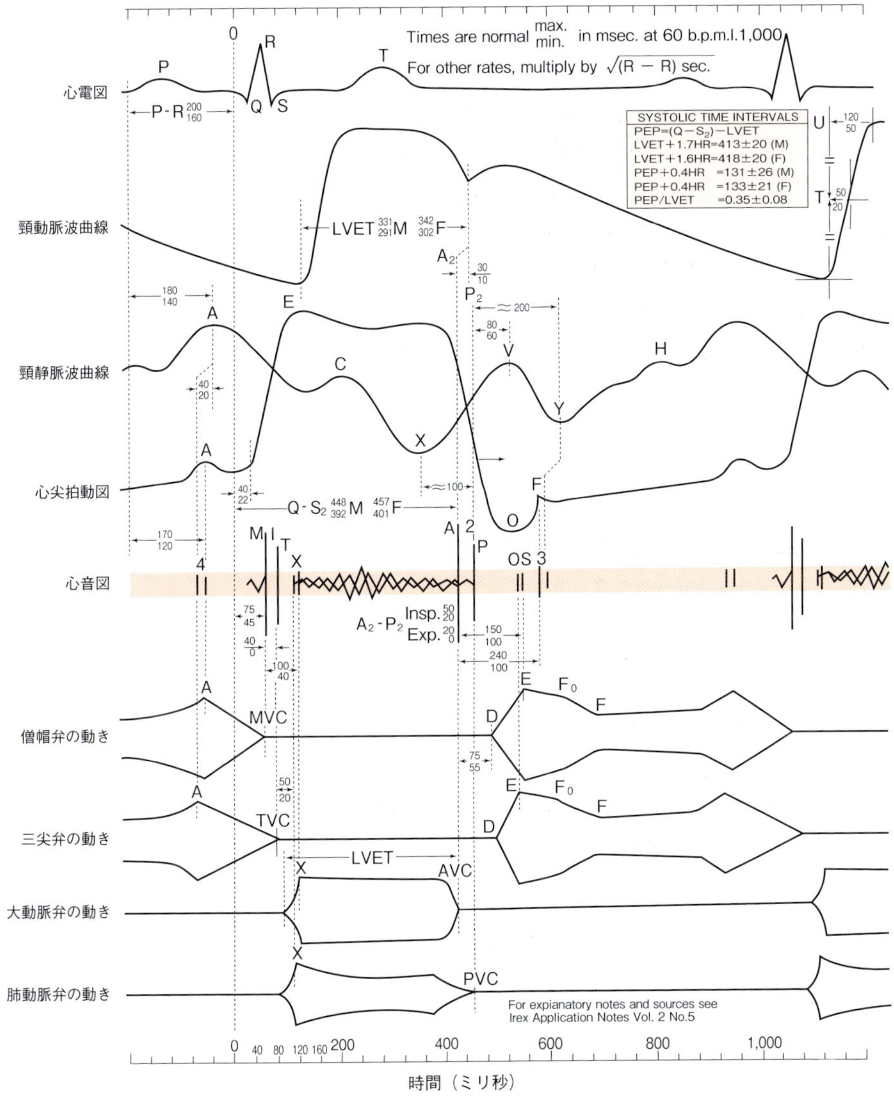

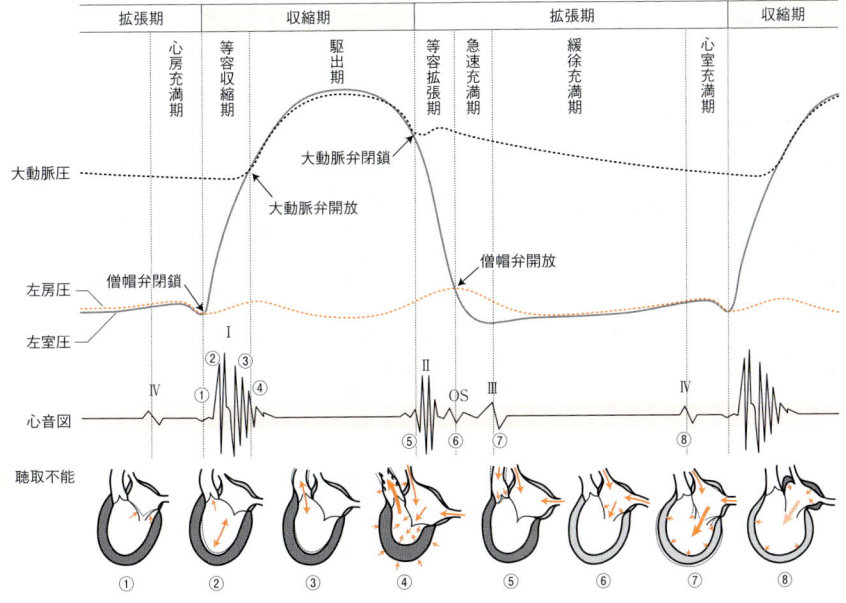

1 Ⅰ音 (first heart sound：Ⅰ)

　心尖部で最もよく聴取されるⅠ音[1]は，Ⅱ音に比べてやや鈍い感じをもち，心音図でみると，いくつかの振動の集まりで持続も長い（図 3-2）。Ⅰ音全体のうち主体をなすものは，僧帽弁閉鎖に伴う心血液系の振動に由来する心音である。

　一般に心尖部Ⅰ音の強さは，①僧帽弁閉鎖速度，②弁に加わる力（左室圧上昇速度 dP/dt に関係），③弁閉鎖時の弁の位置，④弁自体の解剖学的変化が関係する[26,27]。また体表面への心音の伝達，つまり肥満やその他の対外因子も関係する。臨床的に重要なのはその強弱である。

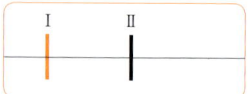

[1] Harvey が記載（1616 年），Einthoven W が記録（1894 年）。

1 Ⅰ音の亢進（accentuation）

　心尖部ではⅠ音の強さ（intensity, loudness）はⅡ音より強いとされるが，日本人ではその逆のことが多い。いわゆる僧帽弁成分の強さは，弁の位置が一定であれば，左室圧の dP/dt によく相関することが知られている[28]。一方，その速度がほぼ均一であれば，後述するように P-R 時間がⅠ音音量に強く影響を与える。

❶ 僧帽弁狭窄

　本症の最も早期の臨床的徴候はⅠ音の亢進[2]で，指をはじくような高い調子の音である（snappy と形容される）。線維化した弁で，左室 - 左房圧較差や心雑音を欠如する例でもこの所見を示す。同時にその鏡像としての僧帽弁開放音も出現する。中等症例になるとⅠ音亢進はしばしば鼓性を帯び，有響性（booming）なⅠ音となる。しかし高度な石灰化を伴って弁の可動性が失われれば，この所見は消失する。

[2] Laennec の弟子，Bertin JR が発見（1824 年）。

❷ 頻脈

　頻脈では一般にⅠ音強盛をみるが，基礎になる条件によってその程度は異なる。運動のように陽性変力作用の働く条件下ではⅠ音は著しく亢進するが[29]，その基礎に心筋梗塞などがあれば目立った亢進を生じない[3]。

[3] コリン作動性あるいは迷走神経活動の減退に伴う頻脈も同様である。

❸ 高心送血量状態

　心筋収縮性の増大によって，甲状腺機能亢進のようにⅠ音強盛を伴うことがある。

❹ 僧帽弁逸脱

　通常の収縮中期ないし後期逸脱ではⅠ音変化はないが，全収縮期逸脱では強盛なⅠ音を聴く[30]。収縮期クリックがⅠ音そのものになっ

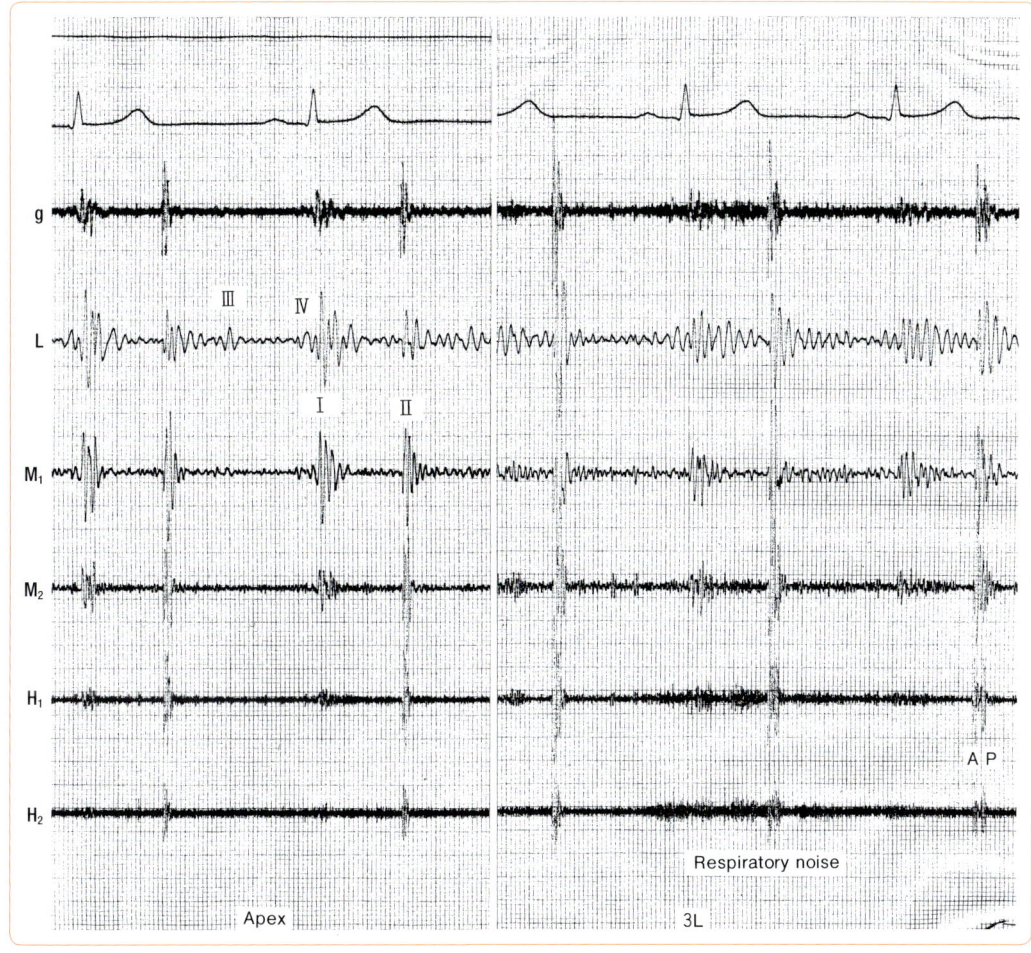

図 3-2　健常者の心音図，35 歳男性

Apex：心尖部，3L：第 3 肋間胸骨左縁，g：聴覚類似，L：低音，M₁ と M₂：中音（中低音と中高音），H₁ と H₂：高音（高音と最高音），記録紙搬送速度 50 mm/sec，Ⅰ，Ⅱ，Ⅲ，Ⅳ：第 1，第 2，第 3，第 4（心房）音。A：大動脈成分，P：肺動脈成分，Respiratory noise：呼吸音（吸気）。

この症例の心音は聴診上あまり強くはない。したがって増幅をかなり上げての記録で，基線がやや汚い。g でみると心尖部の Ⅱ 音は Ⅰ 音よりも十分大であり，一方 L ではその逆である。聴診では明らかに Ⅱ 音の方が大であるが，これには P-R 時間が 0.18 秒で比較的長いせいもある。心尖部には聴取不能の Ⅳ 音と小さな Ⅲ 音が記録されているほか，ごくわずかな収縮中期クリック（聴取不能）もみられる。第 3 肋間胸骨左縁の心音図は呼吸中のもので，H の基線に呼吸音が重なっている。第 1 拍の Ⅱ 音は単一だが，吸気中の第 2 拍，それに続く第 3 拍では Ⅱ 音が狭く分裂している（生理的 Ⅱ 音分裂）。

注）聴診と心音図は相補的な関係にあるが，元来異質なものである。耳は所見を全体的にとらえ，聴診器の当て方（圧着度など），ベルや膜などの採音部の使い分けによって総括的に把握可能であるが，心音図は広い音域とその強弱（ダイナミックレンジ）をカバーするため，所見を濾波器（フィルター）によって分割記録する必要に迫られる。おおよそ，耳は低音に鈍感，心音図はその逆である。聴覚類似特性（g）は耳の特性にあわせた濾波方式に基づくが，耳そのものではない。以後，本文の理解に供するため，適宜，心音図を利用するが，読者はなるべく音の波形に慣れて欲しい（Memo，P14 参照）。

たと考えられる。この点はリウマチ性僧帽弁閉鎖不全との聴診上の鑑別に重要である。

Memo　心音図の記録，および見方と記号

　現代の心音図は図 3-2（P13）にみるように何種類かの性状の異なった波形で描かれている。簡単にその理由を述べる。

　心臓から発する音はごく強いもの（通常は振動数の少ない低音）から非常に弱いもの（通常は振動数の多い高音）まである。一般的に言って，「低音」の音響エネルギーは非常に大であるが（心尖拍動などは手で触知さえできる），聴覚は 16Hz 以下の振動を感知できず，逆に音響エネルギーは小さいが振動数の多い「高音」は感知しやすくなっている（心臓の音は聴こえず，甲高い声はよく聴こえる）。つまり耳は元来「音声会話」にマッチした特性をもち，心臓の聴診には適さない。

　こういう音響効果をもつ心臓の音をそのまま電気的に取り出すと，心尖拍動のような巨大な低音部分が記録されるだけで，聴診の対象となる音はその中のわずかな振れとしか認識できない（あるいはまったく記録されない）。心音図を聴診の客観化とするためにはこの低音部を切り落とし，耳に感じられる高音部を相対的に引き上げてやらねばならないが，低音部と高音部の音響エネルギーはジェット機の音と無響室でのひそひそ話ほどの落差があり（100 dB にもなる），そういう状態をどの程度，低音部をカットして描き出すかによって，描かれる曲線は異なった形状を示す。

　カットの仕方は心音計の機種によって大きく異なるが，一般にはフィルター（濾波器）によって低音をカットし（あるいは相対的に抑え込み，その他の音響を全体的に増幅して描く。このように，心音・心雑音全体を 1 つのフィルターで描き出すことは不可能で，さまざまな濾波特性が選ばれている。

　心音図の "L"（low）は低音のカットの仕方の緩やかなもの，"H"（high）では強く低音部分を切り捨てて高音部分を強調したもの，"M"（medium）はその中間である。またそれぞれの帯域（バンド）にはカットの仕方が弱いもの（L_1，M_1，H_1）と少し強めのもの（L_2，M_2，H_2）がある。また "g" はドイツ語の "gehörähnlich（聴覚類似）" を意味し，低音から高音に至るまで，一種類の緩やかなフィルターをもち，ヒトの聴覚に合わせた心音図とされている。これらの濾波特性は，かつてはそれぞれ独立して 1 つずつ記録されていた（当時の心電図も同じであった。最近は 6 チャンネル同時記録となっているが，そのような同時記録は心音図から始まった）。記録紙送り速度は通常 10 cm/s である。

　マイクロホンを 2 個以上同時に使えば，1 か所での記録数を減らして 2 か所以上の心音図を同時に撮ることができ，ほかの方法ではできない情報源となる。その際，2 か所のすべての特性を記録する必要性は少なく，その分，情報量の多いように記録を改変していくのがコツである。その分，心尖拍動その他の胸壁拍動，頸動脈波曲線，頸静脈波曲線を同時記録するとよいが，記録法に習熟した人でなければ，記録を欲張るとよい記録は得られにくい。

　図 3-2（P13）の心音図にみるように，聴きにくい低音の第 3 音（Ⅲ）や第 4 音（Ⅳ）は低音部（L）でよく描かれ，ピッチの高い（振動数の高い）第 2 音（Ⅱ）は比較的高音部（M から H）でよく描かれている。H，殊に H_2 のように極端に低音をカットして高音部を電気的に増幅すると，外部雑音（ノイズ）や呼吸音が前面に出てきて，心音図の基線が汚くなる。基線が乱れないように，全体のバランスを考えて描かれた心音図は美しく，しかも最も情報量に富んでいる。

　最近，デジタル心音計が普及しつつある。実用性に富み，聴診と同時的記録ではないが，かなり美麗な多誘導（2 か所）心音図を安定して記録することができて便利である。これからの普及が期待される。

　聴いて記録し，記録をみながら聴診すると，聴診能力は加速度的に向上する。また脈波検査同様，M モード心エコー図には心音図を同時記録するようにしたい。

　音楽と楽譜，聴診と心音図，両者はよく似た関係にある。

2　Ⅰ音の減弱（attenuation）[1]

P–R時間の関与については次項で述べる。臨床的に重要なものは次の状態である。

❶ 左室機能不全

左室圧上昇速度が減退する状態，たとえばうっ血性心不全，急性心筋梗塞ではⅠ音減弱をみる。これらのⅠ音は運動などによっても増強されにくい。左脚ブロックでのⅠ音減弱はP–R時間延長という要因もあるが，多くは心筋疾患のためである[31]。

❷ 弁膜症，殊に逆流性弁膜症

全収縮期逆流を有する僧帽弁閉鎖不全では，Ⅰ音をよく聴取しえない。これは逆流がⅠ音発生前から始まっていてⅠ音を隠蔽するのと，Ⅰ音を発生させる心室収縮力が逆流発生のために費やされてしまうか（少なくとも一部分），左室圧立ち上がり速度の見かけ上の減少（左室－左房圧較差消失傾向）かによるものであろう（$d\Delta P/dt\,max$ の減少）。

重症の大動脈弁閉鎖不全（殊に急性発症例で左室腔拡大の軽度な例）では，大量の逆流による拡張期左室内圧の急上昇によって僧帽弁の早期（拡張終期）閉鎖を招来し（稀に大動脈弁開放をも伴う），Ⅰ音は著しく減弱ないし消失する[32]。僧帽弁閉鎖に伴うⅠ音発生のエネルギーは，ほとんど大動脈血流への運動エネルギーに消費されてしまう。

3　心拍ごとに変動するⅠ音

Ⅰ音の強さはP–R時間にも依存する。健常者で心尖部Ⅰ音がⅡ音に比して強く聴かれるときはP–R時間が比較的短く（0.14秒以下），逆の場合は比較的長い（0.16秒以上）。正常上限（0.19〜0.20秒）以上の場合，Ⅰ音はかなり減弱する[33]（図3-3，P16）。したがって聴診上，おおよそのP–R時間を推定できる。高齢者の心尖部Ⅰ音が弱いのは生理的なP–R時間延長によることが多い。

❶ 房室ブロック

第2度房室ブロックでは，元来P–R時間が長いことが多く，Ⅰ音の音量変化は気付かれにくい（心拍不整を知るのみに終わる）。一方，完全房室ブロックは聴診診断のよい対象である。心音図でみると心拍毎のⅠ音振幅はかなり変動しているが，少し長く聴診していると，巨大なⅠ音（大砲音；canon sound）が忽然と出現し，これが診断的である（図3-4，P16）[2]。同時に頸静脈拍動を観察すると心房拍動数が判明し，また収縮期に出現する心房拍動は巨大なa波として観察される。

同時に弱い拡張期心音（Ⅳ音）を聴くこともでき，また呼気にⅡ音

---

[1] 当然のことであるが，心音・心雑音の強弱は，発生源，心内生理的条件のほか，胸壁への伝達状況により変化する。肥満，巨大乳房，心膜炎（乾性・湿性とも），閉塞性肺疾患，気胸などは心音減弱の要素となる。

[2] Huchard H が発見（1908年）。記録は Selenin ら（1929年）。

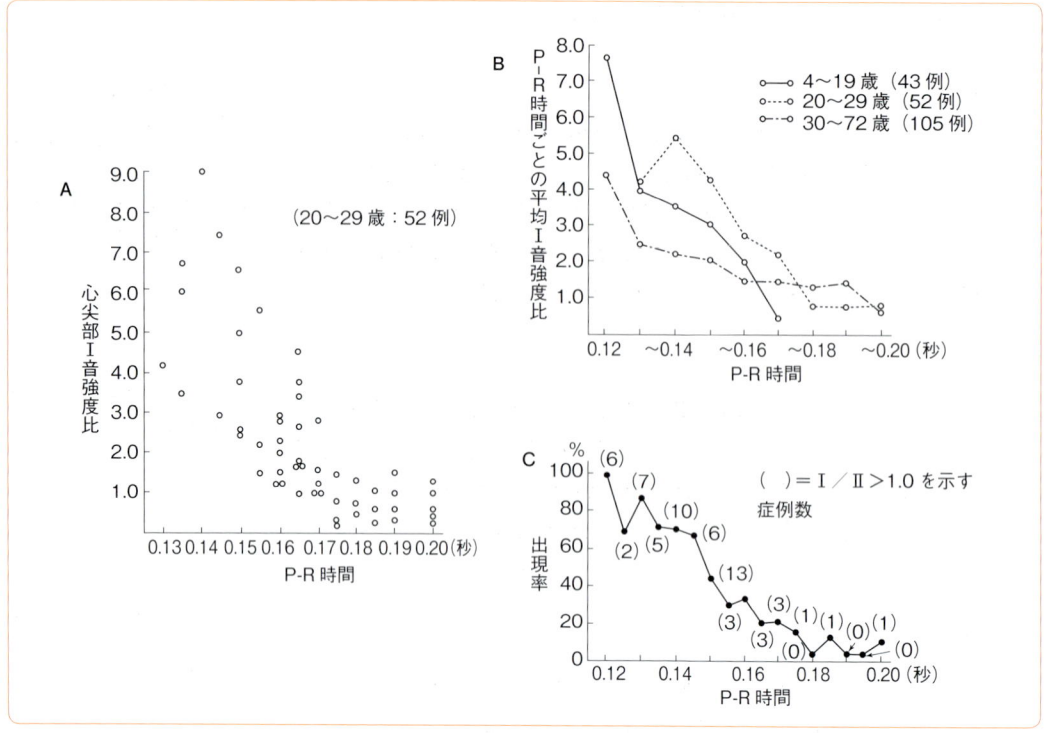

図 3-3　正常者Ⅰ音振幅とP-R時間との関係（強度の計測は較正法*による）[33]

A：心尖部Ⅰ音強度比とP-R時間との関係：P-R時間がほぼ0.17秒以上になると，心尖部Ⅰ音の振幅がⅡ音のそれより小さくなっている．P-R時間が短くなると，Ⅰ音は急速的に振幅を増している．

B：年齢層で区分したP-R時間ごとの平均Ⅰ音強度比（心尖部）とP-R時間との関係：年代ごとにみると，成人のⅠ音は若年者に比し相対的音量が減じている．

C：心尖部Ⅰ/Ⅱ比とP-R時間との関係（心尖部Ⅰ＞Ⅱ音症例の各P-R時間ごとの出現率と症例数）：P-R時間が長ければ，Ⅰ音振幅がⅡ音振幅を上回る例が減じている．

*2つの心音の強弱の比較にはいくつかの制約がある．この研究では中音心音図（M）を用いて行っているが，Ⅰ音はⅡ音に比べて周波数が低く，したがって**図 3-2**（P13）に示すように，低音ではⅠ音振幅は大きいが，高音に及ぶに従って小となり，Ⅱ音は比較的高い周波数を多く含むので，その逆となる．その中間をとって（この場合はM₁）両者を比較するのは，本来公平ではない．実際の聴診ではM₂かそれに近いgで聴いているので，この較正法よりも，Ⅱ音がより強調されて聴かれているはずである．心尖部でⅠ音よりⅡ音がよりよく聴かれるのはそのせいである．

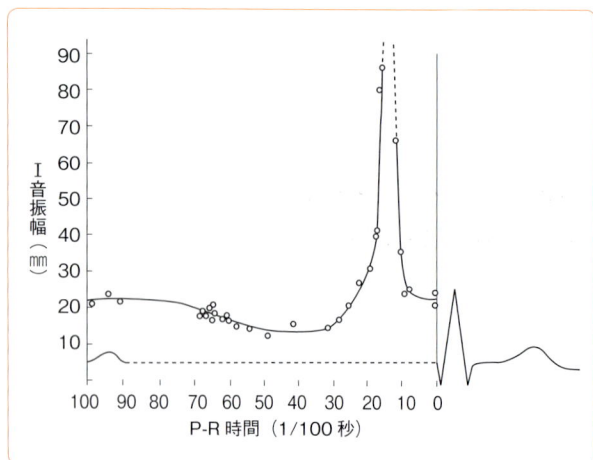

図 3-4　完全房室ブロックにおけるP-R時間とⅠ音振幅との関係，56歳男性[27]

この疾患ではⅠ音音量は心拍ごとに変動するが，何といっても突然に生じる非常に大きなⅠ音（大砲音）が診断的である．
本例のそれはP-R＝0.125秒の点近辺に生じている（波線で示すが，記録紙から飛び出しているので実測値は測定不能）．Ⅰ音振幅だけでみても，P-R時間が0.3～0.5秒近辺では最も小で，最大振幅の5分の1以下しかない．P-R時間がさらに長くなると再び音量を増すが，大きな変化はなく，もちろん，大砲音のようにはならない．

分裂があれば，心室補充収縮も判明する。

❷ 心房細動[1]

まったく規則性のない心拍から，心房細動の聴診診断は容易であるが，Ⅰ音の強さが一定の規則に従いがたいことも診断の一助である。先行周期が一定の長さになればⅠ音の音量は変わらないが，短くなると音量が減じ，それも一定度以下となればまた強盛となる。しかも先々行周期の影響もあって，聴診では規則性を把握しえない[34]。

❸ 交互脈[2]

機械的交互脈では大脈と小脈が交互し，先行周期とP-R時間はほぼ不変であるが，Ⅰ音は大脈で大きく，小脈では減弱する[35]。電気的交互脈は主として大量の心膜液貯留で発生するが，一拍おきに心音発生源が胸壁から遠ざかるためⅠ音の強弱を生じる[36]。

4　Ⅰ音の分裂（splitting）[3]

Ⅱ音と比べⅠ音分裂の臨床的意義は低い。左心性のⅠ音（僧帽弁性Ⅰ音）に対し，左右心室性のⅠ音の分裂は非常にしばしば聴かれるが，Ebstein奇形のsail soundを除き，聴診上，大動脈駆出音，三尖弁性Ⅰ音のいずれによるのかの区別は難しい。

5　いわゆる不純なⅠ音

これには次のような状態がある。

①Ⅰ音分裂
②駆出音
③収縮早期クリック
④Ⅳ音（心房音）
⑤前収縮期雑音
⑥収縮早期雑音
⑦明瞭な分裂のないⅠ音の延長

臨床的には軽度の⑥が多い。また，いくつかの状態が混在する場合もあるが，心音図によらないと判定は困難である。④が診断上重要である。

---

[1] 臨床的発見はRothenberger & Wittenberg（オーストリア）（1908年）およびLewis T（イギリス）（1909年）。
注）心房細動は1911年，Ritchie（スコットランド）により記載。

[2] Traube（ドイツ）の記載（1872年），記録はKatin RH（1911年）。

[3] Wolhers H, Duchosal Pは生理的・病的分裂を記録（1932年）。

2　II音（second heart sound: II）

心基部で最もよく聴取されるII音[▶1]は，心臓聴診のkeyである[37]。半月弁閉鎖に伴う一連の弁の伸展と反跳によって作り出されるこの心音は，心時相の決定に必要なほか（ドップラー法では不正確），その分裂形式と音量によって多数の鑑別診断に役立つ。重要な部位は，第3肋間胸骨左縁（心臓の窓，エルプ領域），次いで左右の第2肋間胸骨縁である。

II音の強さと分裂形態とは，弁動態と密接な関係を有している。実際にII音大動脈成分（IIA）の強さは大動脈圧切痕形成時の大動脈−左室圧較差の大きさよりも，その圧較差の変化率（$d\Delta P/dt\ max$）によく比例している[38]。

さらに切痕形成時には大動脈圧は左室圧を上回っており，その時点での動脈圧と心室圧両波形の時間的間隙[▶2]は大動脈では15ミリ秒以下で小，一方，肺動脈では33〜120ミリ秒と大で，この事実がII音分裂に大きくかかわっている。

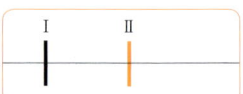

▶1 Laennec の発見（1816年）。半月弁説は Rouanet（フランス，1832年）。記録は Einthoven（1894年）。

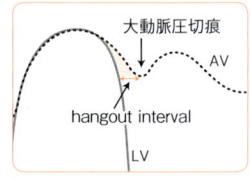

▶2 張り出し時間，hangout interval という[39]。

1　II音の強さ

II音の音量を胸壁上で比較する従来の聴診法は多くの誤りを生み出した。殊に第2肋間の胸骨左右縁で音量を比較することは，大動脈成分が左右どちらに伝わりやすいかをみているだけで，2つの成分を比較しているわけではない。

II音大動脈成分（IIA, A2）は胸壁上広く聴かれ，一方，肺動脈成分（IIP, P2）は上述した $d\Delta P/dt\ max$ が小さいため弱く，胸骨左縁上方でしか聴かれない。II音が分裂する場合，左第2, 3肋間で両成分を比較できるが，2成分を形成する血行力学的背景が互いに逆方向に働き合っていること，高調波が多いと振幅が小さくても強く聴かれることなどから，一概に両成分の大きさを聴診のみで比較するには無理がある。

❶ 大動脈性II音（IIA）の亢進と減弱

高血圧では大動脈領域でII音の亢進をきたすが，その最強点は胸腔内の左心系・大動脈の位置関係に依存する。大動脈拡大を伴って胸骨右縁に大動脈が張り出せば，右第2肋間に亢進したII音を聴く。巨大なII音はしばしば有響性となり，持続が長い。心不全に陥るとII音は減弱するが，高血圧のそれは動脈硬化を伴うのでそれほど明瞭には減弱しない。また亢進したII音は単一で，分裂することは少ない。

大動脈弁狭窄では，古典的診断基準として，右第2肋間でのII音消失が挙げられていたが，先行する強大な心雑音のためよく聴かれないだけである（疲労現象）。他の領域ではIIAが聴かれる。ただし弁石灰化が著しく，弁のコンプライアンスが失われると，弁の伸展・反転

が不能に近くなり，ⅡAは消失に向かう[40]。

大動脈弁閉鎖不全のⅡAも，同様な理由および弁膜の緊張を保ちにくい結果，減弱する[41]。ただし原因疾患（高血圧，大動脈瘤など）によっては亢進を示す。

急性心筋梗塞などの左心不全ではⅡAは減弱し，快復に向かうとともに戻るか強盛を示すようになる。

❷ 肺動脈性Ⅱ音（ⅡP）の亢進と減弱

健常者，殊に若年者では，この心音は吸気性の分裂時にほぼ全例で聴取される。正常ではⅡAに引き続く小振幅の心音であるが，音源が胸壁に近くかつ高調波を含むので，よく聴取される。

ⅡPの亢進は各種の肺高血圧（原発性，続発性）でみられる[▶1]（稀に例外がある）。この場合，最強点は左第2～3肋間で，肺動脈拡張の程度にもよるが，胸骨縁よりはやや左方にある。非常に著しい肺高血圧例ではその部位にⅡ音のショックを触れる（60%程度）。このⅡ音は比較的限局性で，右胸骨縁や心尖部には伝わりにくい。多くは単一の強大なⅡ音で，ⅡAはその部位では不明瞭である。ただし，他の部位との同時心音図記録でみると，2つのⅡ音が相接しているのがわかる（分裂Ⅱ音の亢進については後述）。

Eisenmenger症候群（中心性逆短絡を伴う肺高血圧）ではⅡPの著しい亢進が特徴的である。その際，心室中隔欠損では単一Ⅱ音，動脈管開存ではわずかに分裂，心房中隔欠損ではその直前に小さなⅡAを伴って分裂を示す。

ⅡPの減弱は肺動脈狭窄（弁性，漏斗部性）において右室圧の高さに応じて幅広いⅡ音分裂とともにみられる。ただし軽度の狭窄では明らかな減弱を示さない。高度な狭窄例では肺動脈圧の低下を伴い，心雑音の持続も長く，ⅡPがよく聴かれない。

▶1 僧帽弁狭窄ではⅡA減弱とⅡP亢進があり，Skoda徴候（1839年）といわれる。

2 Ⅱ音分裂 (splitting)[▶2]

左第2～3肋間での所見で，胸骨右縁や心尖部では判定困難である。

Ⅱ音分裂を診断に利用するには，仰臥位で膜型の聴診器を用い，呼吸を手で合図しながら行うとよい。通常の呼吸性分裂は平静呼吸では吸気に生じ，呼気では単一となる。人差指と中指を揃え，机の上に緩やかに落とすと，まず中指，ついで人差指が時間をおいて連続して机に当たる音を認識できる（吸気性Ⅱ音分裂に相応）。鉛筆や箸でも実験できる。急激に落とすほど2つの音は近接し，単一化する。呼吸中のⅡ音分裂の様式もそれと同様である。

呼吸を呼気で停止していると，単一のⅡ音はまた分裂し始める[▶3]（図3-2，P13）。Ⅱ音が分裂することは，左心と右心，したがって両動脈が機能していることの最も確実な証拠である。

▶2 1859年 Schäfer M が記載。

▼ 図3-2（P13）の抜粋

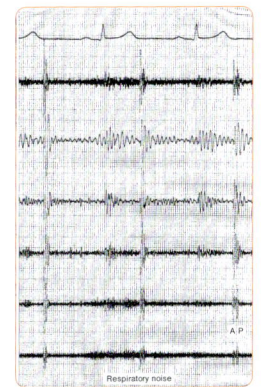

▶3 Potain P-CE（フランス）により発見（1866年）。

❶ 正常Ⅱ音分裂 [1]

健常者の第2～3肋間胸骨左縁では，吸気の途中でⅡ音が分裂する。これは吸気性の右室拍出量増大によるⅡPの出現遅延によるもので，これにわずかなⅡAの早期出現が加わる[42,43]。分裂間隔は0.02～0.055（平均0.032）秒で，この間隔は年齢とともに短縮する傾向にある[27]。したがって高齢者では明らかな呼吸性分裂の頻度は半減する[27]。吸気時の右室駆出時間延長には，肺血管抵抗の吸気性減少が主因であるという考えもある[44]。

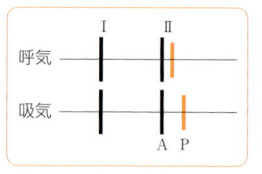

❷ 病的呼吸性Ⅱ音分裂

呼気時にも分裂を認めるもので，健常者にも10％程度存在するが（臥位），坐位ではその多くが呼気時に単一のⅡ音となる。一方，坐位での呼気性Ⅱ音分裂は吸気性分裂の明瞭な例に多く，その主体は完全右脚ブロックにみられるような右室の電気的・機械的遅延である。同じことはA型WPW症候群にもみられる。

末梢のブロックや単なる不完全右脚ブロックでは幅広い分裂は生じない。また肺高血圧や右心不全が合併すると，呼気性分裂はみられても，さらに幅広い吸気性分裂は生じがたくなる。なお，脚ブロック時のⅡ音分裂間隔は，QRS幅にある程度の正相関を示す（後述の逆分裂でも同じ）[45]。

❸ 肺高血圧

急性の肺高血圧（肺塞栓など）では突然幅広いⅡ音分裂とⅡPの亢進をみる。原因が去るか状態が落ち着くと（おおよそ数日以内），分裂像は正常化する。

一方，慢性の肺高血圧では分裂幅が減じるが，なお分裂を聴取できるのは，ⅡPが高調化して聴取しやすくなるからである。呼吸性変動も少なくなる。

Eisenmenger化した例については前述した。

❹ 肺動脈狭窄 [2]

中等度以上の例では右室駆出期が右室圧に並行して増大し，非常に幅広いⅡ音分裂を生じ，同時にⅡPは減弱する。ときにⅡAは心雑音に埋もれる。

分裂間隔は右室−肺動脈圧較差に比例し，中等度以上では肺動脈圧は低くその影響を無視しうるので，分裂間隔はほぼ右室収縮期圧と並行する[46]。ただし，漏斗部狭窄と弁性狭窄が合併すると，この相関はくずれる[27]。

一方，軽症肺動脈狭窄で肺動脈後方拡張の著しい例では，右室圧の程度に不相応な幅広い分裂を示すことがある。いわゆる特発性肺動脈拡張も同様である。これらの状態では肺動脈の弾性組織の傷害ないし欠落があり，肺血管床の容量（キャパシタンス）増大が先述の張り出

▶1 Potain（1866年）が記載。

▶2 右心の疾患，殊にPSとTRは最も早く認識された疾患。

▶ たとえば分裂間隔が50または100ミリ秒ならば，右室収縮期圧はそれぞれ50または100 mmHg。

し時間を延長させ，幅広い分裂に関与している。

❺ 心房中隔欠損（固定性分裂）

　本症のⅡ音分裂は幅広く，呼吸によってほとんど分裂幅を変化させず[▶1]，ⅡPが亢進していること，収縮期雑音がⅡAのはるか手前で終了し，Ⅱ音両成分を明瞭に聴取しうることから，固定性分裂の聴診診断的価値は高い。実際，この徴候を欠く場合，心房中隔欠損を除外できるほどである。またこの分裂は健常者のそれと異なって，坐位でも変化しない。

　この固定性分裂は非常に特異なものだが，成因は必ずしも完全に理解されていない。古典的な解釈では，心房中隔欠損による左右短絡が吸気時には減少，呼気時には増加して，右心，したがって左心の1回拍出量が呼吸によって変化しがたいためとされている[47]。しかし，これでは欠損孔閉鎖後も固定性分裂が残る事実を説明しえない。これに対し，両室の機械的収縮時間はほぼ等しく，ただ肺血管床の容量増大[▶2]がⅡPの遅れであるとする説がある[48]。心房中隔欠損では正常と異なって吸気性の肺血管床容量増大が生じえず，吸気性の右室駆出期の増大はごくわずかに留まるので，分裂の程度は常に一定となる。

　心房中隔欠損のⅡ音分裂幅は，左右短絡量とは直接の関係を有しない。強いていうと，短絡量の増大は分裂幅を増大させる傾向をもつが，同時に肺血管抵抗が高まってきて逆の傾向を助長する。したがって，全体としては両者の相関は密にはならない。

❻ 左室収縮時間の短縮

　僧帽弁閉鎖不全や心室中隔欠損では，左室駆出に際し抵抗の少ない方向への逆流が生じるため，左室駆出時間が短縮し，Ⅱ音の病的呼吸性分裂を生じる。分裂幅が大であると，聴診上，呼吸性変動は発見しがたい。

❼ 逆分裂（reversed splitting）：奇異性分裂[▶3]（paradoxical splitting）

　Ⅱ音両成分の出現順序が逆転し，したがって呼吸による分裂像が逆転する場合をいう。これは左脚ブロックの臨床診断に重要で，間欠的ブロック例でみると，ブロック時には駆出前期が延長し[45]，Q-ⅡA間隔が延長，ⅡPに遅れてⅡAが出現する。吸気にはⅡPの出現が遅れるから，ⅡAに近接し，分裂間隔は減少ないし消失する。臨床例では，左脚ブロックは大なり小なり心筋疾患を有し，またP-R時間も長いので，異常な心尖拍動とⅠ音減弱にⅡ音逆分裂を加えて本症を診断しうる。

　類似のことはB型WPW症候群（心電図所見以外は正常の人）や，右室ペーシングでみられる。また閉塞性肥大型心筋症，大動脈弁狭窄，昇圧剤による急性高血圧[49]，高安病[50]などでもみられるが，心雑音があるとあまり診断に役立たない。また心筋梗塞疾患にみることもある。

[▶1] 固定性分裂は聴診上の印象で，実際は20ミリ秒以内で変化する例もあるが，元来広く分裂しているのでその変化は聴診上気付かれない。

[▶2] キャパシタンスの増加：インピーダンスの減少

[▶3] 通常のⅡ音分裂の呼吸性変動からみると奇異な感じを与えるので，初めはこのように呼ばれた。

逆分裂は通常の分裂形式とは逆なので，奇異性分裂（paradoxical splitting）とも呼ばれる．しかし奇異性でない逆分裂もごく稀にある[51]．

❽ 単一Ⅱ音

右心側のⅡ音消失による単一Ⅱ音は重症肺動脈狭窄や肺動脈閉鎖，ファロー四徴（収縮後期に肺動脈成分が出現する例がある）などでみられる．心雑音を伴えば，聴診でそれに気付くことは少ない．

ⅡPがⅡAに完全に重畳するか（呼吸性変動が非常にわずかに留まる），それに前後することによって，見かけ上，1つのⅡ音しか認識できないことは，殊に高齢者でよくみられる．

Memo 心音の発見

医学の祖，Hippocrates が肺音を詳しく記載しているのに，彼は何故心音の存在に気付かなかったのであろう．これは医学の謎である．

第1音の存在に気付いたのは近世心臓病学の祖，William Harvey（イギリス：1616年）であるが，心音そのものの存在は大昔から知られていたという．Shakespeare の戯曲にもそれらしい記載がある．Harvey の心音発見と Shakespeare の没年が同じなのは偶然だろう．Harvey は擬音法で，この心音を "clack" としている．硬いものを硬いもので叩いたような音である．

問題は心音の発見を知ったフランスのル・モンド紙に，「英国人には心臓に音があるというが，フランス人にはない．やはり彼等は猿に近いのだろう」というような，仲の悪いイギリス人を小馬鹿にした記事が出たことである．当時のフランス宮廷では，英語（Whales の田舎の言葉）を下品な言葉と考えて，英国人を見下げていた．

ところがその後200年経ってフランスで聴診器が発明され，第2音はフランス人の Laennec によって1816年に発見された．聴診器なしの「直接聴診法」は随分前から行われていたというのに，第1音発見から聴診器を用いる「間接聴診法」によって第2音が発見されるまで，実に200年かかったという

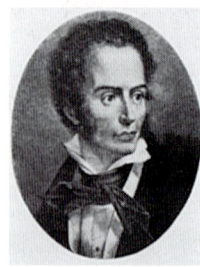

Laennec

ことは考えられないような事実である．

Harvey は動脈への血液駆出時，心室収縮によって心音と動脈拍動が生じるとしたが，なぜ第2音に気付かなかったのであろう．これも謎である．

さらに大きな実際的な問題は，Harvey の第1音が「心室」の収縮によるということなので，Laennec は第2音を「心房」の収縮によると考えたことである．

それならば，僧帽弁狭窄の拡張期雑音は第2音から起こることになり，その後，彼は心房収縮が長く持続していると思ったのであろう．この間違いは僧帽弁狭窄の心尖部第1音の強勢を記載した弟子の Bertin（1824年）によって指摘された．第2音が2つあって（2つ目の音は，ずっと遅れて1888年に発見された僧帽弁開放音であるに違いない），その後に長い雑音があり，脈はまったく不規則で（心房細動であろう），第2音が心房収縮という師匠の説は間違っているとしたのである．しかし彼は Laennec によって追放されてしまった．

ちなみに心房細動という不整脈は20世紀になってはじめて気付かれたものである．古い論文を読むときには注意しなくてならない．また第2音が半月弁閉鎖に由来することは，1832年，Rouanet により記載されているが，取り出した心臓の右室流出路にガラス管を通して水を急速注入し，肺動脈弁に似た膜の閉まる音を，心臓に押し付けた耳で実験的に聴き出したのである．

3 拡張期奔馬調 ―第3音（Ⅲ音）と第4音（Ⅳ音）―

ベル型聴診器を用い，心尖部で最もよく聴取される第3音（Ⅲ音）と第4音（Ⅳ音，心房音）は，聴診器の発明後20年を出でずして発見され[1]，gallop rhythm（ギャロップ，奔馬調）と名付けられた[26]。拡張期の鈍い（低振動）心音が加わることにより，殊に頻脈の場合，それが馬の駆けるリズムに類似していることによる。

この場合，通常はⅢ音，Ⅳ音のどちらか一方を聴くことが多く，稀にその両者が存在する（四部調律）。心拍数が70前後以下では，奔馬調というよりは，緩い駆け足（cantering という）に似た聴診印象を与える。単に三部調（triple rhythm）ともいう。

1 第3音（Ⅲ音）(third heart sound)[2]

Ⅲ音は心室急速充満に相応する心音で，心室充満音（ventricular filling sound）とか拡張早期奔馬音（protodiastolic gallop sound）などとも呼ばれる。正常者，殊に小学校〜高校などの発育期に非常によく聴取され，これは生理的Ⅲ音（physiologic third sound）と呼ばれるが，日本人では30歳頃まで聴かれる例がある[33]。

心尖部で最強で，Ⅱ音から0.12ないし0.18（ときに0.20）秒後に生じ，低調な音である[3]（図3-2，P13）。ベル型聴診器を軽く胸壁に当てて聴こえる，Ⅰ－Ⅱ－Ⅲ（lub-ub-pou；トン・トン・プ）は最初の音節（te）にアクセントのある米国テネシー州をとって（Te-nne-see）と形容される[26]。これを聴き出すにはこのリズムを頭において聴診することである。弱いⅢ音でも，何心拍か1，2，3（プ）と調子をとりながら聴いていると，Ⅲ音が浮き上がってくる。この音を聴取できないうちはまだ一人前とはいえない。

Ⅲ音は臥位よりも立位（坐位）の方が聴きやすく，臥位で聴診する際，吸気時よりは呼気時に大で，健常者では心窩部を拳で圧迫していると消失してしまう[53]。

心疾患に際して出現する病的なⅢ音は，本質的に正常者のそれと同じ心音であるが，心室性奔馬調（ventricular gallop sound）と呼び慣らわされている。この場合は心窩部の圧迫程度では消失しがたい。不全心では予後に関する重要な徴候である。

Ⅲ音は心尖拍動図の急速充満波に一致して生じる。この点はⅢ音と他の心音との鑑別診断に頻用される[54]（図3-1，P11参照）。

Ⅲ音の発生機転は正確には不明であるが（Memo，P32参照），血行力学的には心室急速充満に関係している。生理的Ⅲ音の場合，成長期に出現しやすいことから，過心送血量状態が影響を与えていることは紛れもない事実であり，心窩部圧迫や四肢結紮での静脈環流減少によるⅢ音消失はそのことを物語っている[55]。

過剰心音 (extrasounds)

心音にはⅠ，Ⅱ音のほか，診断あるいは重篤度判定上，重要な過剰心音がある。

[1] フランスの高名な医師 Bouillaud による。

[2] 1905年 Obrastzou が発見。別に，1909年 Gibson AG（イギリス）が発見。Thayer WS は正常者で発見。記録は Einthoven（1807年）。

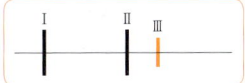

[3] 低音心音図で明らかだが，高音心音図になるに従って振幅が減少する。

▼図3-2（P13）の抜粋

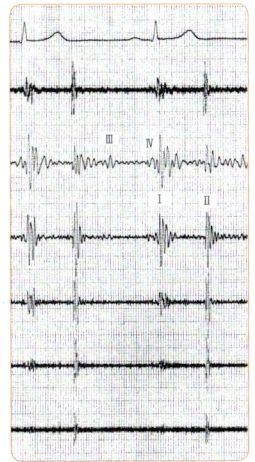

病的状態でのⅢ音出現（図3-5）は，一般に左室拡大や心筋収縮不全例で，心室拡張早期圧上昇や心室血液量増大を伴う場合にみられ，左室駆出分画は低下し，心拍出量はしばしば低下している[56]。このようないわゆる相対的負荷増大例に対し，ある程度以上の弁逆流例（僧帽弁あるいは大動脈弁閉鎖不全）では，拡張早期における心室充満が過剰となり（絶対的負荷増大），同様にⅢ音が発生する[57]。しかし年齢が高くなると，その多くは左室機能の低下を伴うようになる[58]。

生理的Ⅲ音が病的に強盛となる状態[59]は，甲状腺機能亢進，貧血，妊娠，運動後，原因不明の過心送血量状態[60]，各種の動静脈瘻[61] などである。弁膜症例のⅢ音も類似の状態とみることができる。ただし中等度以上の僧帽弁閉鎖不全でのⅢ音は数多いが（拡張期ランブルを伴うことがある——後述），大動脈弁閉鎖不全[62]では灌水様拡張期雑音（あるいはまれにAustin Flint雑音）の存在によって，Ⅲ音自体が独立した聴診所見となることはほとんどない。

臨床的に最も重要なのは，心筋疾患，殊に心不全時におけるⅢ音（心室性奔馬調）である[63]。多くの場合，大なり小なり頻脈を伴うため，奔馬調という印象を得やすい。明らかな心不全の出現以前に，その前兆としてⅢ音出現を聴くこともある。

また，注意深く観察すると，同時に交互脈（大脈でⅢ音強盛）をみる。一般的に強大なⅢ音の存在は重篤な心不全の徴候であり，したがって強力な治療を行わなければ予後不良である[64, 64A-64D]。実際，拡張型心筋症やその類似疾患[56]，あるいは急性心筋梗塞[65]での強大なⅢ音は死期の近いことを知らせるものであり，加療によりⅢ音が消退傾向を示せば，危機を脱した徴候と考えてよい。救急入院例でⅢ音が聴かれなければ心エコー検査の余裕があり，ギャロップがあればすぐに侵襲的検査を行う方がよい。

Ⅲ音，Ⅳ音は心不全と重要な関係を有するが，近年の研究では，左室駆出分画（LVEF）やBタイプNa利尿ペプチド（BNP）に匹敵する診断上の意義を有するとされる[64C]。これに頸静脈の異常拍動が加われば，心不全診断にとりより有力な所見となる[64E]。

小児心不全例の奔馬調は生理的Ⅲ音の存在を考えると判定が難しいが，心不全時のそれは生理的Ⅲ音のように浮動性(殊に呼吸による)を有せず固定性であり，代償不全の重症度の変化に追随することで病的な奔馬調と判定することができる。しかし判定には成人例よりも十分な注意が必要であろう。

以上は左心性のⅢ音の場合であるが，右心側のⅢ音も存在する。三尖弁閉鎖不全や心房中隔欠損がその例であるが，殊に前者では吸気性の増大が特徴的である。胸骨左縁近辺に出現するが，著しい右心拡大例では左室が背側に追いやられ，心尖部近辺に出現する。一般的にいうと，右心性奔馬音の臨床的価値は左心のそれより低い。

Ⅲ音の鑑別診断

僧帽弁狭窄での僧帽弁開放音，収縮性心膜炎の心膜叩打音と鑑別が必要である。

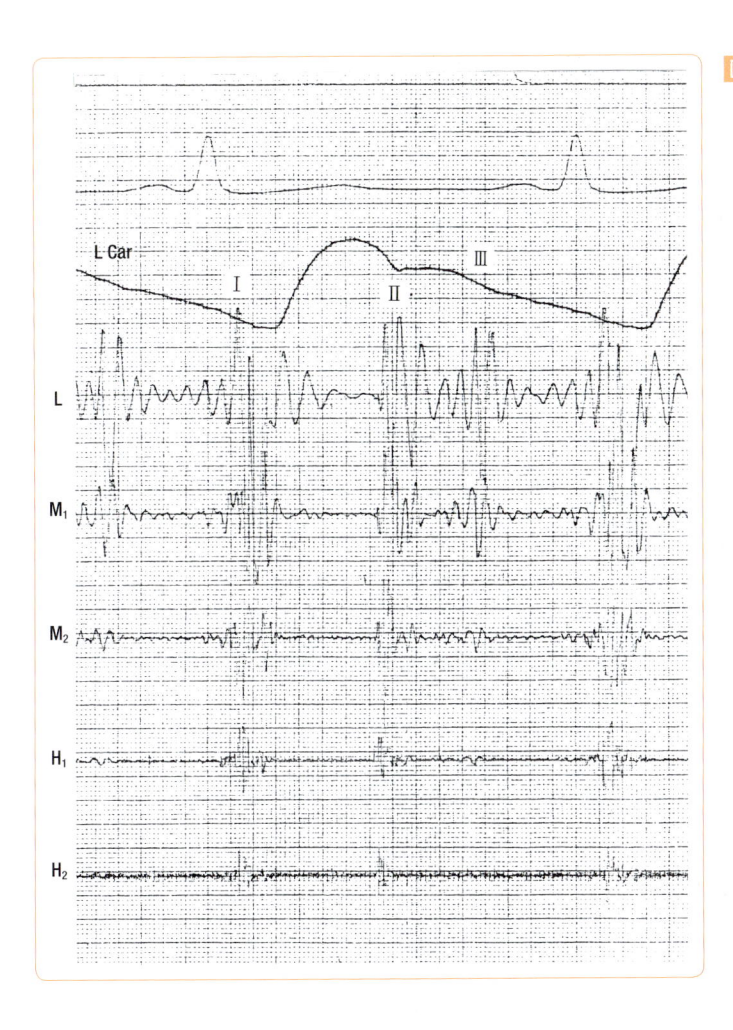

図 3-5 心尖部Ⅲ音，拡張型心筋症，42歳男性

左頸動脈波曲線（L Car）と心尖部心音図を示す。このⅢ音は低音ではⅠ，Ⅱ音に匹敵する振幅を示す。また，かなり複雑で接続も長い。非常に異常な所見であるが，残念ながらこのⅢ音に気付いていない医師が少なからずいた。
また患者は生活（会社勤務）をしており，比較的平常な状況にあった。しかし左室心筋は6mm程度に菲薄化し，左室内径（拡張期／収縮期）は78/68 mmと拡大，駆出分画27%，左室内径短縮率13%とかなりの低値を示していた。なお頸動脈波曲線は本症に特徴的な単相波で，またWeissler係数は0.71と非常に大であった。血圧120/76 mmHg。

2 第4音（心房音，Ⅳ音）(fourth heart or atrial sound)

Ⅳ音は心房収縮に関係し，心電図P波との関係で論じられることが多い[66]。殊に老人では非常にしばしば小振動として記録されるが[67]，健常者で聴取されることはほとんどない。したがってⅣ音が明らかに聴かれれば，ほぼ確実に病的状態を示す（心房性奔馬調 atrial gallop rhythm）（図 3-6, P27）。しかしⅢ音と異なり，Ⅳ音の聴取は必ずしも容易でない。

左心性のⅣ音はP波の開始から0.14～0.24秒に生じ，右心性のそれは少し早く，0.09～0.16秒後に生じる[68]。しかし心房音は殊にP-R時間の長い場合には2～3個の成分よりなり，しかも振動がゆっくりしていることが多いので，右心性，左心性のⅣ音の正確な判別は心音図でも困難で，聴診での弁別は不可能である。

Ⅳ音は心尖拍動の心房波（a波）の頂点に一致して生じ[54]，非常に低調な心音で，そのため聴覚閾値に達せず，聴くよりも触れる方が容易であることもある。左室肥大の場合，抬起性の心尖拍動の手前にひとつの前触れとして感じられる。しかし正常者では拍動を触れることはなく[69]，聴診しえたとしてもⅠ音に前駆する鈍いひっかかりとしてしか認識しえない。

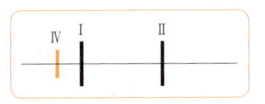

Ⅳ音であると思っても，心音図でみると，多くは聴診上の誤りであるのがわかる。Ⅳ音の調子は2節目の tu にアクセントのある Kentucky 州の発音（ken-tuc-ky）と表現される[26]。

Ⅳ音が聴取しづらいのは，人間の聴覚上の問題が大きい。Ⅲ音とⅣ音は同じような低周波振動であるが，元来，音に対する認識時間は高音に対して低音ではかなり長い。したがって心音が発生した後，比較的長い沈黙時間のあるⅢ音の方が認識しやすいのに対し，Ⅳ音の場合，すぐ後にⅠ音があるため，独立した音として聴取しにくい[70]。

▶ Memo「Ⅲ・Ⅳ音の成因」（P32）参照。

Memo 第4音の認識実験

聴診では第1，2音のみしか聴かれないが，心音図では第4音が記録される心拍をテープ録音し，これを逆さに再生してみると，最初は第1音と第2音だけであった所見に，第2，1音に続いて，低調な心音が第3の心音として加わっているのが認識できる。

この現象は次のように説明される。第4音は低調で，音として認識するにはやや長い時間がかかり，それが音として判定ができかかる頃に，高調な第1音（それ自体は認識時間が短い）が重なってくる。だからこの第4音は第1音に重なって，独立した心音としては認識しにくい。やがてその後に第2音がやってきて，聴診上の1サイクルが完了する。

研究室の TEAC38 式4トラックテープレコーダー（かつての NHK のそれに同じ）で記録したそのテープを逆さに再生すると，この第4音は，高調で認識されやすい第2音，次いで第1音に続いて出てくるが，そのときには後から聴かれる第1音の認識が完了しており，その後には十分な認識時間があるので，3番目の音（この場合は第4音）が独立した音として認識可能となる。

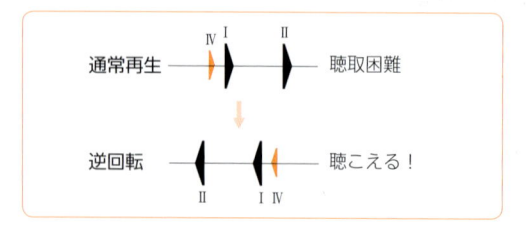

これに対して第3音の場合は，より高調で認識時間の短い第2音の後，それも十分な時間間隔（少なくても0.12秒）の後に現れる。それゆえ第4音に比べればずっと聴取しやすい。図の逆回転に相応する。

房室ブロックで第4音が聴きやすくなるのは，その長い音響認識時間に対して十分な時間間隔を持ちうるからである。ことにまったく心音の存在しない拡張中期では，小さい第4音も十分に聴きとれる。

年齢がかさむと，低音のみならず，音響全般に対して聴覚の音響認識時間が延び，いろいろな音が重なり合って「ゴモゴモ」した音の連続となり，何を聴いているのかわかりづらくなる。老人性の難聴は単に音の高低だけによるものではない。このため NHK のお年寄り向き深夜番組では，少し間延びしたゆっくりした会話にしている。

老人のテレビが若い人にうるさいと非難されるのは，間違って音量だけを上げるためである。テレビ内蔵の調整指示に従い，低音を全面カット，高音を最高にして濾波効果を利用すれば，かなり音量を落としても聴こえがよくなる（テレビに外部からの濾波装置が付いていれば言うことはないのだが）。心音図で言えば，普通の人は M の帯域で聴き，年寄りは H の帯域で聴くとよいのである。補聴器もそのような濾波調整型であれば，「高価」にはなるが，学会会場などでのモヤモヤ音は消え去り，音の切れがよくなって，非常に「効果」が大である（実際に試してみると，筆者の聴覚は青年並み以上で，8000 Hz までフラットになる。ただし補聴器を付けたままでは聴診器の使用はできない）。

元来，膜型の聴診器が作られたのは，低音域をカットするためである。また電気聴診器は低音カットを自在に操れるところに強みがある。

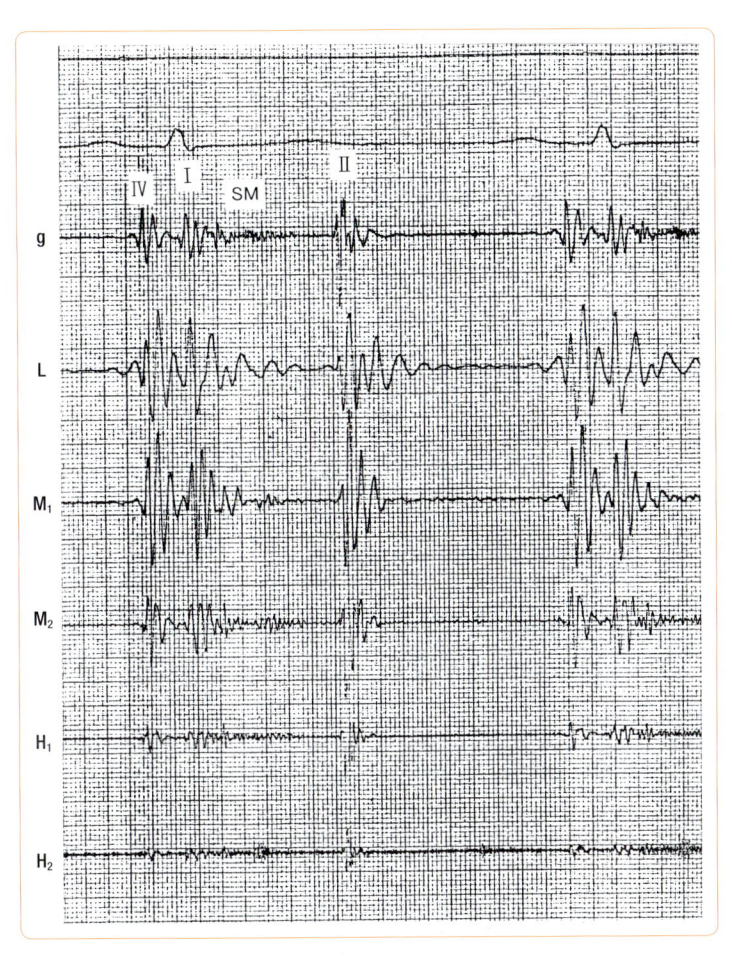

図3-6

心尖部心房音，肥大型心筋症，63歳男性

通常の心エコー図における心室中隔肥大は軽度（13 mm）であるが，前壁側に強い肥厚（19 mm）のあるタイプである。
問題の心尖部Ⅳ音は十分聴取可能であり，高音においてもなお減弱したⅠ音と同じ程度の振幅を示している。P-R時間は 0.16 秒で延長していない。軽度の収縮期雑音（SM）もみられる。ちなみに左室内径（拡張期／収縮期）は 54/32 mm，左室駆出分画は 71%，左室内径短縮率 41%，なおごく軽度の大動脈弁（硬化）と僧帽弁の逆流もみられた。Ⅲ音はまったく存在しない。血圧 142/84 mmHg。

　Ⅳ音の発生機転はⅢ音同様，完全には解決されていないが，音響学的類似性から考えて，同じく加速度説に立脚した心房収縮後の心室壁の急速な減速が基本にあると思われる[71]。

　Ⅳ音は通常左心性のため，心尖部にベル型聴診器を軽く当てることで聴き出すようにする[72]。心疾患を伴わない正常者でⅣ音がはっきりと聴かれる例[73]では，必ず心電図上 P-R 時間が 0.20 秒程度に延長しており，通常の P-R 時間ではⅣ音とⅠ音の前成分[74]は聴診上区別しにくい。

　このように P-R 時間の長い例ではⅣ音がⅠ音から遠ざかるため，十分な認識時間を得ることによって可聴となる。その好例は完全房室ブロックで，徐脈のための長い拡張期に，独立した心房収縮による"トロッ"という短く（ときにやや長い）低調な心音を聴くことができ，心拍ごとのⅠ音の変化や大砲音とともに，この疾患の聴診診断が可能となる[75]。このときのⅣ音は心音図ではしばしば 2〜3 成分からなり，拡張期が十分に長く，また心房拍動数が多いと，それぞれの成分が一定の割合で振幅変動するが，聴診の対象にはならない。

　P 波とⅣ音の時間的関係が心不全で変化することは古くから知られている。心不全が強まればⅣ音は早期に起こり，病状が改善すればⅣ音はⅠ音に近づく[76]。このことも病的状態でⅣ音が可聴となるひとつの要因である。

Ⅳ音の亢進はⅢ音の場合と異なって，常にある種の病的状態を示唆する。つまり絶対的ないし相対的収縮期負荷増大がそれで，共通点としては心室のコンプライアンスの減少がある。絶対的なものとしては，高血圧[66,77,78]，大動脈弁狭窄[79,80]，肥大型心筋症[81]が代表的であり，相対的なものとしては心筋梗塞，狭心症発作時などの虚血性心疾患[82,83]が挙げられる。殊に心筋梗塞でⅣ音に気付かずにいるのは，聴診が満足に行われていないためといってよい[82,84]。

Ⅲ音と同じく，Ⅳ音にも右心性のものがあり，右室肥大，殊に肺動脈狭窄例で胸骨左縁に聴かれる。稀に非常に高調化する例があるが，それは前収縮期における肺動脈弁開放音の可能性がある。

上述のように，Ⅲ音はいわば前負荷増大，Ⅳ音は後負荷増大の徴候であるから，それらの条件を人工的に変化させるとこれらの心音も変化する。Ⅲ音の場合同様，静脈還流増大もⅣ音増大をもたらすことがあるが，それよりも圧負荷（寒冷昇圧，握力負荷，薬剤など）により，Ⅳ音は増強される[▶1]。

▶1 JoachimとWeissが記録（1911年）。また彼らはMSでのQ-Ⅰ時間延長を記載。ちなみにphonocardiogramなる語はWeissの創作（1903年）。

Ⅳ音は心房収縮の存在を前提とするから，心房細動では消失する。心房細動が長期にわたると，洞調律に復帰しても心房の収縮性は急には回復しないので，Ⅳ音の再発はすぐには起こらない[85]。このような心房収縮の減弱は左房拡大例では一般的で，そのため慢性の僧帽弁閉鎖不全ではたとえ洞調律でもⅣ音は出現せず，一方，同じ閉鎖不全でも，乳頭筋の機能異常（腱索断裂を含む）では左房収縮が強盛なので，Ⅳ音を伴う[86]。

Ⅳ音の鑑別診断

Ⅳ音とⅠ音に関係して，Ⅰ音分裂が常に鑑別の対象となる。しかしⅠ音分裂は心尖部よりも胸骨左縁でより明瞭であり，また聴診器をベル型から膜型に切り換えるとより明瞭となる。あるいは心尖部でも，ベル型を強く圧迫してよりよく聴かれるようであれば，Ⅰ音分裂である。

駆出音，前収縮期雑音については，それぞれの項を参照のこと。

3　四部調律（quadruple rhythm）

ⅢとⅣ音がともに聴取される状態を四部調または四部調律[▶2]という。心音図記録ではしばしばみる状態であるが，いずれか一方の心音または両者が聴取不能なので，実際に四部調律を聴取できる機会はあまり多くはない。もし聴取されれば常に重篤な心疾患があり，予後は非常に悪く，十分な加療を必要とする[63]。収縮不全（Ⅳ音）と拡張不全（Ⅲ音）の両者が併存するためである（図3-7）。

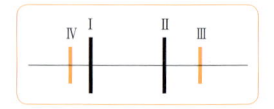

▶2 高名なフランス医師，ブイヨー（Bouillaud J）が発見（1835年）。フランスのDuchosal Pが記録（1952年）。

四部調のⅢ音，Ⅳ音は強大となることはなく，聴き落とされたり，両者が近接すると，拡張期ランブル（低調な心雑音）と誤られたりする。呼吸その他により音量が変化する場合，Ⅲ音が大きい心拍ではⅣ音は比較的小，Ⅲ音が小さい心拍ではその逆となり，いわばⅢ音とⅣ音（急速充満と心房充満）の和はほぼ一定に保たれる。

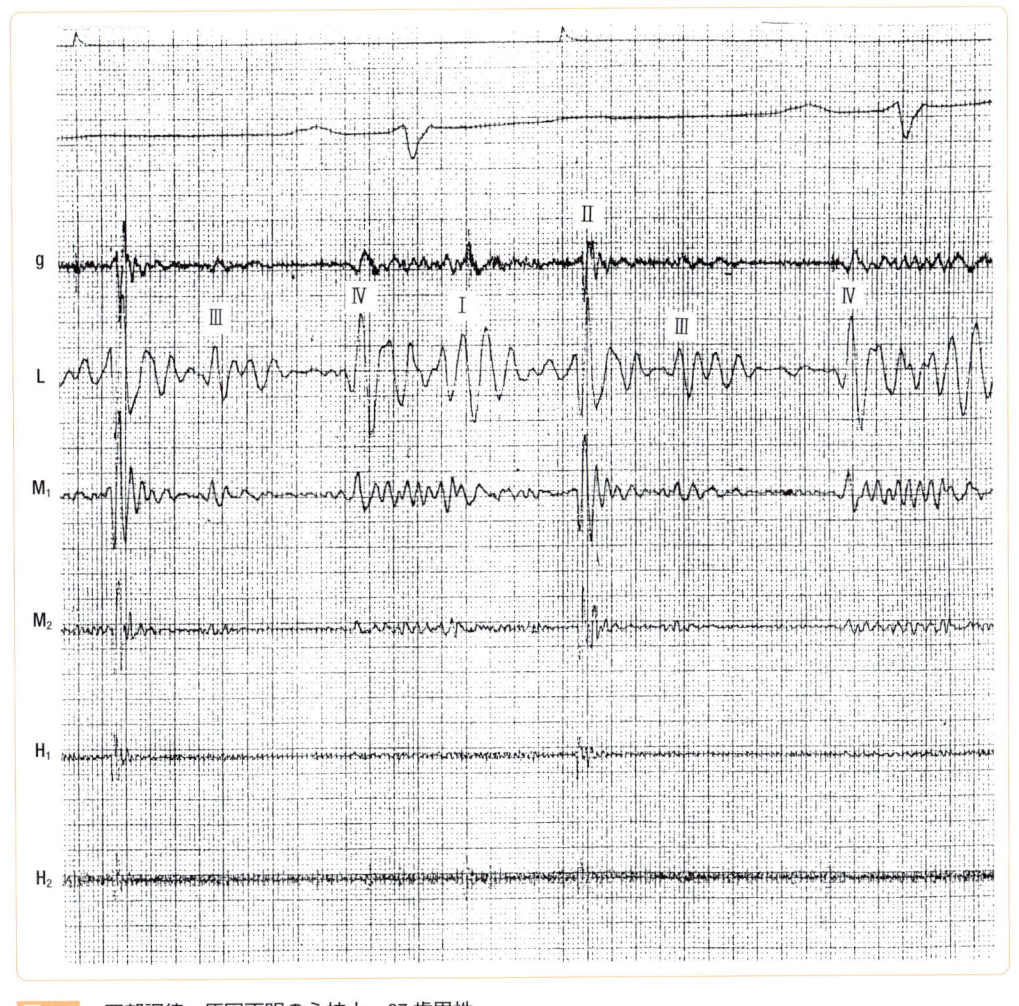

図 3-7 四部調律，原因不明の心拡大，37 歳男性

胸部 X 線での心拡大で精密検査にまわされてきた例である．心エコー図では心拡大のほか，心室中隔は 40 mm もの壁厚肥大を示す．心電図 P−R 時間は 0.21 秒でやや延長を示す．

心尖部のIV音は大きく，2 つの成分からなっている．III音も明瞭で，これも 2 つの成分からなっている（アルジェリアの Calo——古典的な心音図の大著を残している——は，このようなIII音の後成分に対し，V音（第 5 音）という名称を与えた）．しかし聴診上は 1 個のIII音としか認識できない．P−R 時間が長いせいもあって，I 音はほとんどまったく高音成分を有せず，聴取しがたいと思われる．呼吸中の記録をみると，III音とIV音は互いに相反する振幅変化（III音の大きい心拍ではIVが小，逆も真）を示していた．

　四部調の場合，病初期に聴かれるものは通常IV音である．心不全あるいはその準備状態において，左室流入はドップラー法での A 波増大にみられるように，まずIV音増大から出発し，心房性奔馬調となり，病期が進めば拡張早期の流入が大となって E/A 比は一見正常化する．四部調はそのような時期に相応して出現すると考えられ[87-89]，したがっていわゆる偽正常化（pseudonormalization）が，実はより一層異常な状態であることを告げる重要な徴候なのである．

4 重合奔馬調（summation gallop）

　頻脈のため，急速および心房充満期が重なると，Ⅲ音とⅣ音が合体し，真の意味でのギャロップ[1]が発生する。"ド・ド・ド，ド・ド・ド"という頻脈性の調律で（2番目のドに強盛がある），通常毎分120以上の頻拍で，Ⅰ，Ⅱ音の弁別も定かではなくなる。重合奔馬調は強大で，眼球圧迫（Ashner試験）その他で少し徐脈化させると四部調あるいは通常の三部調に戻り，重合奔馬音が単に分裂したと考えるよりは，はるかに弱い拡張期心音になってしまう[2]。

　重合奔馬調律は頻脈のない場合でも，単にP-R時間の延長によって生じる。この場合は当然のことながら，Ⅲ音として認識される。

　重合奔馬調律は一般医師（聴診法に習熟しうる環境にない医師）が気付く，おそらく唯一のギャロップである[3]。日常診療では発熱を伴う幼少児の頻脈時，甲状腺機能亢進（殊にクリーゼの場合）などがその例であるが，前者は生理的Ⅲ音が心房収縮期に重なり，後者ではⅢ音性およびⅣ音性奔馬音の重合による。

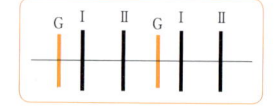

[1] Potain P-CE が命名（1875年）。Wolferth と Margolies が記録（1933年）。

[2] ときには拡張期心音が消失してしまうような印象を与える。

[3] かつて Burch[90] が最も頻度の高いギャロップは重合奔馬調であると述べたのは，多分この事実に基づく。

Memo　ブライト病の心音（bruit de brightique）

　ギャロップの臨床研究はフランスやスペインで行われた。この心音は生涯を聴診法に捧げたフランスのPotain（1825～1901）によって詳しく検討された。主体は今でいう心房音（第4音）であった。慢性腎炎（萎縮腎と称した）では第1音に前駆し，耳を当てれば感じ取れ，聴診器を当てれば聴こえなくなり，むしろ手で触れることで気付く音であるという（筆者はいつも鼓膜の触覚だと言っている）。心房収縮による心室への急激な充満が原因と彼は考え，重篤な兆候としたが，なぜか英語圏では無視されていた。

　この疾患状態は一般には萎縮腎，つまり高血圧や慢性腎炎末期の進行した状態で，当時はブライト病と言われていた。今で言うところの尿毒症である。治療法のなかった1950年代までは，このギャロップが出現し始めれば予後は後2週ほど，ついで心膜摩擦音が出ると（心房音は隠されてしまう）1週ほど，精神的異常が出ればあと2～3日と，死亡までを正確に予測し，家族に伝えることができた。それを変えたのは透析法の出現で，摩擦音もギャロップも消失してしまうのであった。

　1960年初頭，150/90 mmHg以下の患者は高血圧症例とは言わなかった（筆者の高血圧に関する学位論文では，300例中，最低血圧120あるいは130 mmHg以上の例が20％もいた。一方，最高血圧は高過ぎてしばしば測定できなかった。治療法のない時代で，ギャロップは日常の所見であった）。

　心音は発見順に1，2音などと呼ばれているが，Potainの発見した3番目の心音が現在第4音と呼ばれるのには理由がある。Potainによるブライト病の心音は，30年ほどにわたって心房音（atrialまたはauricular sound）と呼ばれていた。そこに実際には4番目だが，現在の第3音がキエフの医師 Obrastzow（1905年）に続き，1907年，イギリスのGibsonやアメリカのHirshfelder（1908年）によって記載され，先にこれが第3音と命名されてしまった。こうして心房音は一枚下の第4音に格下げされたのである。

　ずっと遅れて第5音（Calo, 1950年）が提唱されたが，一般的な承認は得られていない。

4 その他の過剰心音

Ⅲ音，Ⅳ音以外の過剰心音には，各種の心疾患にとって特有な診断的価値を示すものがある。

1 駆出音 (ejection sounds)

駆出音は半月弁開放の突然の停止（最大開放）[91, 92] により生じる鋭い心音で，大動脈弁または肺動脈弁狭窄時に生じる。駆出音の診断的感度は100％，特異度は88％といわれる[92A]。聴診上Ⅰ音分裂に似るが，分裂幅は通常それよりも広い。また高血圧，肺高血圧時にもみられる。

大動脈駆出音 (aortic ejection sound) は大動脈領域（胸骨左縁）を中心として右第2肋間から心尖部まで広い領域で聴かれ，鋭く幅広いⅠ音分裂のごとくである。また呼吸に影響されない（図3-8）。

肺動脈駆出音[1] (pulmonic ejection sound) は左第2〜3肋間（ときに第4肋間）に限局することが多く，吸気で消失，呼気で現れる傾向があり，軽・中等症の肺動脈弁狭窄にみられる。重症例では肺動脈圧が十分に低く，弁開放はⅠ音に引き続いて生じ，駆出音は不明瞭化する。あるいは前収縮期に弁が開放し，鋭いⅣ音のごとく聴かれる例もある。

駆出音は弁の可動性が保たれている際に生じるので，弁石灰化が生じると消失に傾く（殊に大動脈弁狭窄）。また弁下あるいは弁上部狭窄では駆出音は生じない。弁狭窄に伴う弁後方拡張（大動脈，肺動脈）を伴うことが多いが，いわゆる特発性肺動脈拡張でも駆出音は明瞭である。

大動脈駆出音は殊に大動脈二尖弁の診断に重要である[93]。学童検診でもよく発見される（まだ心雑音は伴っていない）。

2 収縮期クリック (systolic or midsystolic click)[2]

収縮期クリックまたは収縮中期クリックは僧帽弁逸脱の最初期の症候として出現するが[94]，聴診ではほとんど見逃されている。非常に多いので，頭の中でリズムをとりながら聴診すると，収縮中期にはじけるようなクリック音として認められる（図5-21, P75）。呼吸で少し移動したり，日によって出没したりする。強大になることは少ない。それに伴う収縮後期雑音は青年期以後に現れる[3]。

3 僧帽弁開放音 (mitral opening snap；OS)[4(P32)]

聴診の対象となる僧帽弁開放音はもっぱら僧帽弁狭窄におけるものである[95]。Ⅱ音の後に引き続き，その0.03〜0.12秒後に生じる比較的高調な耳に付きやすい心音で，心尖部から胸骨左縁に出現する。Ⅱ音分裂と鑑別

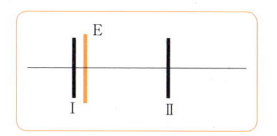

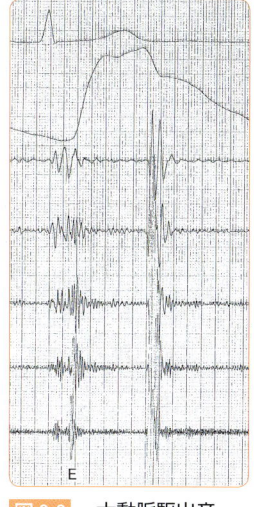

図3-8 大動脈駆出音

[1] フランスの Petit A が発見 (1902年)。記録は Lian C らによる (1937年)。

[2] フランスの Cuffer と Barbillon が発見 (1837年)。Lian C が記録 (1931年)。

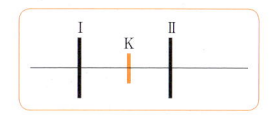

▼ 図5-21 (P75) の抜粋

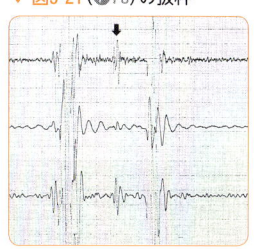

[3] Gallavardin がその模型図を記載 (1913年)。

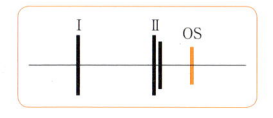

が必要だが，Ⅱ音分裂が胸骨左縁に限局するのに対し，OSは右頸部から心尖部まで広く存在し，また他の僧帽弁狭窄の特徴的聴診所見を伴っている。吸気時にⅡ音の2成分（ⅡA，ⅡP）とOSの連続を聴取することができれば確実である[▶1]。

Ⅲ音とOSはその音調により鑑別は容易である。聴診器を強く胸壁に当ててよく聴かれるようになるのがOS，逆はⅢ音である。

若年者の僧帽弁狭窄では，軽症の場合，若年性Ⅲ音が残存していることがある[96)]。

三尖弁狭窄のOS（TOS）[294A)]は心音図では見つかるが，聴診の対象となることはほとんどない。

[▶4（P31）] Ⅱ音が重複しているとしたのはBouillaudだが（1835年），はっきりとこの心音を記載したのはフランスのRouchès L（1888年）。1908年，アメリカのThayer WSがOSと命名。記録はMargolies AとWolferth CC（1932年）。

[▶1] Luisada Aは生理的OSを記録（1943年），筆者もHOCMに記録している。

4　心膜叩打音（こうだ）（pericardial knock sound）[▶2]

この心音は収縮性心膜炎に生じるⅢ音と解すべきもので，単に心膜をノックする音（knock sound）とか拡張早期過剰心音（protodiastolic extra-sound）などと呼ばれる。収縮性心膜炎では心室拡張が早期に停止させられるので，叩打音はⅢ音よりも早期に生じる（Ⅱ音から0.06〜0.16秒後）。音調はⅢ音とOSの中間にあるが，Ⅲ音のように聴診器の圧迫により消失することはない。

これに類似の心音は心膜液貯留（殊に滲出性収縮性心膜炎）で出現することがある[97)]。

[▶2] 1856年，Potainの発見。記録はLian Cら（1933年）。

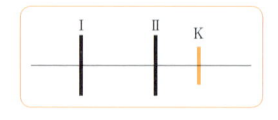

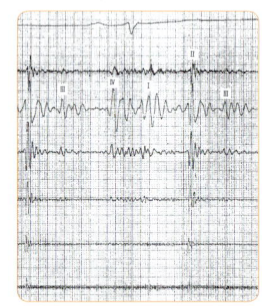

5　その他

以上のほかに，以下のものもある。

- Ebstein奇形での三尖弁帆反転音（sail sound）➡ P114
- 閉塞性肥大型心筋症の偽駆出音（pseudo-ejection sound）➡ P81
- 殊に左房粘液腫の腫瘍栓塞音（tumor plop）➡ P92
- 心膜摩擦音の前兆または名残りとしての心房クリック（atrial click）➡ P113
- Ⅲ音の後に続く第5音（V音 − Calo）[▶3] ➡ P29
- 日常診療では重要な人工弁音（prosthetic valve sounds）と異常人工弁音，ペースメーカー音（pacemaker sounds）など，➡ P116

▼ 図3-7（P29）の抜粋

[▶3] 右心性のⅢ音かもしれぬが，認めない学者が多い（図3-7，P29）。

Memo　Ⅲ・Ⅳ音の成因

聴診とは直接関係ないが，他の心音と異なり，Ⅲ音（Ⅳ音も同様）の成因には多くの未解決の点がある。古くから，心室拡張の突然の抑制時に一致して（つまり急速充満から緩徐充満への移行点に）生じると考えられており，これはRushmerの心血液系（cardiohemic system）に関する加速度説（acceleration-desceleration theory）[71)]によるすべての心音の発生機転解明仮説にも適合している。心尖拍動急速充満波との完全な一致，心エコー図による解明[98)]，特定（健常例）の場合における左室後壁運動変換点との一致性[99)]，僧帽弁運動自体との無関連性[100)]，人工弁例のⅢ音[101)]などはその根拠となっている。だが一方では僧帽弁説[102)]や心臓が胸壁を打つために生じるという説[103)]もあり，依然として論争が絶えない。しかしやはりRushmerの加速度説が最も妥当なもののように思える[104)]。

最近のstrain rateに関する筆者らの研究（echo-dynamography）では，Ⅲ音に一致して僧帽弁寄りの心室内に瞬間的な多層の内圧反転をみており，この圧変動による心内血液振動がⅢ音の音源ではないかと推定している（未発表）。

心雑音概論

心雑音の定義　　　　1
心雑音検討項目　　　2
注意すべき事項　　　3
心雑音発見と心エコー図　4

4

*It is astounding how present views of auscultation
differ from those of the past.
A comparison of the two is important
because old viewpoints tend to be perpetuated
and any hamper changes by persisting in the minds
of physicians trained 20 or more years ago*

Aldo A. Luisada

1 心雑音の定義

　心音だけでも多くの疾患を診断できるが，心雑音は聴診で認識しやすく，一般の医師にとっては，心音そのものよりも価値があるものと考えられている。

　心雑音の定義は経験的なもので，各心音の間に介在する比較的持続の長い音である[105]。心音が一種の transient（瞬間的な音）であるのに反し，心雑音はある一定の長さを有する音（ノイズ）であるといえる▶。

▶ 心雑音の発生機転については 図 5-1（P52）を参照。

Memo 聴診器の黄金時代

　ナポレオンがフランス皇帝の座についた翌年の 1816 年，Laennec が聴診器を発明し，3 年後に彼の大著を出版した。聴診法は世界的になり，彼の病院は患者よりも見学者の方が多いという状態になった。当時は医師が患者の周りをまわって診察するので，聴診器の使用は大変難しく，患者の背後の聴診に木製の聴診器を使用するには医師が身をかがめねばならず，Laennec はそのためしばしば倒れたという。しかし心音・心雑音の新しい所見が相次いで記され，後世の学者は 1819～1919 年の 100 年を称して「聴診器の黄金時代」（The golden century of stethoscope）と名付けた。実際，われわれのもつ聴診上の知識の 80% 以上は，この一世紀の間に発見されている。その中では，フランスの医師の活躍が目立つ。中にはとても人間業とは思われない発見もある。

　その間の心音図の発達は，ほとんどすべての聴診所見の正当性を立証している。あらためて人間の聴覚の素晴らしさを実感する。

2 心雑音検討項目 [23]

　心雑音を発見した場合，表 4-1 のような諸性状に注目すると，疾患の診断，鑑別診断，重症度の判定，心エコー図記録などに対する一助となる▶。

▶ 米国におけるソノグラファーの講習会に心音・心雑音の講義が入っているのはそのためである[106]。

表 4-1　心雑音の性状吟味 [107]

1	最強点	最もよく聴かれる部位	➡ P35
2	時相	収縮期，拡張期，連続性	➡ P36
3	音量	Levine 分類：Ⅰ～Ⅵ度	➡ P40
4	伝達方向	雑音がよく伝わる方向	➡ P41
5	周波数	おおよそのピッチ	➡ P42
6	音調	楽音様雑音など	➡ P42
7	恒常性	呼吸による変化など	➡ P44

1 雑音最強点 （point of the maximum intensity；PMI）

Ⅰ音とⅡ音，あるいはⅡ音とⅠ音の間（すなわち収縮期あるいは拡張期），またはその他に余分な音響（心雑音）が聴取される場合，まず第1にその最強点，つまりどこで最もよく聴かれるかを判定する。

表4-2 は，聴診の対象となる主な疾患について，雑音が最強となる胸壁のおおよその位置を示している。最強点を決めるには，心雑音を聴き出した部位から四方へ少しずつ聴診器を移し▶，四方に向かって雑音が弱くなれば，その点が最強点である。心室中隔欠損のように心雑音が強大な場合には最強点にほとんどの例で振戦（thrill）があるので，指先で胸壁上の細かな"ふるえ"を見出すと，そこが最強点である。こういう振戦はあるひとつの肋間に局在し，多くの場合100円硬貨（20 mm）大より広くはない。

▶ 移行聴診（inching）という。

最強点は必ずしも胸壁上にあるとは限らない。末梢血管（頸動脈や頸静脈）からの雑音が胸部に及ぶことがあり，頸部聴診を怠ると，音源の診断を誤る（しばしばそのようなことがある）。臍上方からの雑音が弁膜症と誤認されていた例もある。

腹部（臍上方），背部，稀に頭部や四肢に最強点があり，見逃されている例も少なくはない。雑音の見逃し，殊に最強点を見誤ると，その後の心エコー図検査でも誤った結論に至ることがある。

一般的にいうと，左心系の心雑音は胸壁上広範囲に広がり，右心系のそれは特に胸骨左縁に限局する傾向がある（図2-2，P7）。これは心雑音の強さにもよるが，解剖学的変化にも強く影響される。特に大動脈弁に関

表4-2 心雑音最強点からみた主要心血管疾患診断の手がかり

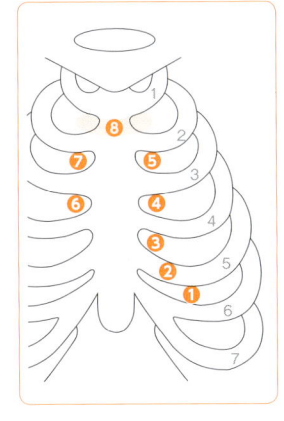

	位置	収縮期雑音	拡張期雑音	連続性雑音
❶	心尖部	僧帽弁閉鎖不全	僧帽弁狭窄	
❷	❶と❸の間	閉塞性肥大型心筋症	Austin Flint雑音	
❸	第4肋間胸骨左縁	三尖弁閉鎖不全	三尖弁狭窄	冠動静脈瘻 （大動脈中隔欠損）
❹	第3肋間胸骨左縁	大動脈弁狭窄 心室中隔欠損 漏斗部狭窄	大動脈弁閉鎖不全	(Valsalva洞動脈瘤破裂)
❺	第2肋間胸骨左縁	心房中隔欠損 肺動脈狭窄	肺動脈弁閉鎖不全 Graham Steell雑音	動脈管開存
❻	第3肋間胸骨右縁		大動脈弁閉鎖不全	
❼	第2肋間胸骨右縁	大動脈弁狭窄		
❽	第1肋間	大動脈弁上部狭窄		
❾	背部	大動脈縮窄		大動脈縮窄，動静脈瘻
❿	頸部	動脈狭窄（高安病・頸動脈硬化性狭窄） 甲状腺雑音		頸静脈コマ音
⓫	腹部	腎動脈狭窄 そのほかの大動脈分枝狭窄		Cruveilhier-Baumgarten雑音
⓬	上・下肢	動脈狭窄		動静脈瘻

係する心雑音は Erb 領域（第 3 肋間胸骨左縁）を中心として上方，下方（心尖部近傍），右方，左方（左腋窩近傍）のいずれでも最強点を有しうる。一方，僧帽弁に関係する雑音最強点は心尖部（狭窄）とその外側（閉鎖不全）にある。

　右心系の心雑音は，右室が前胸部直下にあるため，傷害部位の直上の胸壁に最強点を有する。たとえば心室中隔欠損はその欠損孔直上の胸壁上に最強点を有し，聴診で欠損孔の位置がほぼわかるので，心カテーテルを行うのであれば，雑音最強点直下で動脈血が得られることを知っておいた方がよい。

　胸骨左縁下部にある三尖弁性心雑音は，右心拡大が進行して心尖部近辺が右室で蔽われると，いわゆる心尖部の近辺に最強点が移動してくる。

　動脈管開存の連続性雑音や動・静脈性の雑音は，常に雑音発生部位の直上の体表面に最強点を有する。それは心臓そのものより少し離れた位置にあり，最強点を正確に求めることが鑑別診断に役立つ。大動脈や肺動脈の弁狭窄と弁上部狭窄での最強点の差についても同じことがいえる。

　最強点が 2 種以上存在する例は，ほとんどが複合疾患である。ただし器質的傷害と機能的異常による 2 種の心雑音が，同一疾患において最強点を異にして出現することがある[1]。

▶1 たとえば，胸骨左縁の大動脈弁閉鎖不全と胸骨右縁の相対的大動脈弁狭窄雑音が連続する（往復雑音；ブランコ雑音ともいう）。

2　心雑音の時相 (phase)（表 4-3，図 4-1）

　①Ⅰ-Ⅱ音の間に存在する収縮期雑音，②Ⅱ-Ⅰ音間の拡張期雑音，③両者をまたいで持続しⅡ音近辺を頂点とする連続性雑音，この 3 つがおもな心雑音である。これらはⅠ，Ⅱ音の関係，殊にⅡ音との関係において，徐脈時には鑑別が容易である。ただし少し頻脈になると，判別に戸惑う例が決して稀ではない。その場合，次の原則を適用するとあまり大きな誤りを犯さずにすむ[108]。

　拡張期雑音は原則的に次の 2 種がある[2]。
　①大動脈弁閉鎖不全の高調な「灌水様雑音」
　②僧帽弁狭窄（あるいはそれに類似の状態）における低調でドロドロした「輪転様（あるいは遠雷様）雑音」（心尖部にほぼ限局）

　頻拍となって血圧が低下すれば灌水様雑音は弱まるが，音調は特徴的である。一方，輪転様雑音は特有の音調とリズムがあるうえに，頻拍では増強される。心房細動でも同様で，頻拍時に増強し，それに続く比較的緩徐な心拍では，長く持続する遠雷様の音調が聴かれる。

　したがって上記の 2 種の拡張期雑音の特徴を銘記しておけば，連続性雑音を除き，その他の心雑音はすべて収縮期雑音ということになる。最近は以前のような僧帽弁狭窄が激減しているので，殊にそうである。

　心雑音の正確な時相（図 4-1）は，聴診でほとんど正確に判定しうる（心音図を通して聴診訓練を行うとさらに容易になる）。

▶2 この 2 種を鑑別したのは Williams CJB（1835 年）だが，それでもなお 1951 年の White の著書に，この 2 種の雑音鑑別が述べられている。

表 4-3 心雑音の時相分類と主要心血管疾患

分類			例
収縮期雑音	逆流性	全収縮期性（漸減性，漸増性，平坦）	僧帽弁閉鎖不全・三尖弁閉鎖不全・心室中隔欠損
		収縮早期性	僧帽弁閉鎖不全・三尖弁閉鎖不全・心室中隔欠損
		収縮後期性	僧帽弁閉鎖不全
	駆出性	収縮中期性（漸増・漸減性）	無害性雑音 大動脈狭窄（弁性，弁上性，弁下性，流出路血流） 肺動脈狭窄（弁性，弁上性，漏斗部性） ファロー四徴 心房中隔欠損
拡張期雑音	逆流性	全拡張期性（漸減性，漸増・漸減性）	大動脈弁閉鎖不全・Graham Steell 雑音
		拡張早期性	器質性肺動脈弁閉鎖不全
	心室流入性	心室充満性・心房収縮性	僧帽弁狭窄・三尖弁狭窄
連続性雑音		漸増・漸減性	動脈管開存
		収縮期優勢型	動脈狭窄
		拡張期優勢型	各種動静脈瘻・静脈コマ音
心外性雑音			心膜摩擦音

図 4-1 心雑音分類型（模型図）

実線と点線は雑音の形を示す．逆流性収縮期雑音例を除き，点線は右心系の雑音を示す．

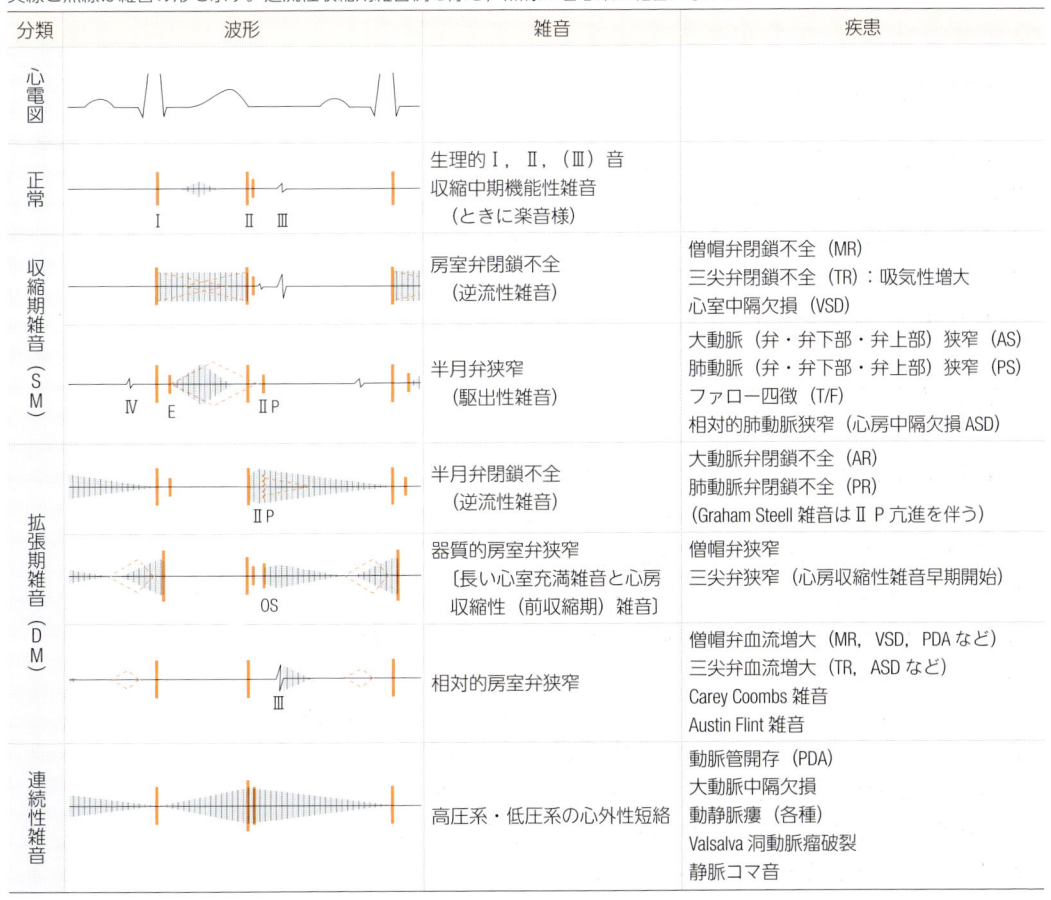

分類	波形	雑音	疾患
心電図			
正常	I　II III	生理的I，II，(III) 音 収縮中期機能性雑音 （ときに楽音様）	
収縮期雑音（SM）		房室弁閉鎖不全 （逆流性雑音）	僧帽弁閉鎖不全（MR） 三尖弁閉鎖不全（TR）：吸気性増大 心室中隔欠損（VSD）
	IV　E　II P	半月弁狭窄 （駆出性雑音）	大動脈（弁・弁下部・弁上部）狭窄（AS） 肺動脈（弁・弁下部・弁上部）狭窄（PS） ファロー四徴（T/F） 相対的肺動脈狭窄（心房中隔欠損 ASD）
拡張期雑音（DM）	II P	半月弁閉鎖不全 （逆流性雑音）	大動脈弁閉鎖不全（AR） 肺動脈弁閉鎖不全（PR） （Graham Steell 雑音はII P亢進を伴う）
	OS	器質的房室弁狭窄 〔長い心室充満雑音と心房 収縮性（前収縮期）雑音〕	僧帽弁狭窄 三尖弁狭窄（心房収縮性雑音早期開始）
	III	相対的房室弁狭窄	僧帽弁血流増大（MR，VSD，PDA など） 三尖弁血流増大（TR，ASD など） Carey Coombs 雑音 Austin Flint 雑音
連続性雑音		高圧系・低圧系の心外性短絡	動脈管開存（PDA） 大動脈中隔欠損 動静脈瘻（各種） Valsalva 洞動脈瘤破裂 静脈コマ音

❶ 収縮期雑音 (systolic murmur)

大別して駆出性（ejection）と逆流性（regurgitant）の2種に分けられる[109-112]。

a 駆出性雑音（ejection systolic murmur）

流出路性雑音とも呼ばれ，心室から該当する大血管への流出血流によるものが代表例である。心室圧が上昇し，大血管への駆出が半月弁開放後に生じるので，この雑音はⅠ音より遅れ，駆出音による駆出期開始後に始まる。他方，Ⅱ音は駆出終了を示すので，雑音は該当する心側のⅡ音より手前で終わる。ただし大動脈弁狭窄のように駆出に対する抵抗が大であれば駆出期自体が延長し，ⅡAの出現は遅れる。それゆえⅡAがその後に続く肺動脈性Ⅱ音（ⅡP）より出現が遅れることがあり（奇異性分裂），そのため雑音がⅡA直前のⅡPまで達してしまうことがあるが，聴診では判別しがたい。

肺動脈性の駆出性雑音の場合は，右室駆出期が延長して遅れたⅡPの手前に終了するので，狭窄が強ければ雑音がⅡAを超えてしまうことがある（図4-1，収縮期駆出性雑音の点線で示す）。

駆出性収縮期雑音は駆出音とⅡ音との間で漸増・漸減の時間的経過をとり，したがって全体的に急速に増強，急速に減衰してトランプのダイヤ型を示し，ダイヤモンド型雑音（diamond-shaped murmur）と呼ばれる（図5-2，P52，図5-3，P54 参照）。

b 逆流性雑音（regurgitant systolic murmur）

心室駆出以前，等容収縮期を含んで生じるので，しばしばⅠ音を覆い，多くは収縮期全体を通じて同じ性状を保ち，漸増・漸減性を示さず（示したとしても聴診では感知できない），Ⅱ音に達し，あるいは等容拡張期に達して終わる▶。それゆえ，Ⅱ音もⅠ音同様，心雑音に覆われがちである。また心室駆出が流出路，流入路に二分されるため，収縮期はやや短縮する。

右心性の逆流性収縮期雑音（三尖弁閉鎖不全雑音）は，左心性のそれと異なって，呼吸の影響を強く受け，吸気時に増強，あるいは吸気時に出現し，呼気時に消失する（Rivero-Carvallo 徴候）。左心性のそれは逆の態度を示すが，聴診上の診断的価値をそれほど有しない。

逆流性収縮期雑音は駆出性雑音と異なり，種々の聴診印象，殊に時相の相違を示す。房室弁がどの時点から閉鎖不全状態となるかにより全収縮期性あるいは収縮後期性の雑音となり，また収縮期の進行に従って房室圧較差が大きく減少すれば収縮早期性ともなりうる。しかし一般に僧帽弁口での圧較差はあまり大きく変わらないから，雑音は平坦で，聴診上，漸増・漸減する印象はない。もし明らかに漸増性あるいは収縮後期性の場合は特殊な疾患状態を考える（僧帽弁逸脱など）。稀な例として，収縮中期に逆流口が閉鎖する場合，逆流性の心雑音が収縮期の途中で消失してしまうことがある（小さな心室中隔欠

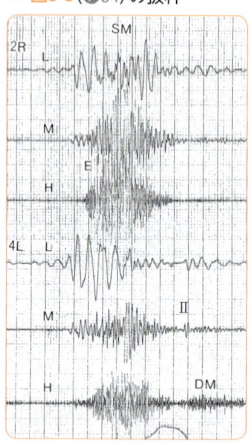

▼ 図5-3（P54）の抜粋

▶ 昇圧剤負荷を行うと，雑音が完全に（0.1秒以上）Ⅱ音を超えて持続，同様に遅れたOSにまで達することがある。

損など)。

c 不明瞭な心雑音

収縮期雑音は血行力学的に規定されるが，心雑音出現が予期されても極端な条件下では消失することがある。このことは前世紀からすでによく知られていた。好例として重症心不全に陥った大動脈弁狭窄雑音，逆流に対する抵抗を失うほどの僧帽弁閉鎖不全雑音（乳頭筋断裂など），巨大な心室中隔欠損（左右心室圧較差消失）などである。

d 機能性収縮期雑音（functional systolic murmur）▶

本質的に駆出性雑音に属し，血流速度増大に伴って生じる。ただし高齢者の場合は必ずしもまったく機能性とはいえず，軽度の器質的傷害を伴っている場合が多い。幼少年ないし青年期のそれは無害性雑音（innocent murmur [113, 114]）であるのがほとんどで，低調ないし中等度のピッチで高調化せず，持続は短く，音量も小である（Levine Ⅲ度を超えない）（図 5-13, P65）。ただし高心拍出量状態では音量が大となる。無外性雑音の Still 雑音も一種の駆出性雑音である。

▶ Laennec もすでにこのような記載を行っている（1819年）。

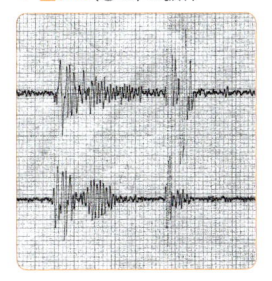

▼図5-13（P65）の抜粋

❷ 拡張期雑音（diastolic murmurs）

収縮期雑音分類と同様に考えれば，心室に流入する血流によるもの（ventricular inflow murmurs）と，半月弁からの逆流による雑音（regurgitant murmurs）に2大別される[109]（表 4-3, P37）。前者は心室充満に関係し，急速充満（rapid filling murmur）と，より積極的な心房収縮に関係する心房収縮性雑音（atrial systolic murmur）からなる[13]。

心室充満雑音はⅢ音の亢進する条件下に生じる場合と，急速充満が阻害されて発生する場合とがあり，いずれも低調なドロドロした心雑音である。それに反して心房収縮性雑音は，その名のとおり，心房の収縮によって起こる心室に対する駆出性雑音といえ，P-R時間が正常以下ではⅠ音に向かって漸増性の前収縮期雑音（presystolic murmur）となるが，P-R時間が長いと，Ⅰ音の手前で駆出性収縮期雑音のように漸増・漸減型の雑音となる。心房細動になればこの雑音は消失する。

大動脈弁の場合，逆流性拡張期雑音はⅡA直前から発する。聴診上はⅡ音と同時に開始し，漸減する持続の長い雑音で，強大なものでは次のⅠ音まで続き，心音図上は拡張期全体にわたり，全拡張期雑音（holodiastolic murmur）と呼ばれる。しかし弱い雑音の場合，拡張期後半部分がよく聴取されず，その場合は拡張早期雑音（early diastolic murmur）と呼ばれる。

器質的肺動脈弁閉鎖不全では，肺動脈圧上昇がほとんどみられないので，その逆流性雑音は高調化せず，ⅡPから少し離れて始まり，持続も短い。小学生ではときどき聴かれる。肺動脈弁切開術後の場合もほぼ同様である。

肺高血圧に付随する閉鎖不全雑音（Graham Steell 雑音）は大動脈弁の場合よりやや粗く（逆流が胸壁に向かうため），左第2〜3肋間に限局する．

❸ 連続性雑音 (continuous murmur)

　Ⅱ音の手前を頂点として漸増・漸減する持続の長い雑音である．心臓の各心腔は弁によって仕切られており，連続性雑音は原則として心臓内からは生じない．すなわちこの雑音は本来心臓外性で，心音図では心臓収縮より少し遅れて始まり▶，動脈と静脈の圧較差を反映した時間的消長を示す．

▶ ただし1900年にこれを発見した Gibson は，聴診のみで，Ⅰ音から離れているので心外性と判断した（Gibson 雑音）．

　同じ連続性雑音であるが，静脈コマ音は動脈−静脈間のような圧較差を有せず，もっぱら乱流に基づく雑音で，拡張期に強盛を示す．動脈内の圧較差によっても連続性雑音を生じる場合があるが，動静脈瘻の場合のように全周期に及ぶようなことはほとんどない．

　動静脈瘻の連続性雑音は瘻の発生部位の直上にある．心エコー図では診断できないので，とくに手術創には聴診器を当ててみるとよい．殊に原因不明の心不全例では，切り傷や刺し傷の聴診が必要である．透析例のシャント部位が好例である．

❹ 心外性雑音 (extra cardiac murmur)

　狭義の心外性雑音は心膜摩擦音で，収縮期，拡張早期，心房収縮期の3相性を示すのが典型的である．しかし例外もかなりある．皮を擦る音に似ている．急性心筋梗塞患者を頻回に聴診していると一過性の摩擦音が聴かれることが多い．

　心膜炎の際の摩擦音は，現在では人工透析患者の透析前によく聴かれる．「カサ・コソ」という擦れの音で，透析中に消えかかり，最終的には消える．

　摩擦音はときとして強大で，瞬間的に室内に響き渡ることがある．

3　心雑音の音量 (intensity or loudness)

　心雑音の音量（強さ）は Levine の分類[115]に従って，6段階に分けられる（表 4-4）．

表 4-4　心雑音の音量（強さ）の分類（Levine 分類）

Ⅰ度	数心拍聴診してようやく聴こえる微弱な心雑音
Ⅱ度	Ⅰ度とⅢ度の間の弱い心雑音
Ⅲ度	聴診器を当ててすぐに感知される中等度の心雑音
Ⅳ度	強い心雑音だがⅤ度よりは弱いもの
Ⅴ度	聴診器で聴きうる最も強大な心雑音で，聴診器を胸壁から離すと聴こえなくなるもの
Ⅵ度	聴診器なしに聴かれる強大な雑音（いわゆる遠隔雑音）

Levine 分類は元来収縮期雑音に対して設けられた基準で，いわゆる機能性収縮期雑音（Ⅲ度以下）を器質的収縮期雑音から区別するために設定された．現在では拡張期雑音や連続性雑音にも適用されている．この分類は主観的なものであるが，計測すると各々の間に約 10 dB（約3倍）の強さの差がある．

> **Memo** 電気聴診器と雑音音量
>
> 近年，電気聴診器が発達し，単に音量を増幅するのみならず，ベル型，膜型の両者を揃え，従来の聴診器の性能を凌駕するようになってきている。また医師の高齢化によって使用者が増えている模様である。筆者も Hewlett Packard 社製と Philips 社製のものを持ち，また新しくは Littmann 製のものを使った経験がある。いずれも素晴らしいものであるが，Littmann 製のものは凝っていてとくに素晴らしい。
>
> しかし電気聴診器を使う場合，ある一定の音量（使用状態）に保っておかないと毎回音量が異なり，Levine 分類は半ば無意味となる。実際の臨床では，使用状態を一定に保つのは困難である。
>
> やや性能に劣るが，これらとは別に，調節機構を固定して使用できるタイプもある。

Ⅰ度の雑音は騒がしい外来ではほとんど見逃され，注意深い聴診で発見されるのはⅡ度以上である。ただし聴診環境の備わった心音図室で聴くと，この度数は1度分上昇して，Ⅱ度のものはⅢ度となる。したがって，よくⅡ～Ⅲ度とかⅣ～Ⅴ度といった表現がみられる。また一般的にいって，粗雑な感じに富む高調な心雑音はよく聴取されやすい。非常に稀だが患者が自覚できるほどの心雑音例がある。

心雑音の音量と疾患の重症度との間には疾患特異性がある[27]。重症例ほど音量が小となるファロー四徴のような例を除くと，狭窄性雑音は重症となるに従って音量を増し，心不全に陥って1回心送血量が著減すると心雑音も著しく減弱ないし消失する[116]。逆流性雑音でも類似のことがいえるが，虚血性心疾患での僧帽弁閉鎖不全では例外がある[7]。乳頭筋断裂のような急性重症閉鎖不全は放置すれば早急に死に至るが，心雑音はほとんど聴取されない。これに対して，大動脈弁閉鎖不全で灌水様雑音が消失するような心不全は例外的である。

心不全との関係で重要なことは，器質的心疾患に基づく心雑音は心不全で消失に傾くが，いわゆる相対的弁膜症のそれは逆の傾向を示し，心不全で顕性化，心不全からの快復によって消失する傾向を示すということである。裏を返せば，心不全では日々の聴診が重要であるということになる。

4 雑音伝達方向 (transmission)

心雑音はその血流の向かう方向に伝達されやすい。しかし，その性質を診断に反映できるのは比較的少数の疾患である。また雑音伝達の古典的解釈や新しい生理学的観察にも基本的に誤っているものがある。

雑音伝達に関する原則として，次の2点を指摘することができる。

①音量の大きい心雑音は四方へ伝達しやすい。一方，特異な伝達方向をもつとされる疾患でも，音量が小であれば，遠方への雑音伝達はない。

②雑音発生部位が胸壁に近い場合よりも，胸壁から比較的遠い傷害部位から発する心雑音の方が広く伝達されやすい。

これらのことからわかるように，心雑音はいったん胸壁に投影されてから胸壁上を伝播していくとする1960年代の生理学的研究は，基本的に誤りである。たとえば僧帽弁閉鎖不全の収縮期雑音は心尖部（実は心尖部ではなくその外方；後述）から左腋窩方向へ伝達されるとされたが，実は左

房の高さから胸腔内を伝達し，その状態を体表からみると，左房（房室弁輪）から胸壁への雑音伝播は心尖部外側が最も近く（最強点となる），左腋窩はそれに比し遠いため弁輪から伝達される雑音も弱くなり，そのため体表面の心雑音が，心尖部を起点としてあたかも左腋窩の方へ伝播していくようにみえるだけである。この雑音が腹部へ伝播しないのはその何よりの証拠である[1]。

5 心雑音の周波数（ピッチ；pitch）

音の3要素のうち，心雑音聴取で重要なものはその周波数，すなわち高低（ピッチ）である。聴診では大ざっぱに高調，中等調，低調（それぞれhigh-，medium-，low-pitchedという）に分ける程度で診断上十分である。

このピッチの差は雑音発生機序に関係する[117]。いま，水道の栓（バルブ）の開き具合（圧較差）と蛇口の先（開口部を狭窄度または逆流口）にたとえると，僧帽弁狭窄のように左房−左室拡張期圧較差が小さい場合（30 mmHgを超えることはきわめて稀），弁開口部は比較的大（1.0 cm^{2}程度以上）であるから，大きな蛇口から圧力の低い水が流れ出るように，血流は比較的緩やかで雑音のピッチは低く，遠雷様となる。一方，大動脈弁閉鎖不全の灌水様雑音のように，大動脈−左室拡張期圧較差が非常に大で（拡張開始時には100 mmHgをはるかに超えている），逆流口が小さければ（3弁中，1つの弁を失えば即死する），雑音は放水口が小さく水圧が高い消防ホースのジェットのように高調化する。そのようなメカニズムで生じた雑音を，胸壁では音源との遠近，血流の方向，介在する共振体，胸壁による特定周波数の減衰または強調，胸壁との結合（coupling）のあり方，その他，複雑な要因が加わり，実際の聴診所見となるのである。

6 雑音の音調（tone）

心雑音は文字通り"雑音"で，いろいろな周波数の音が混在し，これをFourier解析することは昔から試みられているが，一向に結論めいたものが得られないまま，現在に至っている。ただし聴診診断ではこのことはあまり問題とならない。

しかし一方で非常に荒々しく粗雑な感じに富む心雑音があり（心室中隔欠損の全収縮期逆流性雑音などの「空騒ぎ」[2]；図4-2），他方，いわゆる楽音様雑音（musical murmur）といわれる振動の一様な（揃った振れの）音の連続もよくみられる。機能性雑音のうち，Still雑音[3]と呼ばれるものもそうであるし，原因のよくわからないものもある（図4-3）。Mモード心エコー図では心臓のどこかに共振する部位を見出すことができるが，不明のこともある[18]。

楽音様雑音は比較的低調なことが多いが，音量は一般的に大で，LevineⅥ度に達し，聴診器なしでもそれとわかる例がある。一方，腱索などの細かな振動が，非常に高調な収縮期雑音の中に混在していることがある。ま

[1] 心腔内心音図で確かめると，この雑音の最強点は僧帽弁直上にあり，左室内では弱い（カテーテルを伝わってきた成分のみ）。弁輪部とそれに接する冠状静脈洞内の雑音は強大である。雑音の向かう方向は本来背部であるが，厚い背筋が音響伝播を阻止している。しかし稀には脊椎に伝わり，尾部や頭頂部へ雑音が伝播することがある。

[2] いわゆるRoger雑音（1879年）。

[3] Still GFが記載（1908年）。

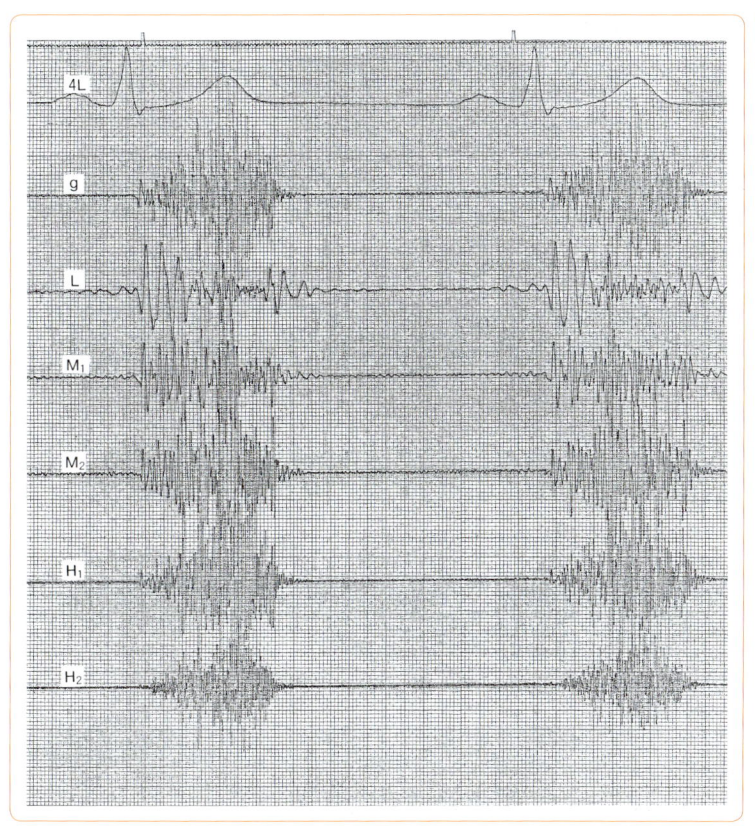

図 4-2
雑多な周波数を含む粗雑な感じに富む心雑音（心室中隔欠損のいわゆる「空騒ぎ」雑音），第4肋間胸骨左縁，67歳男性

低音（L）から高音（H）に至るまで，幅広い帯域の雑音が混在している。

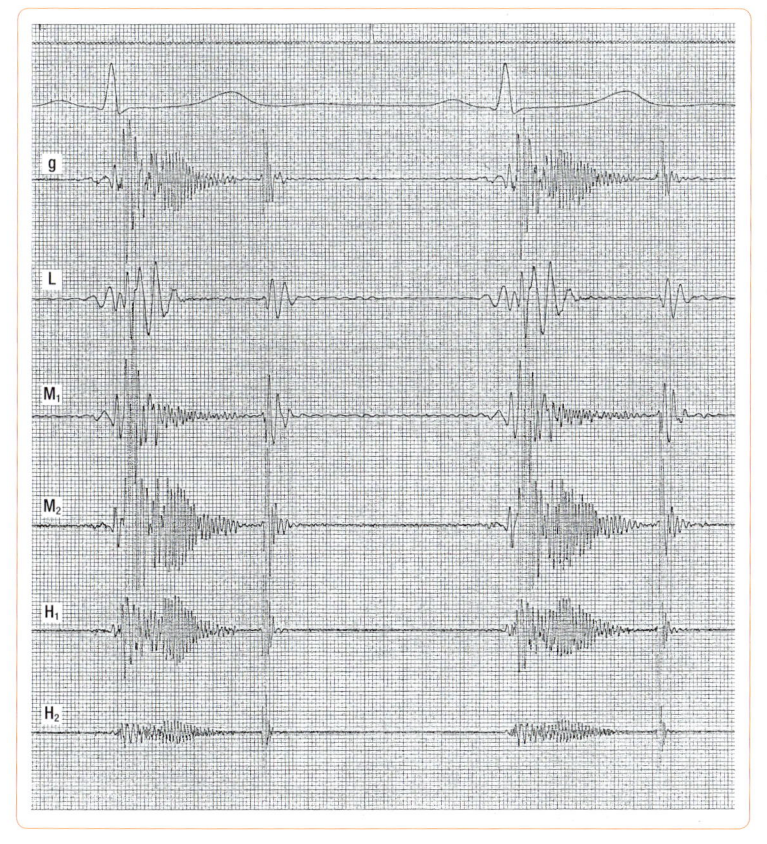

図 4-3
楽音様雑音，心尖部内側，大動脈二尖弁，63歳女性

心エコー図でははっきりしないが，おそらく二尖の大動脈弁（bicuspid aortic valve）が振動して生じた楽音様の雑音である。ほぼ 100～110 Hz の規則正しい振動である。最強点はちょうど大動脈弁の胸壁上への投影点にある。Garavardin 現象ともいえる（図 5-6, P 57 参照）。

4 心雑音概論

2 心雑音検討項目　　6 雑音の音調　43

た，かつてはリウマチ熱による浮腫状の弁でそのような高調な楽音を伴う例が散見され，ステロイド投与で消失した。

楽音様雑音にはいろいろな形容が与えられている（honk, whoop など）[26]。

7 心雑音の恒常性 （constancy）[1]

心音・心雑音はその根底にある血行動態により規定される。したがって，いろいろな方法によって血行動態を変化させれば，心音・心雑音も変化する[118]。日常の聴診で無意識のうちに行っている呼吸（呼気停止，呼吸中，あるいは強制呼吸，Valsalva 法あるいはその逆の Müller 法）などはそのよい例である。立位，臥位，側臥位，蹲踞（うずくまり姿勢）などの体位変換もよく行われる。握力負荷も血圧を上げる簡便な方法であるし，メンタルテストでストレスを加えて僧帽弁逸脱を誘い出す方法もある[118A]。

右心系の雑音には日差変動がよくみられる。強大な三尖弁閉鎖不全の全収縮期逆流性雑音が安静後消失したり，肺動脈弁閉鎖不全の拡張期雑音が出没を繰り返したりするのは，血行動態のわずかな変化が心雑音の消長として鋭敏に反映されることを示している。左心性雑音でも，外来で安静待機中に僧帽弁狭窄雑音が消えたり，閉塞性肥大型心筋症の強大な収縮期雑音が出没するのも日常の経験である。また血行動態変化ではないが，心膜摩擦音の聴取率が報告によりさまざまであるのは，それが一過性で，発見できなかった（しなかった）ことが要因としてからんでいる。

操作がやや煩雑なため，最近はあまり行われないが，1960 年代から 1980 年代には薬剤負荷試験心音図が爆発的に施行された[119-124][2]。表 4-5 にそれらを一括して示す。この方法のひとつの魅力は，負荷を行ってはじめて発見される心疾患がかなり存在することである（気付かずにいれば心エコー検査なしで終わる）。僧帽弁逸脱，軽症僧帽弁狭窄などでは，薬剤負荷が心エコー図に匹敵，あるいはそれ以上の診断能力を示す場合がある。大動脈弁閉鎖不全例に亜硝酸アミルを吸入させ，閉鎖不全雑音が一過性に消退した際，新たに潜在していた僧帽弁狭窄の心雑音が出現するなど，診断法の改革を迫るものがある[122-124]（図 4-4）。

最近は心雑音が発見されると，負荷心音図を通り過ごして直ちに心エコー図検査を施行するのが日常となった[125,126]。それも正しいことだが，その心エコー図においても，同様な薬剤負荷を行うと，診断力を一層向上できる[127]。

負荷方法には，やや精度は落ちるが，血圧計により左右上肢の動脈圧迫（20 mmHg 以上）を行うと，血圧上昇効果が得られる（ただし血圧計を 2 台必要とする）。腹部圧迫（第動脈拍動部）でも同様である。静脈系の雑音は圧迫により消失，頸静脈では反対側の雑音増強を招く。

運動負荷は弁血流を増加させて狭窄雑音の増大を招来するが，心音図記録には適さない。

▶1 聴診器の発明者もすでにこのことに気付いていた。

▶2 客観的表示として，心音図は必要不可欠であった。

表 4-5　各種薬剤負荷法の総括[123)]

			亜硝酸アミル	メトキサミン	フェニレフリン	ノルエピネフリン	アンジオテンシンII	イソプロテレノール	プロプラノロール
収縮期雑音	僧帽弁閉鎖不全（MR）		↓	↑	↑	↑		↑	
	三尖弁閉鎖不全（TR）		↑	〜	〜	↑			
	心室中隔欠損（VSD）		↓	↑	↑	↑		↓, −	
	重症心室中隔欠損，肺高血圧		↑, −	↓, −	↓, −				
	肺動脈狭窄（PS）		↑	−, ↓	−, ↓		−	↑	
	ファロー四徴（T/F）		↓	↑	↑, −	↑	↑	↓	↑
	心房中隔欠損（ASD）		↑	↑	↑		−		
	大動脈狭窄（AS）		↑	−, ↓	−, ↓			↑	
	特発性肥厚性大動脈弁下狭窄症（IHSS）（閉塞性肥大型心筋症 HOCM）		↑	↓	↓			↑	↓
	機能性収縮期雑音（FM）		↑	↓	↓			↑	↓
	狭窄性動脈雑音	軽症		↓	↓				
		重症	↓						
	動脈管開存（PDA）		↓	↑	↑	↑	↑		
拡張期雑音	僧帽弁狭窄（MS）		↑	↓	↓	−		↑	
	相対的僧帽弁狭窄（Carey Coombs 雑音，Austin Flint 雑音など）		↓	↑	↑	↑, −			
	三尖弁狭窄（TS）		↑	〜	〜				
	相対的三尖弁狭窄		↑	↑, −					
	大動脈弁閉鎖不全（AR）		↓	↑	↑	↑			
	器質的肺動脈弁閉鎖不全（PR）		↑	−		↑			
	Graham Steell 雑音（GSm）		−, ↑			↑			
	Eisenmenger 症候群，肺動脈弁閉鎖不全		↓	↑	↑				

↑増強，↓減弱，−不変，〜不定

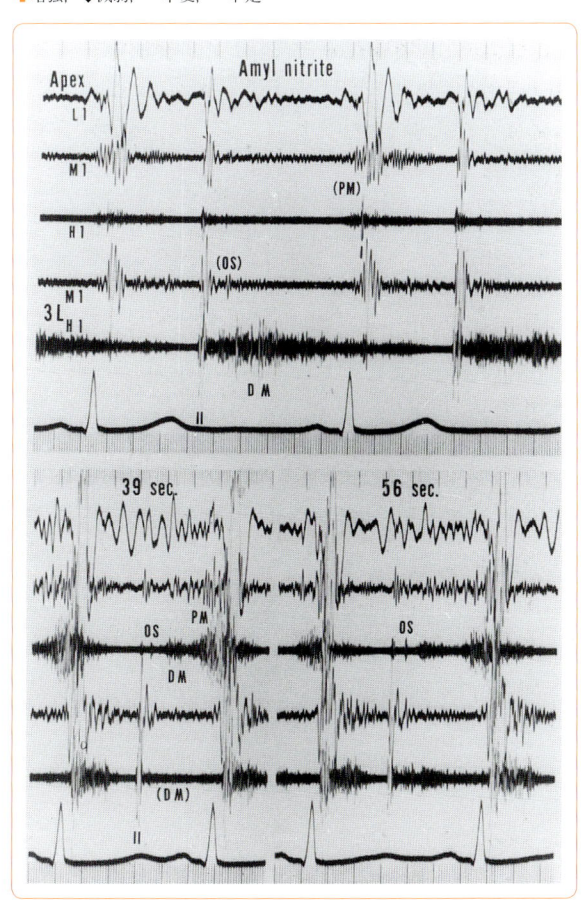

図 4-4　亜硝酸アミル吸入負荷心音図

上段：第3肋間胸骨左縁（3L）の灌水様拡張期雑音（DM）から，聴診上，大動脈弁閉鎖不全とされていた症例であるが，心音図でみると，心尖部（Apex）のM1にわずかながら前収縮期雑音（PM）が記録され，また3LのM1に僧帽弁開放音らしい小さな振動（OS）もみえる。

下段：布に入った棒状の亜硝酸アミルを砕き（元来は狭心症発作時に使用），直ちに上唇の鼻孔前に乗せて深呼吸させると，頻拍とともに，左（39 sec）のように大動脈弁逆流性雑音が極端に減少し（最下段のDM），代わって僧帽弁狭窄のPMが出現（心尖部M1～H1），亢進した心尖部I音，II音，OS，拡張中期および前収縮期雑音が出揃って，見事な僧帽弁狭窄メロディ（mitral stenosis melody）が完成されている。いわゆる full bloom picture（満開状態）である。この状況は1分頃（下段右56 sec）を過ぎて段々に元の状態に戻っていく。

なお大動脈性の収縮期雑音は強調され，心尖部にも伝達されている。

亜硝酸アミルの効果は，あまり典型的ではないが，ニトロペンでも経験できる。

3 注意すべき事項

1 聴診錯誤（auscultatory illusion）

聴診は心音図と異なって主観的要素が強いので，修練の仕方によって各医師の聴診能力に天と地ほどの差が生じるのはある程度致し方ない。真剣に聴診に取り組む医師の能力は当然高くなる。

しかし生理的に克服しがたい条件もいくつか存在する[128]。聴診環境の良否，聴診器の適否などのほか，疲労現象とか隠蔽効果などという問題がそれである。

❶ 疲労現象（fatigue phenomenon）

強大な音響現象の後に続く音が，一時的に聴取しづらくなるか聴き落とされる現象である[129]。好例は有響性の強大なⅡAの後に続く弱い大動脈閉鎖不全雑音に気付かない場合とか（図 4-5），右第2肋間の強大な大動脈弁狭窄雑音の直後のⅡAが消失していると感じることなどである（このため，かつてはⅡ音消失が聴診診断基準のひとつに数えられていた。しかし心音図ではⅡ音が存在している）。

❷ 隠蔽効果（masking effect）

周波数（ピッチ）の異なった2つ以上の音が同時に生じるとき，両者のピッチが心雑音のように比較的似通っていると（100～400 Hz），ピッチの高い方が低い方の陰に隠れて聴取できない現象をいう[129]。この効果は実はかなり複雑で面倒な問題である。それは各雑音の音量自体にも影響されるからで，聴診にのみ頼る際の落とし穴のひとつにもなっている。

これらの困難を克服するには，聴診の注意力をそこへ集中させるよりない。ちょうどラジオのダイヤルを聞きたい局に合わせるように"チューニング"するのである（tune in という）[75]。

聴診錯誤には，Laennec 自身を含め，古来，おびただしい実例が存在する。

2 振戦（thrill）

かつて振戦は非常に重要な身体所見であった。しかし心雑音が強大，かつ低調であれば指先に振動を触れること，つまり振戦の存在は強大な心雑音の存在を示すこと以外，意義のないことが判明した[130]。以前に述べられた「心雑音はないが振戦は触れる」僧帽弁狭窄などは存在しない。しかし強大で広く伝播する心室中隔欠損の収縮期雑音の最強点を的確に発見するには，指頭大の振戦部位を定めるのがよい方法である▶。

▶ 最近のテキストでは，心臓に対する打診法と聴診における振戦は記載されなくなった。

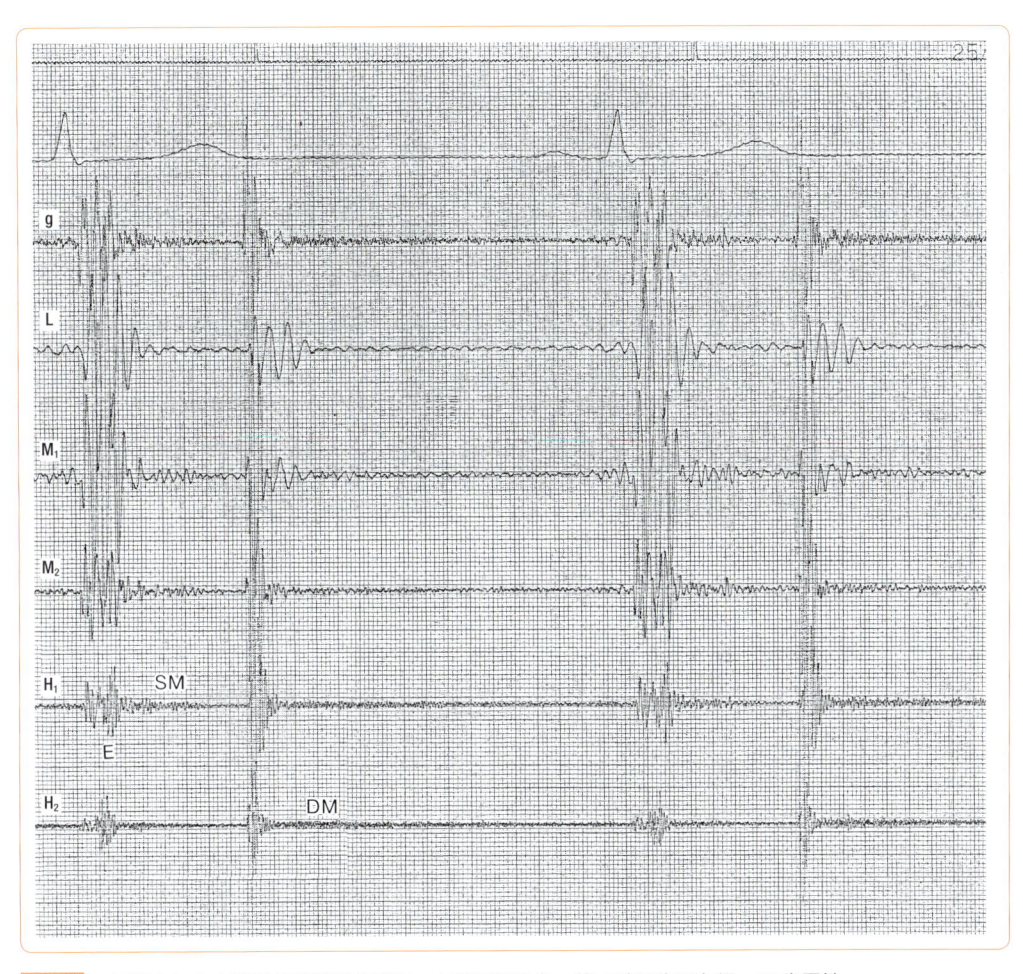

図 4-5 見逃された大動脈弁閉鎖不全雑音，大動脈四尖弁，第4肋間胸骨左縁，62歳男性

心エコー図上は，きれいな大動脈四尖弁（quadricuspid aortic valve）が描出された。Ⅱ音がかなり強く，それに続くわずかな拡張期雑音（DM）は，はじめは気付かれていなかった。いったん記録されたものをみると，はっきり聴かれるようになるというのは，日常よくあることである。

Memo 聴診と聴診錯誤

いくつかの自験例を示す[128B]。

- 僧帽弁狭窄とされていた若年者頻脈性心房細動
- Ⅱ音分裂とされていた収縮期クリック
- B型WPW症候群や完全左脚ブロックの見落とし（逆分裂の誤認）
- 心膜摩擦音による病的雑音の隠蔽
- Ⅰ音分裂かⅡ音分裂か迷った高調な右心性Ⅳ音
- 原因不明の多種類の収縮期雑音（大動脈炎症候群）
- 僧帽弁狭窄と閉鎖不全の取り違え
- Ⅰ音 – 駆出音 – Ⅱ音が，実はⅡ音 – Ⅰ音 – 心膜叩打音の順であった（収縮期と拡張期の混同）
- Ⅰ音と駆出音の判定過誤
- 過剰心音と心雑音の取り違え，

- 不純なⅠ音という魔物
- 収縮後期雑音と駆出性雑音と取り違え
- 弁膜症術後の心雑音評価の難しさ
- 駆出性収縮期雑音＋Ⅱ音が，実は逆流性収縮期雑音＋Ⅲ音であった
- Ⅱ音亢進のない肺高血圧
- Ⅱ音に無頓着のため肺高血圧と肺動脈狭窄とを取り違えた（心エコーでも気付かれなかった）
- 消えていく雑音（心室中隔欠損）
- 聴診中突発した雑音
- 診察室の椅子に座ったら消えた遠隔雑音（実は循環系と無関係の雑音），その他

3 擬音法による聴診所見の表現

　心音図出現以前には，聴診所見を擬音で表す発声法（phonetics）[131]がさかんに用いられた。楽音様雑音の形容，灌水様（blowing），輪転様（rumbling），あるいは僧帽弁狭窄の"ffout-ta-ta-rou"（日本ではトン・ズル音）などは有名である。しかし心音図の台頭とともにこれらの表現は徐々に用いられなくなった。その理由のひとつに，たとえばイヌの声でも，人により国により多様な感覚で表現される事実が挙げられている。実際，「ワンワン」と"bow-wow"では似ても似つかないし，「コケコッコー」と"cock-a-doodle-doo"とでは，とても同じ動物の鳴き声とは思えない[132]。

　それゆえ，教育上擬音法を用いることには賛成であるが，ひとつの固定観念を植えつけるというマイナスの面もあることを忘れてはならない。最近は心音図を記録しない専門医が増え，擬音法が蘇りつつあるのはよいが，あくまで実物の心音・心雑音そのものに習熟する必要がある。その意味でCD-ROMにはすばらしいものがあり[133]，教育上広く用いられるべきである[134]。また，"Harvey"などの患者シミュレーターも頻用されるべきであろう[134-136]。

Memo　心音・心雑音と擬音語

　Harveyに始まって，擬音語（onomatopoeia）は心音・心雑音，あるいはその繋がりに対して非常によく使用されてきた。本書の中にも過剰心音（殊にⅢ，Ⅳ音）に対する擬音を紹介した。しかしこのような擬音が第三者にどのように伝わるかはわからない。この点について，BostonのDH Spodick博士（写真）からの私信の一部を紹介する。

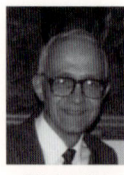

　彼は同じ犬の吠え方を列挙している（右表）。重ね言葉であることはほぼ各国共通だが，擬音はまちまちである。ちなみに日本は「ワン・ワン（wan-wan）」が一般的だが，そういうふうには片付けられないのが日常である。

　犬の鳴き声ひとつをとっても，何かの音の擬音が世界的に共通だということはないようである。心音や心雑音の形容（擬音語）でも同じであろう。

DH Spodick

各国の犬の鳴き声の擬音語

英語圏	bow-wow (woof-woof)	ルーマニア	ham-ham
ドイツ	hau-hau	アラブ	khau-khau
フランス	oua-oua	サンスクリット	bhul-bhuk
イタリー	bu-bu	トルコ	hov-hov
ロシア	vas-vas	スペイン	guau-guau
中国	wang-wang	ヴェトナム	gaugau

　ところで擬音の名手といえば，米国のW Proctor Harvey先生であろう。アメリカの学会ではその名調子を聴くことができた（2007年9月没，享年89歳）。

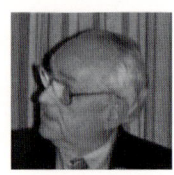

WP Harvey

4　心雑音発見と心エコー図

　心音の異常や心雑音を発見したら，その次の手段が心エコー図であるのは，現在の心血管診断法の常道である．かつてはドップラー法を含め，かなりの例で心エコー図は心雑音診断の補助とならなかった．最近のカラードップラー法では，一見健常と思われる多数例で弁逆流を発見でき，それをそのまま受け取ると，弁膜症のほとんどは四弁弁膜症となり▶，かえって混乱を招くこととなった．比較的単純と考えられる収縮期雑音でもいろいろな問題がある[138-140]．コントラスト心エコー図を用いると，臨床的に不明な弁逆流に出合うことが稀ではない[141]．

▶　かつて器質的四弁弁膜症は症例報告になるほど稀であった[137]．第 1 例は 1891 年に発表された．

　現況では，カラードップラー法において弁逆流量の定量化が求められるが，非常に困難で，かえって心雑音音量の方が実用的だとする声もある[7]．健常者における（異常）シグナルと，当然それが出現すべき疾患例における同じ異常シグナルの区別もしばしば不可能である．正当に求めることができれば，ドップラーシグナルの正確度は心雑音の比ではない．胸壁への伝播過程で聴覚閾値下になってしまう心雑音は多数存在するのである．しかしこのことは，聴診の不用性を強調するものではなく，この両者は互いに補完し合うべきものであり，これは本書の初頭に言及したとおりである[15]．

　生理的逆流の存在，頻度，臨床的意義などが検討されてきたが，左心性雑音が聴診不能な逆流シグナルには過大な臨床的評価を与えず，むしろ無視し，経過を追求するだけでよいことがわかっている．

　ことに高齢者では，カラードップラー検査上，まったく弁逆流を有しない症例を見出すのは至難の業である[141A]．

心雑音各論 5

収縮期雑音　**1**
拡張期雑音　**2**
連続性雑音　**3**
心外性雑音，ほか　**4**
人工弁音　**5**
ペースメーカー音　**6**

*You witness
that auscultation is revolutionalized during 1950's
simply because the phonocardiograph recording is
correlated with other physiologic measurement*

J. Willis Hurst

1 収縮期雑音 (systolic murmurs)

心雑音解釈は心音図と血行力学的研究により客観化され，以下に説明するLeathamの収縮期雑音分類[109, 142]がCirculation誌上のシンポジウムに現れて，ようやく定着した。

▶ それまでのWeberやSchmidt-Voigt, Holldackなどのドイツ学派，LevineやLuisadaのボストン学派の解釈法も臨床的によく用いられたが，Leathamの分類が最も理に適ったものであった。

A 駆出性収縮期雑音 (ejection systolic murmur)

心音図を記録すると，正常例の老若男女すべてに何らかの駆出性収縮期雑音（振動）がみられる[92A, 143]。まったく認められないのは，むしろ心筋梗塞などによる重篤な心不全（心拍出量低下）例である。つまり血流速度がある程度以上の場合には常に心雑音が存在し，聴診しうるか否かは，音源における音量，周波数その他の性状，伝播経路での減衰，聴診の諸条件次第である。

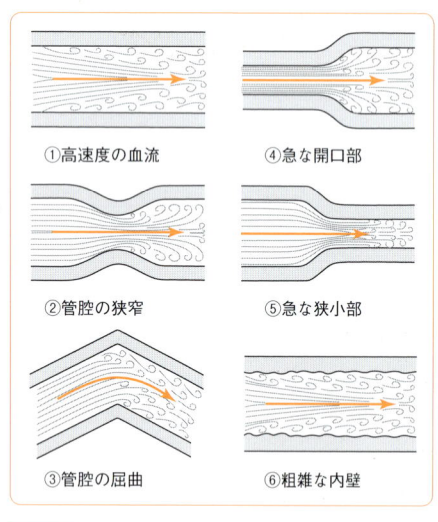

このような雑音が聴診の対象となるには，図5-1に示す諸条件，ことに血流速度増大が必要である[27]。その最も代表的なものは大動脈弁口の狭窄例なので，その血行力学的背景を図5-2に示す[144]。

図5-1 各種の心雑音発生機転[27]

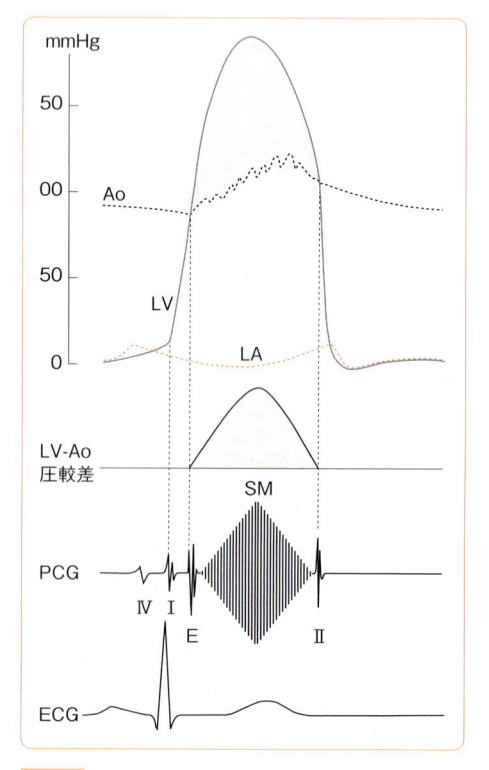

① 高速度の血流
② 管腔の狭窄
③ 管腔の屈曲
④ 急な開口部
⑤ 急な狭小部
⑥ 粗雑な内壁

図5-2 大動脈弁狭窄における駆出性収縮期雑音の血行力学的背景[144]

左室圧の急激な上昇に伴いⅠ音が発生，大動脈拡張期血圧に達すると大動脈弁が開放，その最大開放位で駆出音が生じる[92]。したがってこの雑音はⅠ音より離れて生じ，その始まりが駆出音である。以後，狭窄された弁口を通る乱流によって雑音が発生し，その時間的推移はほぼ左室－大動脈（LV－Ao）圧較差を反映して漸増・漸減する。収縮末期に大動脈圧が左室圧を上回り，また左室圧下降に応じて駆出速度が低下すると，雑音は消失傾向に向かい，大動脈圧切痕に一致して生じるⅡ音の手前で消滅する[145]。

　この形の収縮期雑音は表4-3（P37）に示したような諸疾患および健常状態で認められる。

1 左室流出路狭窄　大動脈弁狭窄（aortic stenosis；AS）

　本症は外国に多く，わが国では稀とされていたが，それは旧来の誤った診断法のせいである。弁膜症の最終診断が剖検に依存していた時代を脱却し，またWiggersが大動脈弁口の狭窄実験により心雑音発生が圧較差に先行することを証明したにもかかわらず，近代的診断法はWoodの個人的な成績（1958年）まで確立されなかった▶。表5-1は従来の聴診診断法とWoodのそれ[146]との対比である。

▶ EBM研究の立場からみると，エビデンスレベルは「Ⅴ 記述研究」に相当し，症例の個人的蓄積であったが，これがその後の基準として定着した。

表5-1　大動脈弁狭窄に対する聴診診断基準の変遷

古典的基準	Wood（1958）
収縮期雑音	駆出性収縮期雑音
振戦	（振戦の有無は問わない）
最強点：右第2肋間	（最強点は大動脈領域全般）
Ⅱ音大動脈成分の消失	Ⅱ音大動脈成分の遅延と奇異性分裂
	大動脈駆出音
	心房性奔馬音
	大動脈閉鎖不全の逆流性拡張期雑音
遅脈	
右頸部への雑音放散	（雑音の強さによる）

　この収縮期雑音（図5-3, P54）は前述のように等容収縮期を含まず，大動脈駆出音から始まって漸増・漸減するダイヤモンド型（diamond shaped）で，最強点は右第2肋間のことが多いが，右頸部から胸骨右縁，左縁，さらに心尖部近辺にまで及ぶ。僧帽弁狭窄合併例では，右室肥大のために，大動脈弁狭窄雑音が胸骨左縁第2肋間に移ってくる例がある。左第3肋間に最強点を示す例は数多く，殊に弁石灰化による狭窄例では狭窄血流が弁の四方に拡散するため，右頸部方向に伝わらぬことがある。心尖部それ自体に最強点を示すものは例外で，僧帽弁閉鎖不全（心尖部外側の最強点）との鑑別が難しいが，そのような例はおそらく相対的僧帽弁閉鎖不全の関与する症例であろう。いずれにしても，最強点と雑音伝播方向だけでは本症の診断は難しい。したがって表5-1に示すような特徴を総合して最終診断に到達するのが最も確実である[81A]。

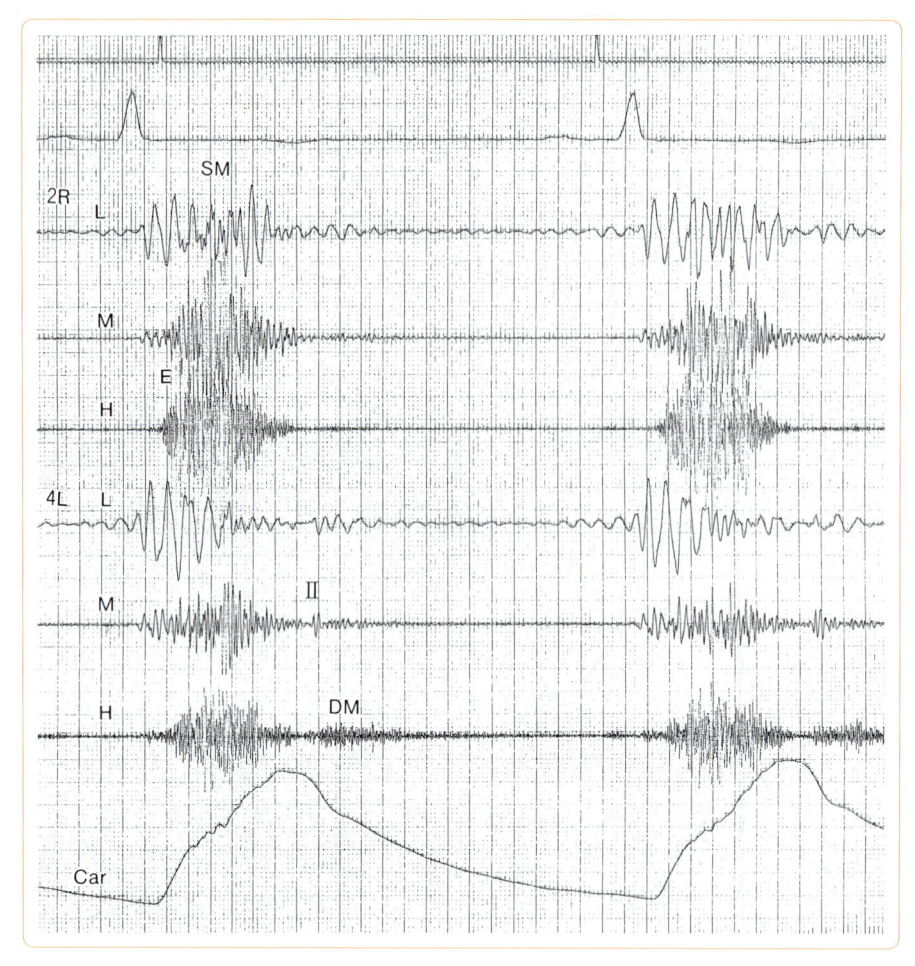

図 5-3 典型的な大動脈弁狭窄例，56 歳女性

最上段の心電図の下方の上 3 列は第 2 肋間胸骨右縁（2R），続く 3 列は左第 4 肋間（4L）での記録。いずれも低音（L₁），中音（M₁），高音（H₁）心音図。最下段（Car）は右頸動脈波曲線で，立ち上がりの後の鶏冠（トサカ様の振れ）がみられる。収縮期雑音（SM）は漸増・漸減（ダイヤモンド型）。Ⅱ音に続いて大動脈弁閉鎖不全を示す灌水様拡張期雑音（DM）がみられる（高調なので H に最もよく記録される）。

このような駆出性雑音は非常に多様な状態で生じる（表 5-2）[144]。その代表例は先天性あるいは後天性の大動脈弁狭窄である。その他は本症の聴診所見をよく知り，状況によって他の諸々の状態を鑑別診断すればよい。

大動脈弁狭窄の駆出性収縮期雑音は，基本的には胸骨右縁上方で大動脈が胸壁に近接する部位に最強点を有し，約半数例では右頸部方向へ伝播し，これらは弁口からの噴流が動脈壁に衝突する部位に相応する。雑音音量は，器質的狭窄例では通常Ⅲ度以上，しばしばⅣ度以上と強く，さらに強大となれば最強点に振戦を伴う。つまり古い診断基準のひとつであった振戦は過半数例で適用されない。ただし振戦を伴うほどであれば弁狭窄が強いことを示し，この雑音の強さは狭窄の強さ，すなわち左室と大動脈との収縮期圧較差に比例している[147-149]。

心エコー図との対比でも，雑音の強さは最も信頼性の高い重症度判別基準である[150]。また心雑音の周波数も圧較差に比例して高くなる[151]。雑音

表 5-2 駆出性収縮期雑音の発生条件

①半月弁あるいは漏斗部の狭窄
②半月弁を通しての血液駆出量および速度の増大
③狭窄を伴わない半月弁傷害
④大血管の拡大
⑤以上の因子がさまざまに組み合わされた状態

が強ければその伝播も広範で，かつ頸部への伝播も明らかとなる[1]。頸部への伝播および頸動脈波曲線の鶏冠は必須の診断基準ではない。また動脈硬化が基盤となる場合，噴出される血流は方向性に乏しく四方に拡散するので，大動脈領域（この場合は胸骨左縁が主体）の心雑音は容易には頸部へ伝達されない。

　大動脈弁狭窄に限らず，駆出性収縮期雑音は不整脈の影響を強く受ける。心房細動などで先行R-Rが短ければ左室圧（右室圧も同じ）が上昇せず，左室-大動脈圧較差は激減する。したがって駆出性雑音は極端に弱まり，ときには聴診できず，逆に先行R-Rが長くなれば極端に大となる（図5-4）。これは僧帽弁閉鎖不全の逆流性収縮期雑音がそれほど先行R-Rの影響を受けないことと対照的で，殊に最強点が典型的でない大動脈弁狭窄の心雑音の同定に役立つ[152]（この事実は医学生により発見された）[2]。このことは期外収縮の場合でも明瞭であり，殊に連合弁膜症での心房細動では，長いR-R後にそれまで気付かなかった大動脈弁狭窄雑音を発見することがある。

　駆出性収縮期雑音は十分な前方血流の存在に依存するから，極端な頻脈や心房粗動（全調律はもちろん，2：1伝導など）の場合，心雑音を聴取できぬことがある。大動脈弁狭窄はジギタリスが使用しがたい疾患なので，これらの不整脈のジギタリス治療には潜在する疾患に十分注意し，徐脈化後の心雑音の出現に注意する。

　極端な心不全でも同様に心雑音の消失を招く。その場合，しばしば心尖部に相対的僧帽弁閉鎖不全の逆流性雑音と心房性奔馬音を聴き，注意すれば弁狭窄と鑑別できる。

[1] ただし頸部の雑音には伝達された雑音以外の局所性成因のそれが混ざる。

[2] 学生の発見による聴診所見は他にもある。たとえば左脚ブロックの逆分裂など。

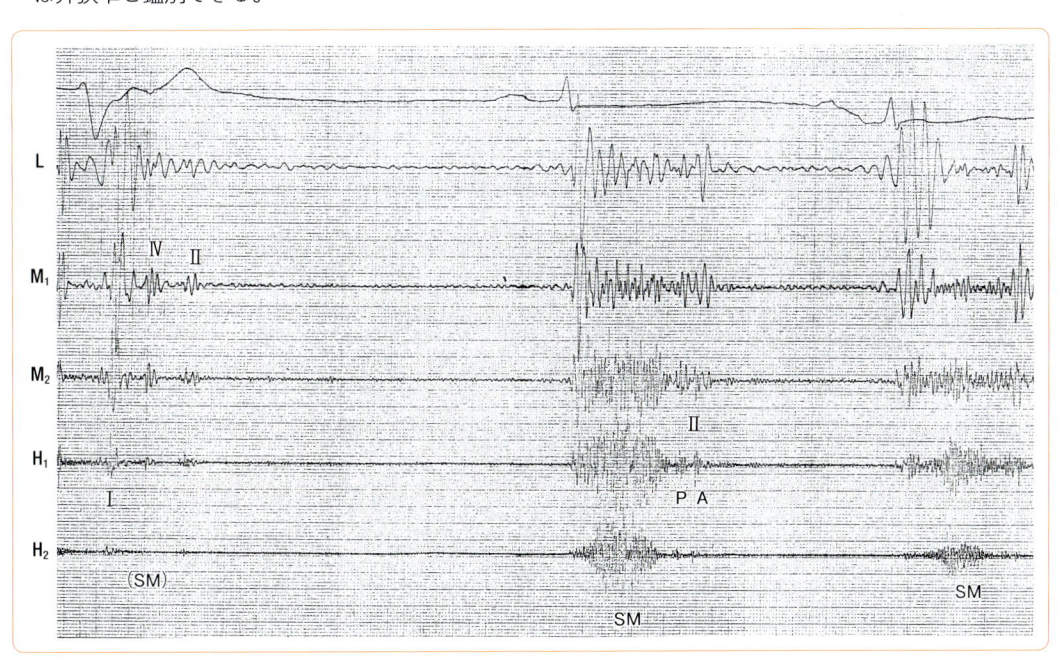

図 5-4 駆出性収縮期雑音に対する不整脈の影響
左端（第1拍）は心室性期外収縮で，収縮期には逆行性心房性収縮による心房音（Ⅳ）をみるのみで，心雑音はない。第2拍は期外収縮後強盛で，心雑音（SM）は大，Ⅱ音は逆分裂をきたしている。右端（第3拍）は通常の収縮である。

5 心雑音各論

1 収縮期雑音　Ⓐ 駆出性収縮期雑音　　　1 左室流出路狭窄　大動脈弁狭窄

また，交互脈を伴って，その大脈に一致して駆出性雑音がみられる例がある。

　重篤な僧帽弁狭窄を伴う大動脈弁狭窄（いわゆる二重狭窄）では，血流低下によって器質的狭窄度から考えられるよりも左室－大動脈圧較差が一層小となり，駆出性雑音が減弱する。その場合，僧帽弁裂開により前方血流が増大すると，大動脈弁狭窄雑音が顕性化する[1]。

　高齢者では大動脈弁や大動脈の硬化・石灰化は日常的であり，必ずしも器質的狭窄を伴うとは限らないが，駆出性雑音はほとんどの例にみられる[153-156]。殊に大動脈弁先端に石灰化を有する例や[157]，脈圧の大なる例にこの傾向が強く，ドップラー法によっても乱流速度が大である[158]。また前述のように，殊に高齢者では乱流が分散し，胸骨左縁に最強点を示すことが多い[159]。

　大動脈弁狭窄のⅡ音は右第2肋間では聴取されないといわれているが，心雑音が非常に強大な例に限られる。心音図でみるとⅡ音は存在し，疲労現象のため聴取しがたいだけで，他の領域ではⅡ音を聴取しうる。また弁の性状によっては逆にⅡ音が亢進する場合があり，殊に駆出音が明らかな例ではそうである。

　Ⅱ音の音量に代わって新しく診断基準に加えられた（表5-1，P53）ⅡAの遅延と逆分裂（奇異性分裂）は，雑音最強点をはずれた部位，かつ肺動脈成分の最強部位である左第2～3肋間で聴かれる。大動脈駆出の延長は頸動脈波曲線の異常波形とともに，本疾患の重症度の指標とされ[148]，ある程度大動脈弁閉鎖が遅れると，半月弁閉鎖の順序が逆転し，呼気時に分裂，吸気時には分裂消失，ときに正常分裂（認識しがたい）となる。その他の基準である心房音，駆出音は前述した。

　大動脈弁逆流を示す閉鎖不全雑音は，大動脈弁が侵されていることを示す最も直接的な証左であり，したがってそれに随伴する収縮期雑音が大動脈性であることを教えてくれる。実際，大動脈弁狭窄のほとんどは閉鎖不全の逆流性ドップラーシグナルを有していて，その程度があるレベル以上になれば心雑音として聴取される。

　大動脈性の駆出性雑音は粗雑な感じに富み，rough（英）とかsägend（独：鋸を引くような）といわれる。聴診器の膜型を手掌に当て，手背を引っかくときの音によく似ている[160]。また，この雑音はしばしば楽音化し，低く呻るようなものから高調で軋るような楽音に至るまで，さまざまな音調を示す（図5-5）。また発生源が同一であっても，心基部には騒音性の荒々しい粗雑な感じの雑音がある。一方，胸骨左縁から心尖部にかけては楽音様雑音を示す例があり，古くからガラバルダン（Gallavardin）現象[2]と呼ばれている[26, 27]（図5-6）。

▶1　僧帽弁狭窄の術後に高血圧が出現する例もある。

▶2　Gallavardin (Louis) が発見したのは1925年。この楽音様雑音はMcKusick VA[26]らによりスペクトル心音図に描かれた。Gallavardinはクリック（1913年）も発表した。1967年没。享年82歳。彼の息子Leonも心音学者。

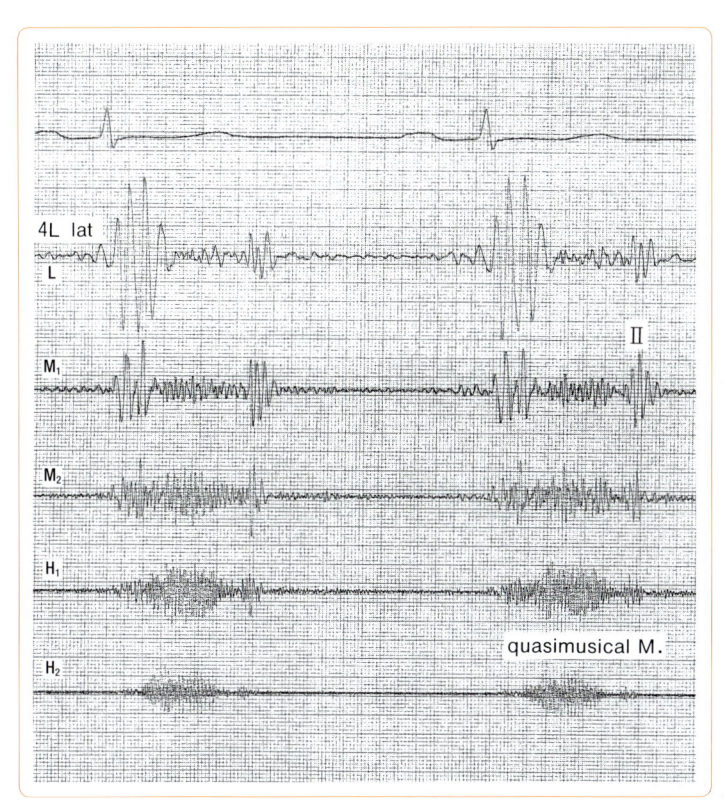

図 5-5
石灰化性大動脈弁狭窄，73歳男性

駆出性収縮期雑音が軋るような楽音成分を有していた。心音図でみると，高音部の心雑音に振動の揃ったものがあり（quasimusical M），これが楽音様の聴診印象に相応する。

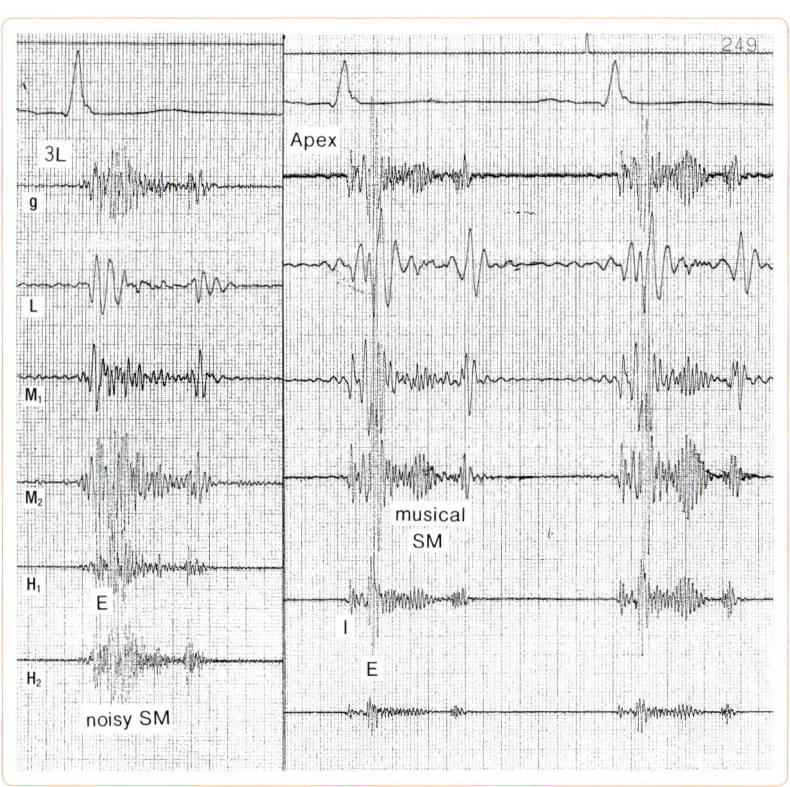

図 5-6 ガラバルダン（Gallavardin）現象
心基部（3L）では軽度な大動脈弁狭窄を示す心雑音であるが，心尖部近辺（Apex）では楽音に変じている。強い駆出音（E）がなければ機能性雑音（スチル雑音）のようにみえるが，この場合は病的雑音である。

1 収縮期雑音　Ⓐ 駆出性収縮期雑音　　　1 左室流出路狭窄　大動脈弁狭窄

大動脈弁狭窄と鑑別すべき状態

心雑音の性質上，大動脈弁狭窄と鑑別さるべき主要な疾患について，その要点を述べる。

❶ 大動脈弁下部狭窄（discrete subvalvular aortic stenosis）

弁性狭窄と鑑別が難しい。最強点が左第3肋間近辺にあり，通常は狭窄兼閉鎖不全の形をとる。駆出音はない。

❷ 大動脈弁上部狭窄（supravalvular aortic stenosis）

最強点が胸骨上あるいは胸骨左右縁で，第1肋間から胸骨上窩にある。左頸動脈波曲線が弁狭窄型，右側が閉鎖不全型であれば鑑別は容易である[161]。駆出音はない。

❸ 肥大型心筋症（hypertrophic cardiomyopathy）

駆出速度増大に応じ，心室内での駆出性雑音ともいうべき心雑音を生じる。その強さはさまざまであるが，微弱で聴取しにくいものからLevine Ⅲ度程度までで，強大なものは稀である[▶1]（図5-7）。

▶1 閉塞性肥大型心筋症を参照（P78）。

❹ 大動脈二尖弁（bicuspid aortic valve）

弁奇形のみでは強大な駆出性雑音を生じない。大動脈領域から心尖へかけての鋭い大動脈駆出音とⅡA亢進あるいは単一Ⅱ音（Ⅱ音の分裂欠如）が聴かれるが，わずかな心雑音は聴取しがたい。注意すれば学童期に気付くが，年齢が進み弁石灰化を生じると先天性狭窄と鑑別がつかなくなる。

❺ その他

連合弁膜症での心雑音は，合併する僧帽弁膜症によって大きく修飾される。僧帽弁狭窄が強いと血流が減って大動脈弁狭窄の心雑音が弱まり，また右室肥大の影響を受けて最強点が胸骨左方，ときに肺動脈領域に移る。心カテーテルやドップラー法でもまったく同じことがいえるので，断層法を観察して解剖学的状態を把握する必要に迫られる。

高齢者の動脈硬化性大動脈弁狭窄の特徴は，高度の石灰化を伴わないかぎり，通常Ⅱ音が亢進する。強大な心雑音を有する例は少ない。

2 右室流出路狭窄　肺動脈弁狭窄（pulmonic stenosis；PS）[▶2]

▶2 Hope Jが記載（1832年）。Hopeは非常に多くの発見をしていることで有名。

大動脈弁狭窄と異なり，本症はほとんどすべてが先天性であるが，駆出性雑音その他の聴診所見は基本的に同一である。ただ心雑音が右心性で，肺動脈駆出音（P31）から始まり，遅れたⅡ音肺動脈成分（ⅡP）にまで及ぶ。つまり先行するⅡAとの関係が問題である。

心雑音最強点は左第2肋間にあり左頸方向へ伝播しやすく，また大動脈弁狭窄のそれよりは粗雑さに乏しい（図5-8）。雑音の強さと持続の長さ

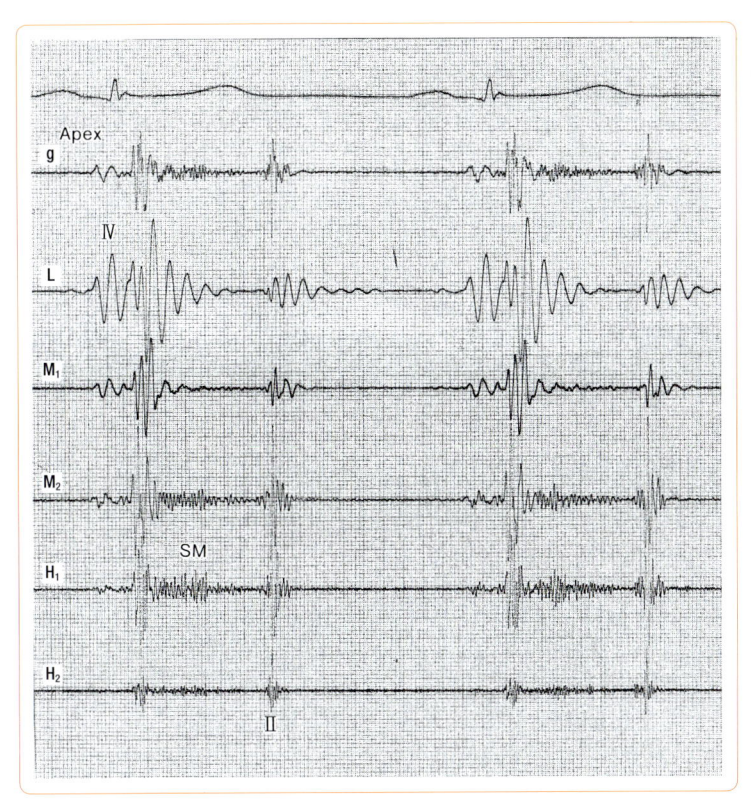

図 5-7
非閉塞性肥大型心筋症，
52歳男性

心尖部からその内側にかけ，Levine
Ⅱ度程度のあまり持続の長くない収
縮期雑音がある。明らかな心房音
（Ⅳ）も聴かれる。

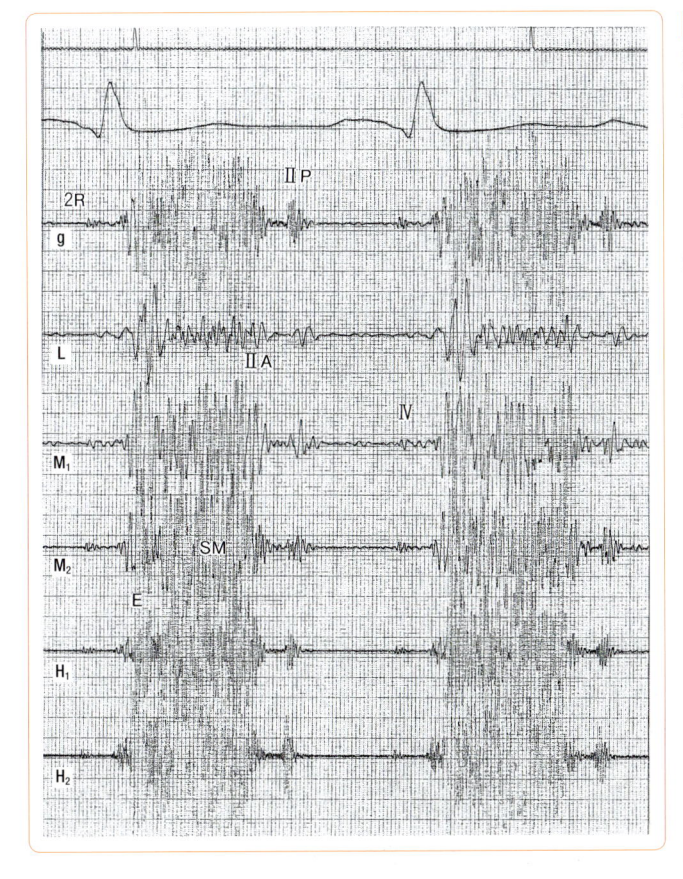

図 5-8
肺動脈弁狭窄を有する先天性心疾患，
32歳男性

右胸心のため，心雑音最強点は左第2肋間
（2R）にある。LevineⅤ度の強い雑音で，ⅡA
に重なって終わっている。Ⅱ音分裂間隔は広
く130ミリ秒にも達するので，右室収縮期圧
は体血圧をやや上回り，130mmHg程度と推
定される。

5 心雑音各論

1 収縮期雑音　Ⓐ 駆出性収縮期雑音　　2 右室流出路狭窄　肺動脈弁狭窄　　59

は重症度によく比例し[46,162]，中等症以上になると心雑音はⅡAに重なるかそれを超えて持続し，重症になれば（右室圧は体血圧と同等かそれを超える）ⅡAは心雑音に埋没し，最強点では聴取できなくなる。

肺動脈駆出音は狭窄後方拡張を有する軽症例で著明，重症例では消失に傾き（肺動脈拡張末期圧の十分な低下），最重症例では出現しない。これは強い心房収縮によって高い右室拡張末期圧が発生し，肺動脈弁が拡張末期に開放してしまうためとされ，そのような例では前収縮期に鋭いクリック様の心房音（駆出音がその実体）を示す。また軽症例の駆出音は吸気時に減弱ないし消失する。Ⅱ音は広く分裂，重症例ほど幅広く分裂するから，肺動脈成分の呼吸性変動は聴診上はもはや確認できなくなる。Ⅱ音分裂間隔は右室収縮期圧にほぼ正比例する[46]▶1。

▶1 右室収縮期圧≒分裂間隔(msec)×mmHg[27]。

大動脈弁狭窄と異なり，肺動脈弁狭窄での拡張期肺動脈圧は低く，ときには拡張期の右室−肺動脈圧較差がきわめて小さいため，拡張期の逆流性雑音を聴くことはない。

肺動脈弁狭窄と鑑別すべき疾患

以下はその主な疾患である。

❶ 肺動脈漏斗部狭窄（infundibular stenosis）

単独でみられることは稀な先天性心疾患。雑音最強点の位置が1肋間低いが，鑑別上あまり役立たない。駆出音はない。ⅡPは通常ほとんど聴かれない。むしろ心室中隔欠損との鑑別が難しい。

❷ 肺動脈弁上部狭窄（supravalvular pulmonic stenosis）

駆出性雑音の位置が高く，左第1肋間で第2肋間同様の強さを有する。駆出音は本来ないのだが，実際には軽度の弁狭窄も合併している例があり，そのため駆出音を伴う▶2。

▶2 心カテーテルで唯一信頼しうるのは引き抜き曲線による圧較差判定であるが，本症では肺動脈−右室引き抜き圧曲線の描写を慎重に行わぬと，単なる肺動脈弁狭窄と誤診する。

❸ 特発性肺動脈拡張（idiopathic dilatation of the pulmonary artery）

肺動脈駆出音，その相補現象として亢進したⅡ音肺動脈成分と幅広いⅡ音分裂が現れるが，その割に駆出性雑音は強大とはならない。完全右脚ブロックの聴診所見に似るが，駆出音の存在で鑑別できる。

❹ 肺動脈分岐狭窄（branch stenosis of the pulmonary artery）

胸骨左縁上方（第2〜3肋間）に聴かれる収縮期雑音の強さはさまざまで，広く四方へ伝播する（腋窩，右胸部，背部など）。肺動脈弁狭窄の心雑音よりもやや高調なことが多い。狭窄が強いと連続性雑音の性格を帯びる。急激に生じる分岐狭窄（肺栓塞，腫瘍など）ではⅡ音の幅広い分裂をきたすのが特徴的である[163]。

❺ ファロー四徴（tetralogy of Fallot）▶3

成人期まで生存しうる重要な青色症である。問題となるのはピンク

▶3 ファローA Fallotが発見した。フランスではもともと"maladie bleue"（cyanose cardiaqu）（青色症）といわれ（同じ雑誌に5編も論文を掲載：1888年），殊に成人にみる「少数の先天性心疾患の組み合わせ」でチアノーゼ症を指す。Tetralogy of Fallotという名称は後世の人の命名による。この疾患はエジプトで紀元前5000年頃に記載があり，紀元前2000年頃のパピルスにはすでにそういう人物が描かれている。

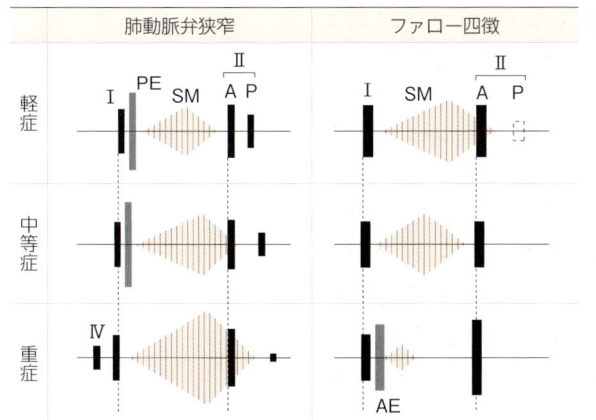

図 5-9 肺動脈弁狭窄とファロー四徴の重症度別比較（文献 164 改変）

Ⅰ：Ⅰ音
PE：肺動脈駆出音
ⅡA：Ⅱ音大動脈成分
ⅡP：Ⅱ音肺動脈成分
AE：大動脈駆出音
Ⅳ：Ⅳ音
SM：収縮期雑音

ファローと呼ばれる軽症ファロー四徴と，末梢性チアノーゼ（頬部）を有する重症肺動脈狭窄との鑑別である[164,165]（臨床像が似ている）。図 5-9 は両疾患の聴診所見を対比した模型図である。ファロー四徴は病態生理学的に「右室の左室化」[1]であり，漏斗部狭窄と大きな心室中隔欠損のうち，心雑音の形成に関与しているのは漏斗部狭窄を通る血流である。十分な血流が得られれば心雑音は弁狭窄（心室中隔欠損なし）同様，強大かつ持続の長い雑音となる。欠損が大で右−左短絡が著しい（チアノーゼが強い）重症例では，肺動脈血流が著減して雑音は減弱する。したがって無酸素発作では心雑音は減弱し，プロプラノロール投与でチアノーゼが軽減し心雑音は強まる。以前は亜硝酸アミル吸入による鑑別が行われたが（表 4-5, P45），現在は心エコー図による鑑別が最も有力となっている。

▶1, 2, 3 イギリスの大家 Wood P の定義。

❻ アイゼンメンジャー症候群 (Eisenmenger syndrome)

この症候群の病態生理は「肺動脈の大動脈化」[2]であり，各種先天性心疾患に共通した「中心性逆短絡を有する肺高血圧」[3]が基調にある。およそ肺動脈狭窄とは逆方向の症候群であるが，収縮期雑音の最強点，性状が似ているため，ときに誤診される。強大なⅡP（単一で触知されやすく，明瞭な分裂はない）に注意する（図 5-10, P62）。この駆出性雑音は肺動脈弁の動態に規定され[91]，収縮期弁半閉鎖が早期に生じれば持続は短く，収縮終期近くに生じれば肺動脈弁狭窄様に長い持続となる[91]▶。雑音の強さはさまざまで，まったく欠如するものまである。

▶ このようなことは，M モード心エコーと心音図同時記録でのみ明らかとなる。

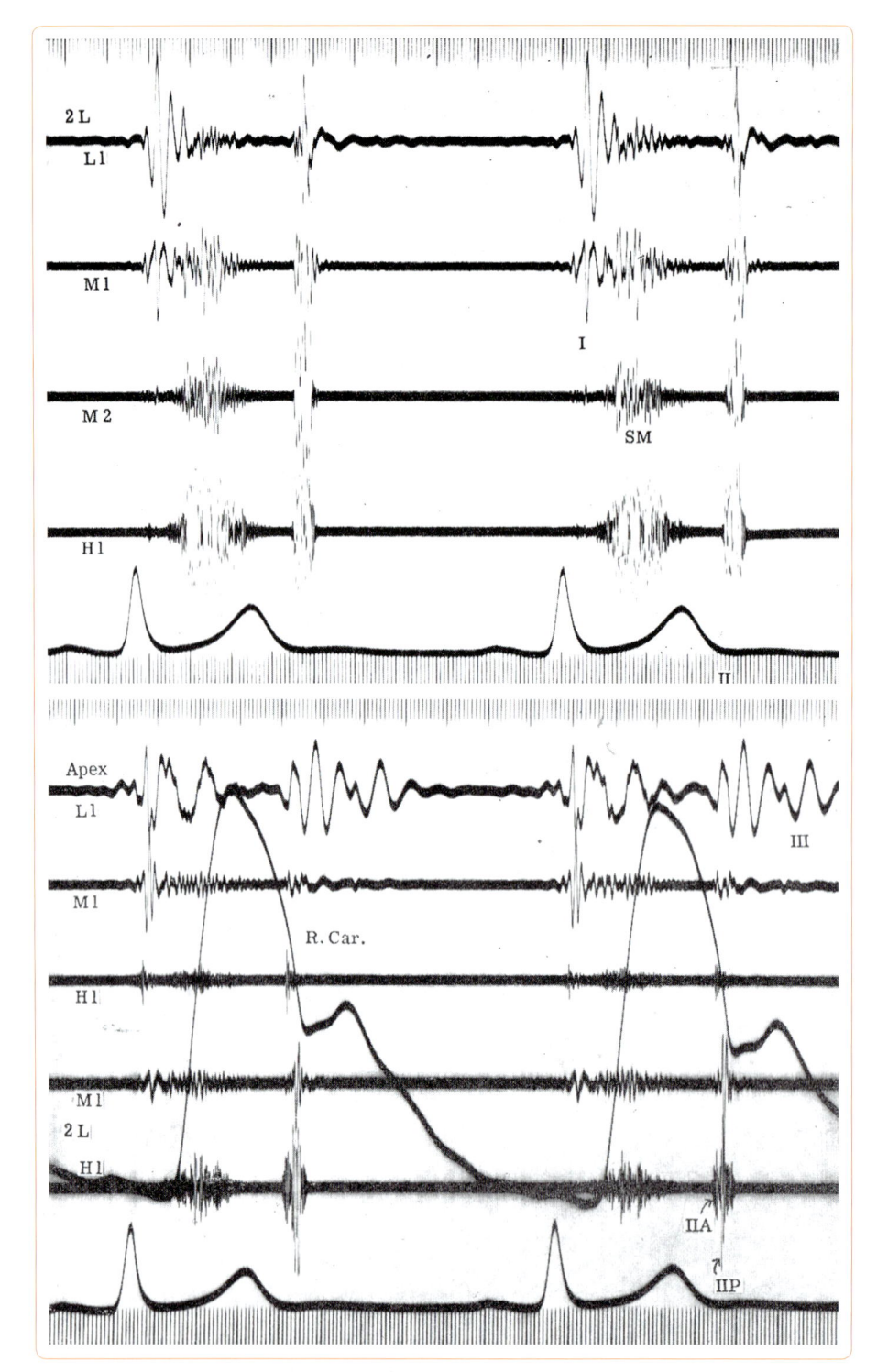

図 5-10　Eisenmenger 症候群，心室中隔欠損，23 歳女性

上：強大な収縮早期ないし中期雑音が第 3 肋間胸骨左縁（3L）を中心として左前胸部に広く存在，振戦を伴う。またその左側でⅡ音をよく触知する。聴診上，Ⅱ音は単一であるが，少し深い呼吸をさせるとわずかに分裂する。かなりの左－右短絡を伴う肺高血圧症である。

下：日を変えて下図の心音図を記録してみた。このときは小さなⅡAと大きなⅡPがわずかに分裂している有様をみることができた。心尖部のⅡ音はⅡAのみで，それと比べると，2LのⅡ音の主体が少し遅れたⅡPであることがわかる。

（心音図の手引き（第 3 版），p.202，図 62，日本醫事新報社，1990 年より転載）[23]

3 心房中隔欠損 (atrial septal defect)

肺動脈性駆出性収縮期雑音，Ⅱ音の固定性分裂，三尖弁性拡張期雑音が3大聴診所見で[47]，殊に前2者が重要である（図5-11）。心雑音は肺動脈弁狭窄ほど荒々しくはなく，またLevineⅢ度（せいぜいⅣ度）止まりで，持続はそれほど長くはなく，Ⅱ音の十分手前で終わるので，それに続くⅡ音分裂（肺動脈成分は亢進して聴かれる）が明瞭である。胸骨左縁下方でこすれるような短く弱い拡張期雑音（三尖弁口を通る血流雑音）を聴くが，見落としやすい。また通常P-R時間がやや長いにもかかわらず，Ⅰ音は亢進している。原則として肺高血圧がないかぎり駆出音はない。三尖弁開放音をみる例がある。

心雑音が強大で，Ⅱ音分裂間隔が幅広いときは，肺動脈弁狭窄の合併を考える▶。

部分的肺静脈還流異常（partial anomalous pulmonary venous return）は心房中隔欠損に合併することが多いが，単独の場合の聴診所見は通常の中隔欠損と同じである。しかしⅡ音の固定性分裂はないか，あったとしても各種の負荷で通常の分裂像に戻る。

一次孔欠損の場合は房室弁閉鎖不全雑音を伴う。また，Lutembacher症候群は，心房中隔欠損に僧帽弁狭窄（または閉鎖不全）を合併したもので，中隔欠損孔が小であれば狭窄によるランブルが明瞭化し，大であれば左右短絡が増して狭窄が発見しにくくなる（狭窄雑音減少）[165A]。

全肺静脈還流異常については後述する。

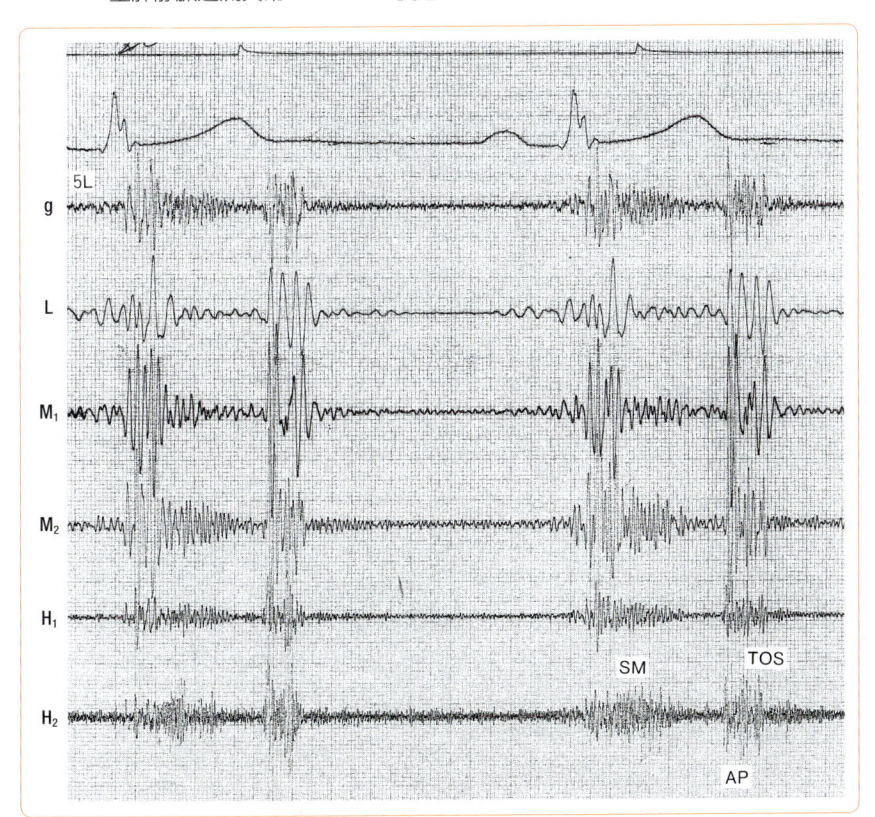

▶ ファロー三徴 trilogy of Fallot：チアノーゼなど，軽症ファロー四徴に類似する。

図5-11
心房中隔欠損，42歳男性
すべての特徴を示すために，第5肋間（5L）鎖骨中線の心音図を示す。
駆出性雑音は収縮早期〜中期性で，Ⅱ音の十分手前でほぼ消失している。Ⅱ音は3分化しているようにみえるが，大動脈成分（A），肺動脈成分（P），三尖弁開放音（TOS）の順で，その後に三尖弁性の拡張期雑音がある（最下段のH₂はその雑音を示すため，多少過剰増幅気味である（基線にノイズが多い））。

4 血流速度増大を主な原因とする駆出性収縮期雑音

　血流速度が駆出性収縮期雑音の重要な決定因子であることは前述したが，最近，心室内における血流速度増大もまたその原因となりうることが示唆されている[166, 167]。しかしそれらの雑音群の主体像はやはり心室と大血管との圧・血流速度関係に依存するものである[168]。

5 機能性収縮期雑音（functional systolic murmur）および無害性収縮期雑音（innocent systolic murmur）

　この雑音はすでに Laennec の時代からさかんに論じられ，今世紀に入ってもなお夥しい数の論文が発表された。著者によって少し定義が異なるが，現在では機能性と無害性は同義語的に用いられる。

　胸骨左縁から心尖部内側にかけて聴かれ，音量は弱い（Levine Ⅲ度は超えない）。また，それほど持続の長くない収縮期雑音（しばしば収縮中期雑音と形容されるが，収縮早期に偏っている）は，ほぼすべての例で記録可能で，殊に血流速度の速い発育期では，よく聴診すれば 100% 見出される。何らかの原因でよく聴かれるが，翌日には弱くなってしまうことがある。またⅢ音を伴うことが少なくない。

　一方，肺動脈領域のこの種の雑音はやや持続が長く，呼吸性Ⅱ音分裂を伴い，興奮などにより増強する（図 5-12）。

　これらの心雑音の発生部位は左心，右心両方にあり，負荷試験（亜硝酸アミル吸入）を行うと，心尖部近くのそれは収縮早期型（左心型）となり，心基部のそれは持続が長く収縮早期・中期型（右心型）となることから，機能性雑音は本質的に両心側にあるということができる[169] ▶1。

　無害性雑音のうち特異なものに，小児から発育期にかけて聴かれやすい Still 雑音▶2 がある（図 5-13）。心尖内側から胸骨左縁にかけ，臥位で聴かれやすい。持続の短い（およそ 0.1 秒）"ブン"という低い音調（およそ 100 Hz）の収縮早期〜中期雑音の楽音（musical murmur, vibratory murmur）で，弦をはじくような音である。発生源は特定されていないが，以前考えられていたような右心系（肺動脈弁の類三角化[26]）の雑音ではなく，心腔内心音図では少なくとも右心系にはない[170]。左室流出路[171] から出るものであるが（肺毛細管楔入部で聴こえる），左室内の異常腱索の振動も想定されている[172]。何らかの構造物の規則的な振動であることはドップラー法でも確かめられている[173]。

　比較的高齢者にも楽音様雑音がみられることがある。心エコー図上の大動脈弁の粗動（fluttering）に相応して生じ，櫛の歯様（魚骨様）の心音図学的形態を示す粗雑な雑音で，魚骨雑音（fishbone murmur，図 0-1，Ⓟⅲ 参照）という[174]。1 回心拍出量増大を伴っている例に多い。また非常に強大な楽音様雑音が急激な心拡大や心不全に伴って出現することがあり，おそらく腱索の緊張による共振現象と思われる。さらに心拡大を生じて突然楽音様雑音が消失し，剖検で，断裂したばかりの太い腱索を発見した自験例がある。

▶1　従来からこの無害性雑音の起源が盛んに論じられ，右心性（肺動脈性）が有意であったが，両側性が基本であった。

▶2　George Frederic Still はロンドンの小児科医。乳頭と胸骨左縁の中間で，張った弦をはじく（twanging）場合に生じる音のことをいい，そこから twanging string murmur といわれた。原因不明だが，確たる病気のない 2〜6 歳の子にみられ，変動性があるとも書かれている。1909 年の本に出ている。

▼ 図 0-1（Ⓟⅲ）の抜粋

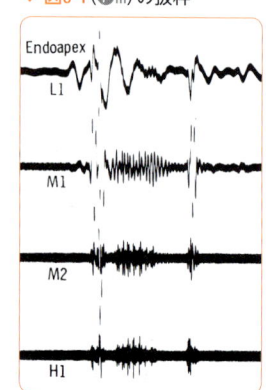

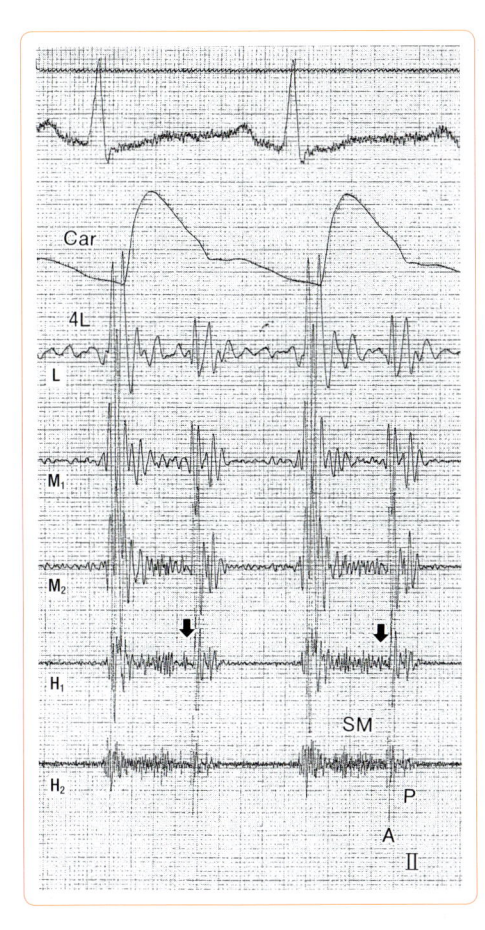

図 5-12 洞頻脈時における機能性収縮期雑音の増強，18 歳男性

胸骨左縁にみられる Levine III 度の駆出性雑音。心拍数 122/ 分，大動脈および肺動脈血流速度はそれぞれ 125 および 176 cm/sec。心雑音はかなり高調成分に富む。中高音での↓印は機能性雑音の終結部によく現れる小振動で特殊な状態（重症大動脈弁閉鎖不全の衝撃音）で増強される。本例の心雑音は持続が長く，肺動脈性のものが主体を占める。上段は頸動脈波曲線で，高心送血量状態のそれである。

本例の心雑音は，後日，徐脈化とともに著しく減弱した。

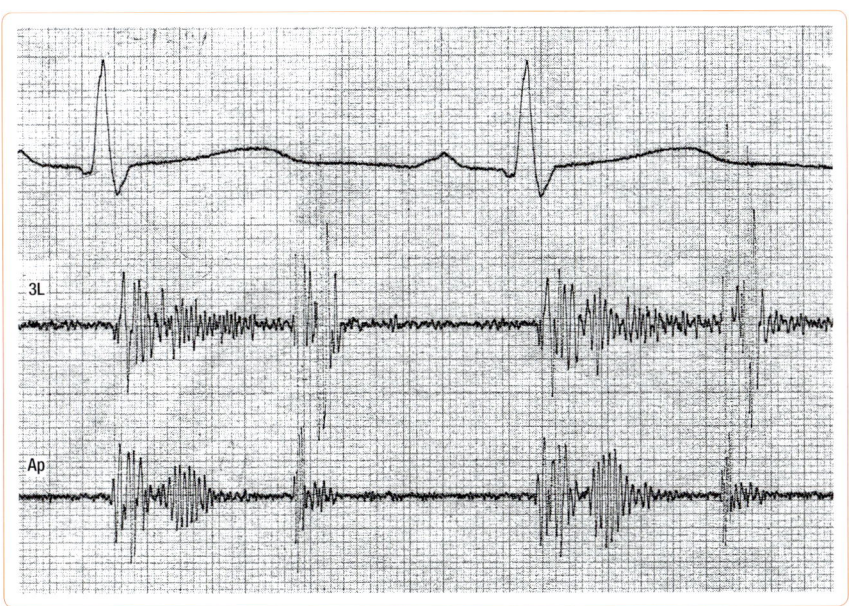

図 5-13 同一例にみられた機能性雑音の 2 種，14 歳男子

学童生徒検診の 1 例で，同一例の第 3 肋間胸骨左縁には通常の収縮中期雑音が聴かれ（3L），心尖部には低く呻るような"ブン"というスチル雑音がみられる（Ap）。若年者の心雑音はどちらか一方というふうに記載されるが，案外そうではない。前者は動脈性（おそらく肺動脈性），後者は原因がよくわからないとされた左心性の雑音である。

5 心雑音各論

1 収縮期雑音　Ⓐ 駆出性収縮期雑音　　5 機能性収縮期雑音および無害性収縮期雑音　　65

6 高心送血量状態 (high output state または hypercirculatory syndrome)

甲状腺機能亢進[1]，貧血，妊娠，各種の動静脈瘻などの際に，前胸壁に出現する収縮期雑音である（図5-14）[2]。多くは柔らかい感じの機能性雑音である。しかし甲状腺機能亢進の場合のように，心膜摩擦音様の荒々しい収縮期雑音で，甲状腺疾患には心膜炎が随伴すると考えられた歴史がある。

頸部（無名動脈）の血管雑音を最強点として，前胸部にS字状に分布して伝達し，心尖部に至るS雑音[175]（S murmur または sigmoid murmur）のごときものもある。それらを器質的疾患と誤らぬようにする[3]。また，この際，収縮期雑音から大動脈弁狭窄，脈圧の増大（たとえば 150/0 mmHg）から閉鎖不全と，別々に診断されていた青年もいる。

同様な状態だが，心内外の器質的変化がさらに加わる場合がある。老齢化に伴う心室中隔のS字状中隔 – 肥大型心筋症に類似，あるいは直背症候群[176]（straight back syndrome）による肺動脈圧迫などがその好例である。前者では手術その他で循環血液量が減少すると強大な収縮期雑音となることがあり（補液で消失），後者では吸気時に消失，呼気時に強い駆出性雑音に変じ，器質的疾患と誤られる例がある。

閉塞性肥大型心筋症の心雑音はやや特異なので，次項で述べる。

▶1 この疾患における肺動脈領域でのひっかくような雑音は Lerman-Means scracth と呼ばれる（1932年）。心膜炎と考えられた例もあったという。

▶2 ほかに疾患特有の心雑音が存在する——後述。

▶3 しばしばカテーテル検査が行われたりする。β遮断剤や昇圧剤で簡単に消失する。

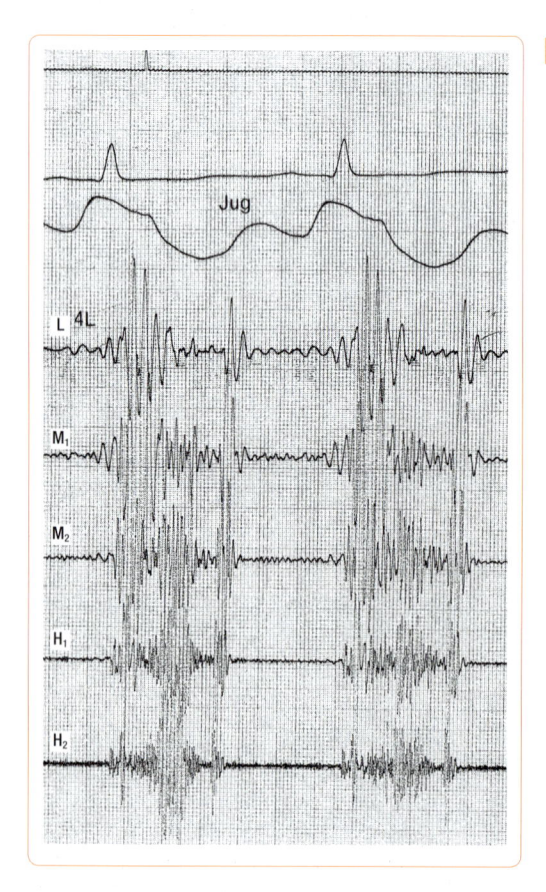

図 5-14 腎不全例における駆出性収縮期雑音，50歳男性

受持医に心雑音は指摘されていないが，1年前に腎不全透析の短絡手術を受けた例である。自覚症状はない。閉塞性肥大型心筋症を思わせるような強い収縮期雑音が出没し，心尖部から胸骨左縁にわたり広く聴取され，軋むような楽音様成分を交えた形を示している。ただし大動脈駆出音を伴っている。この状態は単なる機能性雑音とはいいがたく，貧血や石灰化，それに心内の変形（循環血液量の変動による）が関与しているとしか思えない。

B 逆流性収縮期雑音 (regurgitant systolic murmur)

逆流性収縮期雑音は，その名の示すとおり，収縮期に本来の血流方向とは逆方向に向かう乱流により生じるもの，および血行力学上，それと同質に取り扱いうるものを指す。

この雑音は，駆出性雑音が健常者にもしばしば認められるのと異なって，ほぼすべてが病的なものと考えられている。代表例は僧帽弁の閉鎖不全による逆流（左室－左房血流）で，その基本的な血行力学的背景を図5-15に示す。後述するように，これには各種の変異がある。

左室圧の突然の上昇に伴ってⅠ音が発生する際，左室圧はすでに左房圧を数 mmHg 上回っており[177]，したがって僧帽弁の閉鎖が不完全であれば，Ⅰ音発生に先行して逆流が生じることになる。もちろん，逆流速度がそれほど大ではなく逆流量も少ない場合，発生する心雑音の音量も小で，逆流性雑音がⅠ音に先行して聴取されるようなことはない。また収縮期を通じて左室－左房圧較差はそれほど大きく変化しないから，雑音も増減に乏しく，収縮期全体を経過する▶1。しかし左室－左房圧較差はⅡ音以後も続いているから，理論上，雑音もⅡ音を超えて持続し，僧帽弁開放音まで達する[178,179]。ただしこの場合も，心雑音の開始時同様，血流速度は等容拡張期に入って急速に低下し，したがって通常はⅡ音を覆う時相程度で心雑音が消失してしまう。

これが逆流性収縮期雑音の基本形である。このため雑音最強点ではⅠ音，Ⅱ音が心雑音に覆われ，聴取しがたい傾向にある▶2。

逆流性収縮期雑音は表5-8に示すような諸疾患で認められる。

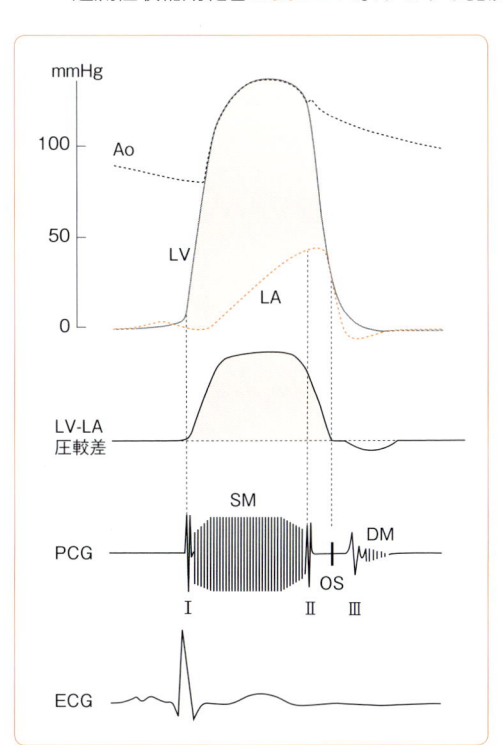

▶1 全収縮期 (pansystolic) または全区間収縮期 (holosystolic)。

▶2 心雑音がⅠ音より早く始まり，Ⅱ音を越えて僧帽弁開放音の時相まで達する有様は，たとえば昇圧剤の投与（例：メトキサミン[49]）で確かめることができる（表4-5, ⓟ45）。

図 5-15 僧帽弁閉鎖不全における逆流性収縮期雑音の血行力学的背景[144]

表 5-3 逆流性収縮期雑音を生じる疾患

① 房室弁閉鎖不全*

② 相対的房室弁閉鎖不全
　弁輪疾患，腱索疾患，乳頭筋疾患，心室構築形態異常，心室あるいは心房拡大，心筋疾患など

③ 左－右短絡を有する先天性心疾患：心室中隔欠損，動脈管開存（別記）

* この場合，用語として閉鎖不全（insufficiency）と逆流（regurgitation）の両者が用いられるが，僧帽弁の場合，その略語（mitral insufficicncy；MI）が心筋梗塞の略語（myocardial infarction；MI）と同じなので，米国（したがって日本）では mitral regurgitation（MR）という用語が主体となってきた。ただし MR は単に逆流を意味し，必ずしも閉鎖不全と完全な同義語ではない。逆流のない閉鎖不全（例：僧帽弁逸脱）もあるからである。

1 僧帽弁閉鎖不全 (mitral insufficiency or regurgitation; MR)

　心尖部に最強点を有する僧帽弁閉鎖不全の逆流性収縮期雑音は，長い間，心尖部近辺におけるさまざまな収縮期雑音と混同されてきた[▶1]。そのためこの雑音の診断的価値はもちろん，疾患の予後などについても，非常に重篤に考えるものから無害説に至るまで，見解が分かれていた。前述したLeathamの分類[142]の登場で，これらの点が明らかにされた。その一方においてこの心雑音とその他の聴診所見から，この弁膜症の成因の多様性が浮き彫りにされてきた。

　この収縮期雑音は図5-15（P67）のように等容収縮期と部分的に等容拡張期を含み，全収縮期（全区間収縮期）雑音であることが基本である[178]（図5-16）。雑音最強点は古典的には心尖部にあり，左腋窩の方へ伝播するとされる[▶2]。音量は微弱なものから強大なものまであるが，振戦を触れるほどの例はごく稀である。この音量は特殊な閉鎖不全例を除いておおよそ逆流量に比例し[7]，したがって重症度の指標となる[▶3]。

　心雑音の音調は高調で，吹鳴性（blowing）と呼ばれることが多い。殊に比較的軽症の例ではそうであり，心音図でみると必ずしも平坦ではないが，聴診上は収縮期全体を通じてほとんど変化しない。しかし中には漸減性に聴かれる例がある。これは同じ強さと音調で聴いていると，それに慣れて，漸次弱く聞こえるようになるという錯覚によることもあり，また聴覚の疲労現象によることもある。しかし心音図上，漸減性雑音の例が存在する（図5-17）。また心雑音が楽音を混在し，高調な楽音様雑音に聴こえることがあり，これは逆流速度の速い例にみられる[▶4]（図5-16）。

　逆流性収縮期雑音は駆出性雑音と異なり，不整脈時の心拍ごとの変動性に乏しい[152,180]。これは殊に心房細動の場合，心尖部に伝達される駆出性雑音（変動）と，逆に心基部に伝達することのある逆流性雑音（不変）の聴診上の鑑別に役立つ（図5-20，P71）。また僧帽弁性の場合，呼吸に影響されることはほとんどない。

　僧帽弁閉鎖不全の逆流性雑音は，心腔内心音で検索すると，左房内の僧帽弁直上にあって，左室内にはあまり伝達しない[181,182]。右心系から探索すると冠状静脈洞内で最強である。このことはカラードップラー心エコー図で一目了然であるが，聴診上の最強点はそれとは逆に心尖部にある。このことは古くは食道内心音図（鮮明な雑音が記録される）の時代から不思議な現象とされ，さまざまな解釈がなされてきた[26]。

　この謎は，僧帽弁閉鎖不全でいう心尖部が実は心尖部ではないという観察で解決される[183]。いわゆる心尖拍動は解剖学的心尖にあるのではなく，左室自由壁と心室中隔の境で，真の心尖よりかなり心基部寄りにある。僧帽弁閉鎖不全の雑音最強点はそれよりも外下方にあり，この2点の間隔は心臓拡大が軽度のうちは聴診器のチェストピースの1口径内（心尖拍動内）に収まるが，心拡大が進むと互いに解離し（図5-18，P70），雑音最強点では，心尖拍動部の抬起性拍動とは逆に，むしろ収縮期に陥凹を示す拍動が現れる[184]。

[▶1] 高名なSteell Gが「MRによって死ぬことはない」と主張したが，おそらくMR以外の例がかなり含まれていたためだろう。逆にHope Wはそれに反対している。

[▶2] この点の誤りについては後述。

[▶3] 負荷などで特殊な状態をつくれば，逆流速度に依存する。

[▶4] この場合，逆流速度は速いが，逆流量は多くはない。人工弁逆流など。

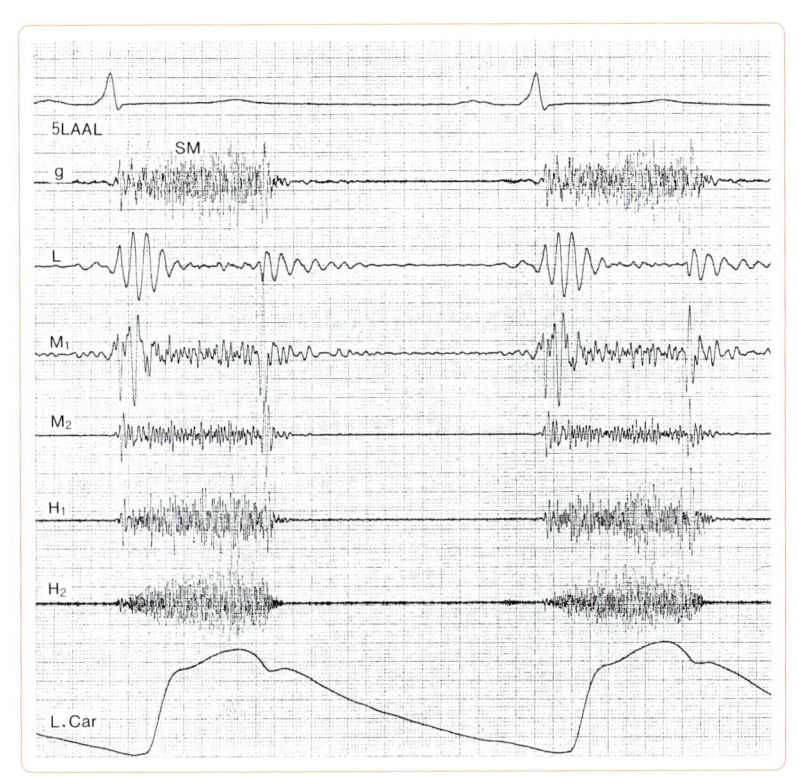

図 5-16
典型的な僧帽弁閉鎖不全例，57歳男性

上から心電図に続き，聴覚類似（g），以下，低音から高音までの心音図と左頸動脈波曲線（L.Car）。
5LAAL：左第5肋間前腋窩線。
心拡大があり，左室拡張終期径は60mm。心雑音はほぼ平坦な形をしているが，やや漸増性で高調（Hによく収録される），心拍により振動が揃った楽音様の要素を有していて，心エコー図上，それに相応する zebra 徴候があった。

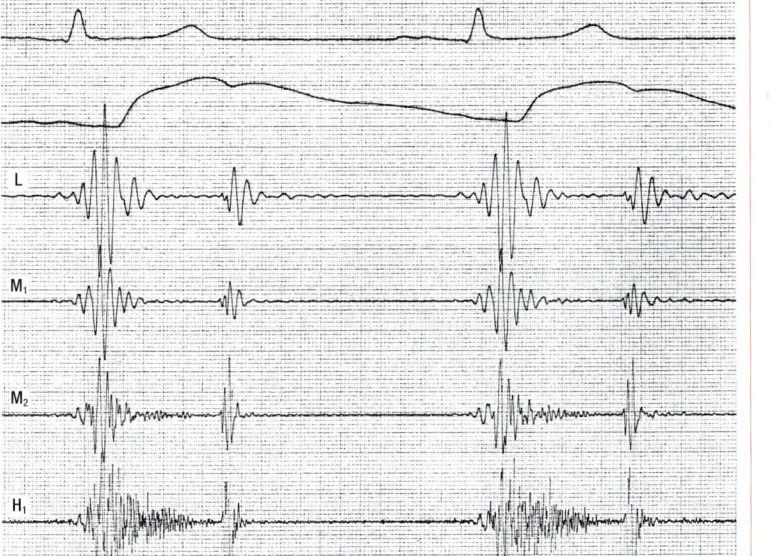

図 5-17
漸減性逆流性収縮期雑音，52歳男性

心音図記録の増幅を上げれば全収縮期性となるが，収縮期前半に主体があって，聴診上，全収縮期性には聴かれない。

5　心雑音各論

1　収縮期雑音　Ⓑ　逆流性収縮期雑音　　1　僧帽弁閉鎖不全

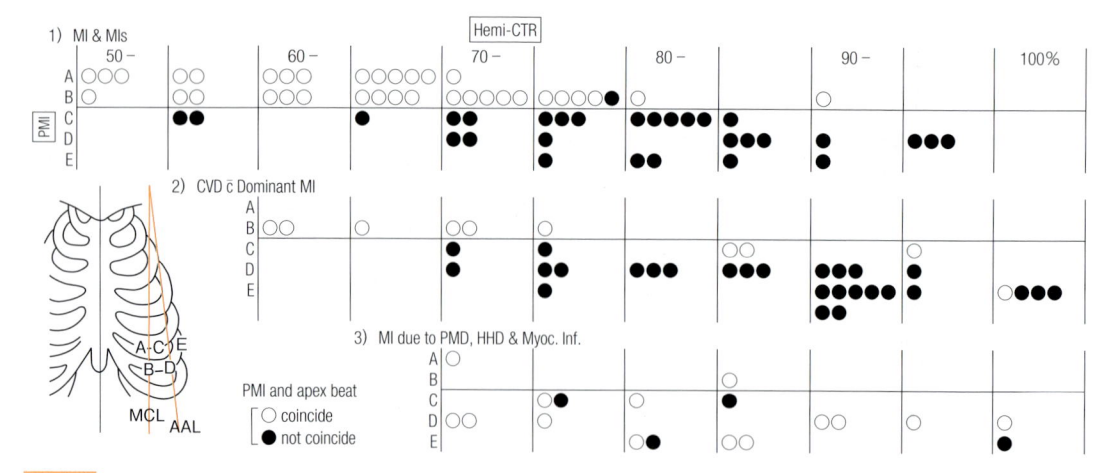

図 5-18 心尖拍動と僧帽弁閉鎖不全雑音最強点 (PMI) との解離を示すグラフ[185]

僧帽弁閉鎖不全雑音最強点 (PMI) と心尖拍動の局所的一致・不一致を示す。
心尖拍動部位を胸壁上の左鎖骨中線 (MCL) (B)，前腋窩線 (AAL) (D)，B の内方 (A)，B と D の間 (C)，D の外方 (E) に区分し，僧帽弁閉鎖不全雑音の最強点がそれに一致するか否かを疾患別に検討した。両者の一致は両最強部位が聴診器の１口径の中に入る場合である（図中白丸）。X 線上心臓が拡大し，心尖拍動が左外方へ移動するに従い雑音最強点はより一層左外方へ移動し，両者が一致しなくなる（黒丸）。虚血性心疾患例では本来の心尖拍動外の拍動部（心室瘤の可能性がある）の近くに心雑音が存在し，心拡大があっても両者の一致をみるらしい。
MI；僧帽弁閉鎖不全, MIs：軽度の狭窄を伴う僧帽弁閉鎖不全, CVD：連合弁膜症, PMD：特発性心筋症, HHD：高血圧性心疾患, Myoc. Inf：心筋梗塞。

　この雑音が左腋窩に伝達されるのは，心内の雑音発生点からみて，心尖外方が胸壁上で最も近く[▶1]，左腋窩に向かって雑音発生点から段々遠い距離になるため音量が減衰し，それを心尖に近い最強点からみると，あたかも心尖から左腋窩に向かって雑音が伝達されていくようにみえるだけである[185]。それゆえ，生理学者[186]や内外の研究者が唱える胸壁上の雑音伝播説は無意味である。第一，それではその雑音が何故より近い腹部や右胸壁へ伝わりにくいのかという単純な事実を説明できない。

　僧帽弁閉鎖不全の心尖部Ⅰ音は，心雑音に隠蔽される[187]ほか，等容収縮期における左室内張力発生時に逆流が生じ，十分な弁緊張が得られず減弱する。逆に亢進する場合は，僧帽弁狭窄を伴っているか，等容収縮期には弁閉鎖が正常に行われるか，またはまさしくその時期に弁逸脱をきたす僧帽弁逸脱症などである。

　中等症以上の逆流例では心尖部Ⅲ音がしばしば聴取される[188]。これは左房への逆流により，拡張早期の心室流入血液量の増加（容量負荷）と流入速度の増大による（図 5-19）。

　そのⅢ音の現れる時期に，僧帽弁下の左室内に，瞬間的だが，連続的な zebra 状の内圧変動が現れる。

　一方，心房音は急性閉鎖不全などの特殊例に出現するのみで，通常は聴取されない。これらは心尖拍動部にある。

　拡張早期の急速充満がある程度以上になると（中等ないし重症閉鎖不全例），拡張期雑音が出現する（心尖部輪転様雑音，ランブル）。本質的には急性リウマチ熱における Carey Coombs（カーリー・クームス）雑音と同質のもので，Carey Coombs 型雑音と呼ばれる。ときに非常に強大となるが（図 5-20），雑音の持続は僧帽弁狭窄のそれに比すれば短い[▶2]。

▶1 前方へは厚い心臓壁のため伝達が妨げられている。

▶2 洞調律例では心房収縮期まで達することはない。

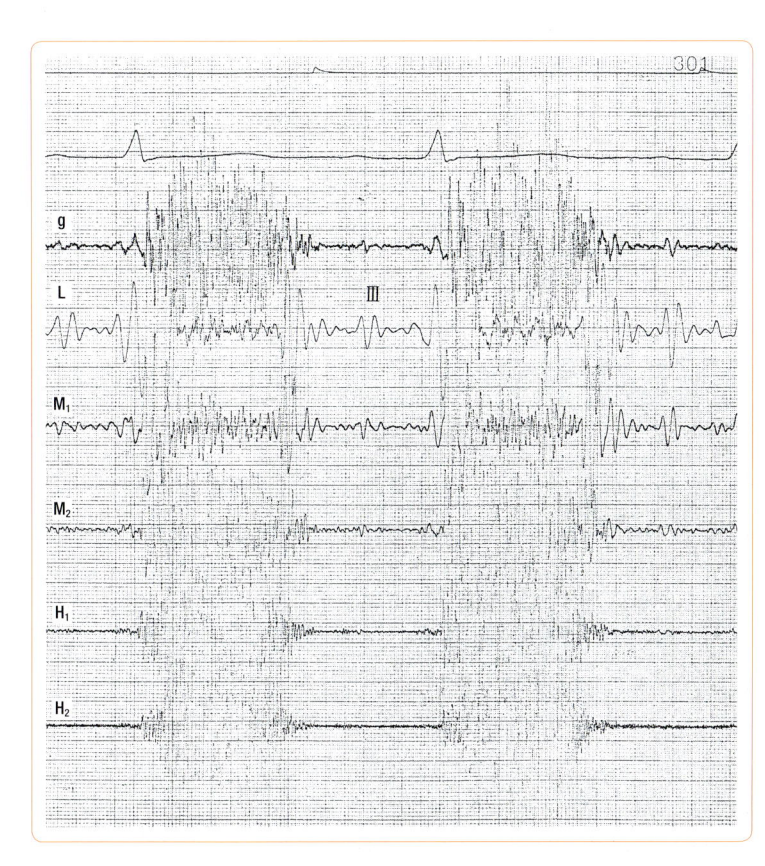

図 5-19
僧帽弁閉鎖不全とⅢ音，
53歳男性
心尖部やや外側の全収縮期雑音はⅣ度。Ⅲ音はそのやや内側の心尖拍動部位の方でより明瞭である。雑音は左房の現象，Ⅲ音は左室の現象だからである。

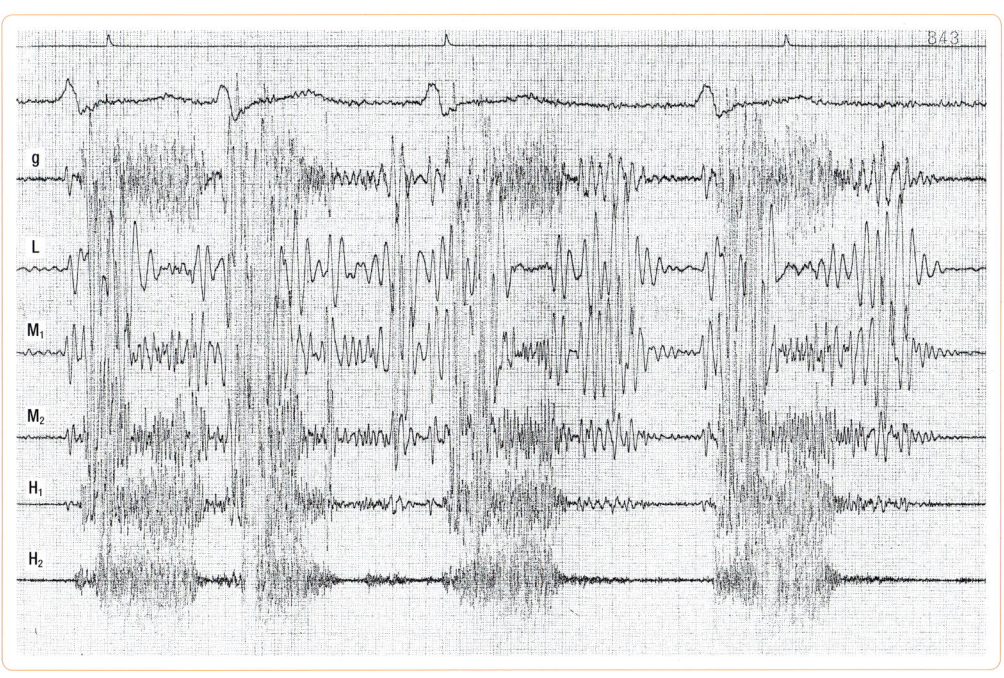

図 5-20 僧帽弁閉鎖不全での拡張期ランブル，心房細動，63歳男性
　　　　拡張期の低調な雑音（ランブル）が強く，第3，4心拍では狭窄兼閉鎖不全と考えたくなるが，ランブルの開始は急激で，その割に持続が短く，本来の狭窄性雑音の形状を示していない。なお心拍による収縮期雑音に著変はなく，先行拡張期の極端に短い第2拍でも他の心拍に遜色のない振幅を示し，逆流性雑音の特徴を示している。

1 収縮期雑音　Ⓑ 逆流性収縮期雑音　　　　　1 僧帽弁閉鎖不全

以上の拡張期の雑音とⅠ音およびⅢ音は心尖現象で，収縮期雑音より若干内側の心尖拍動部で最強である。

僧帽弁閉鎖不全の心基部Ⅱ音は分裂を示すことが多く（逆流による左室収縮時間の短縮），またⅡ音肺動脈成分は亢進する傾向にある。

僧帽弁後尖のみの傷害による閉鎖不全では，可動性の前尖に由来する開放音が生じうる[189]。

2　特殊な僧帽弁逆流性雑音

僧帽弁閉鎖不全の逆流性雑音は，基本的に平坦で全収縮期性であるが，病態によりさまざまな様相を示し[190,191]，またその雑音の形態から，逆に病態を想定することもある程度可能である[192]。もちろん，詳細な病態の解明には心エコー図検査が必須である[193]。

❶ 収縮早期逆流性雑音 (early systolic regurgitant murmur)

僧帽弁狭窄では心尖部収縮期雑音を伴う例が少なくはなく[194]，その一部は軽度の僧帽弁閉鎖不全による収縮早期ないし中期にまで及ぶ雑音である[192]。音調その他の特徴は全収縮期雑音のそれと同一である（図5-17，P69）。

稀であるが，左房粘液腫が左室に嵌入し，収縮期に左房へ戻る際，逆流を許すことによって同様な雑音を生じることがある。完全に左房に戻れば，収縮中期ないし後期に雑音は消失し，全収縮性の性格を失う[192]。

▼ 図5-17（P69）の抜粋

❷ 収縮中期雑音 (mid-systolic murmur)

僧帽弁の左室内牽引を起こすいわゆる乳頭筋機能不全症候群[195]（syndrome of papillary muscle dysfunction）で時折みられる僧帽弁逆流である。等容収縮期を含まず，漸増・漸減性とされるが[196]，実際には全収縮期性で，心房音を伴うなどの特徴がある[197]。殊に広義の乳頭筋機能不全症候群は，僧帽弁複合（mitral complex）の構築学的な一切の異常を含み（弁輪拡大，腱索断裂，乳頭筋障害，心筋梗塞など），全収縮期性雑音例が多数を占めるが，説明困難な形状を示す例がある。

❸ 漸増性逆流性雑音 (crescendo regurgitant murmur)

平坦型あるいは漸増・漸減型の全収縮期雑音と異なり，聴診上も明らかに漸増性に聴かれる全収縮期雑音である。多くは後述する僧帽弁逸脱によるものである。

❹ 雑音伝播の変異

僧帽弁後尖の傷害（殊に後尖逸脱）では胸骨左縁から大動脈領域に向かう雑音伝播をみる例がある[198]。これは左房内への逆流が心房中隔を経て両心房に挟まれる大動脈基部を直撃し，その振動が大動脈に

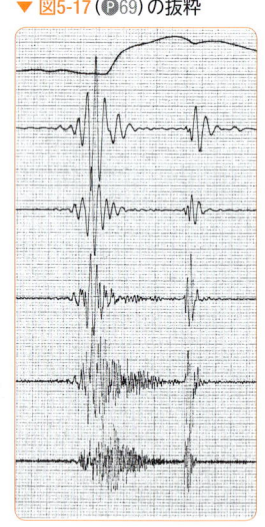

沿って心基部に伝わるためで，大動脈狭窄と誤認されやすいといわれる[199]。多くは腱索断裂例である。しかし心尖部雑音も同時に存在する。また左房後壁を介して脊柱を振動させ，腰椎[27,178]や頭頂部[200]への雑音伝播をみる例がある。やはり腱索断裂に多いが，弁輪拡大例もある。

❺ 心不全と僧帽弁閉鎖不全

　高血圧，甲状腺機能亢進を代表例とする高心送血量状態，動静脈瘻などで，代償不全状態に陥ると，しばしば僧帽弁（ときには三尖弁）性の逆流性雑音を生じる。音量は大ではないが，ときには器質的閉鎖不全と誤認するほど強い雑音となる。ただし，このいわゆる相対的閉鎖不全雑音（relative or functional regurgitation）は症状の軽快に伴って減弱ないし消失する点で，逆の態度を示す器質的閉鎖不全と対照的である[192]。

　近年，拡大した左室によって乳頭筋が外方に偏位して腱索が引っ張られ（これを牽引 tethering という），僧帽弁接合が心尖部寄りで生じるため，その弁接合不全によって僧帽弁逆流が生じると考えられるようになった[200A]。心拡大や心筋梗塞での相対的閉鎖不全がその例である。梗塞の状態が安定し心不全が改善されてくると，その最強点が以前よりも内側（胸骨側）に移動し，音量が弱くなることが昔から知られている。

❻ 非顕性僧帽弁閉鎖不全（silent mitral regurgitation）

　僧帽弁狭窄にはしばしば閉鎖不全を合併するが，軽度の閉鎖不全による逆流性雑音は聴取されぬことが少なくない[201]。しかし明瞭な逆流例（カラードップラーで2/4度以上）の場合にもそのようなことが稀にある。心電図上の左室肥大の存在に気を付けるべきである[202]。

　一方，たとえば心筋梗塞における乳頭筋断裂（papillary muscle rupture）では大量の層流性逆流を生じるが，乱流とはならないために雑音を発生しがたく（カラードップラー法でも見逃されやすい），突然の激症心不全にもかかわらず，奔馬調しか聴かれない[86]（放置すればほぼ3時間以内に死亡）[203]。このような例では左房の拡張がないか軽度であるから，突然発生する大量の逆流は左房ｖ波の急激かつ著明な増大を生じ，左室－左房圧較差が急速に消失する結果，雑音消失を招きやすい[204]。またそれほど激症でない場合，あるいは心不全がやや寛解するような例（乳頭筋不全断裂や腱索断裂など）では，やはり高いｖ波のために収縮後期の雑音が急速に減弱し，全体として紡錘型あるいは漸減型に近い逆流性雑音のみとなることがある[205,206]（図 5-17，Ⓟ69）。

3 僧帽弁逸脱症候群（syndrome of mitral valve prolapse；MVP）（Barlow 症候群）

古くから知られていた心尖部の収縮中期クリック－収縮後期雑音（mid-systolic click-late systolic murmur）という聴診所見は，現在は僧帽弁閉鎖不全に帰せられ[207]，僧帽弁逸脱に由来することが確認された[208]▶1。

この症候群の発見は心尖部におけるクリックの聴取に始まるが[94]，騒がしい外来診療の場では100％に近い例が聴き落とされている（図5-21）。その理由は散漫な注意力のほかに（発見しようとする態度が重要），音量が小さいこと，出没すること（呼吸，体位によるほか，理由もなく消失することがある）なども関係している。一見健常にみえる100例の対象中，少なくとも1～2例には収縮期クリックが聴かれることを心して聴診すべきである。殊に乳房の小さい痩せ型の思春期～青年期の女性や，心電図上，II，III，aV_F 誘導のT逆転を示す例では（aV_F 誘導だけでも），その確率が高い。

このクリックが呼吸で収縮期の中を動く場合▶2や，2個以上みられる場合▶3では，弁逸脱はほぼ確実である（図5-22）。

孤立性クリック▶4例のうち約40％では，昇圧剤（メトキサミンなど）の静注により，収縮後期雑音が出現する[49]。また昇圧により抵抗型の心室内圧に応じて，クリックは左室圧の頂点とともにII音に近づく[221]。逆に亜硝酸アミルではI音に近づく。体位による変化[222,223]も同様の機序で説明できる。坐位や立位でクリックはI音に近づき，また背臥位でよく聴かれる[222]。

弁逸脱例のクリックは稀に拡張早期に出現し，僧帽弁開放音に似ることがある▶5。弁開放時，逸脱弁が先に開く健常弁を追い打ち的に叩くことによるとされるが[133]，詳細は不明である。

僧帽弁逸脱による収縮後期雑音はクリックを伴うことも伴わないこともあり，また伴っていても，心雑音がある程度以上強大になれば，クリックを分離独立して聴取しがたくなる。

この雑音はクリックの時相に始まってII音に達し，あるいはそれを超えて持続し，ときに拡張期雑音と誤られることがある[224]。この雑音は非常に強大であることは稀で（IV/VI度程度まで），したがって左腋窩に達することは少ないが，後尖逸脱例では心房中隔に向かう逆流の存在によって，心基部方向に雑音伝達をきたす例がある。しかしその逆の例もある。

雑音が出没し，体位や薬剤負荷で変化しやすいのはクリックと同様である[222]。そのため心音図を記録しておかないと，後日混乱の源となる。ただしある程度以上強い雑音になれば，その持続も長く（収縮期の半分以上を占める），変動性に乏しくなる。その場合は明らかに漸増性に聴かれる。一般的にいうと，前尖逸脱例よりは後尖逸脱（かなりの例では両尖逸脱を示す）の症例で逆流性雑音が顕著である。

収縮中期クリックは生涯不変のことが多いが，消失してしまう例も少なくはない。心雑音を伴うようになると，進行性となる例がある。たとえば小学生以前に収縮後期雑音を伴う例は例外的で，中学，高校と進むにつれ，

▶1 この所見に関する発表は枚挙に遑がなく，かつて"文献の洪水"と称せられ，Circulation誌上のKey reference第1回におかれたほどであった。わが国でも1985年にこの方面の研究会がもたれ[209]，以来，毎年その方面の権威が招待講演を行い[210-218]，またわが国における研究の要約は単行本の中に記載されている[219,220]。

▶2 滑走性クリック（sliding click）：吸気でII音に近づき，呼吸性II音分裂と逆の態度を示す。

▶3 重複クリック（double clicks）

▶4 孤立性クリックとMVPの関連は，Barlowの現地人の弟子 Reid JVO が記載した（1961年）。

Barlow 症候群小史

Capetown の大家（心音の大家でもある），Barlow JB は 1965年に収縮期雑音の左室造影を Johns Hopkins 大学の Criley JM に依頼，MVP が確認された。Reid-Barlow 症候群ともいう。

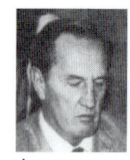

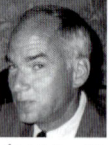

左：Barlow JB。右：Criley JM。

▶5 拡張期クリック（diastolic click）

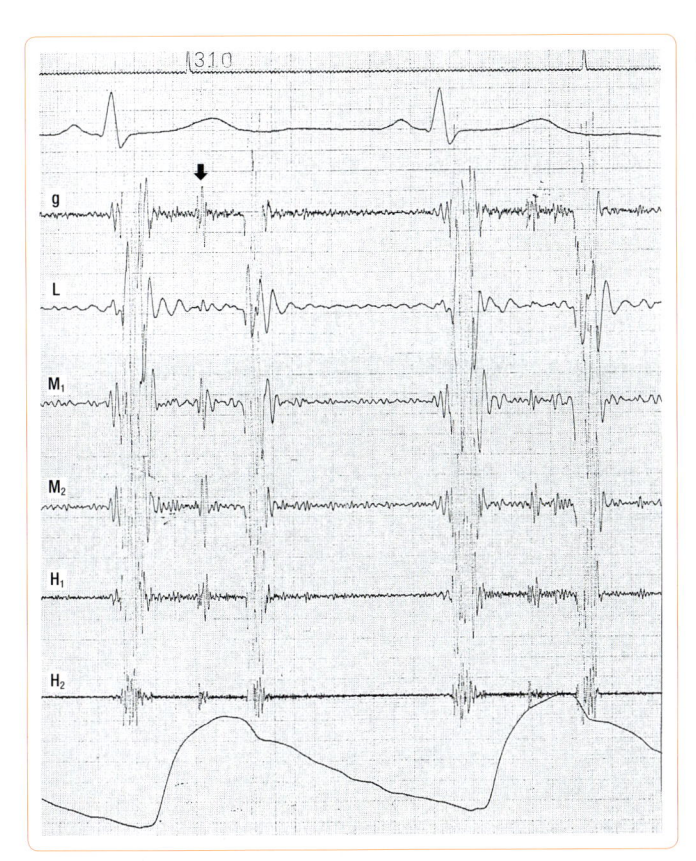

図 5-21 収縮中期クリック，46歳男性

収縮期の中央に近く単一なクリックをみる。第2拍では収縮後期にわずかな振動があり，これは各種の操作で収縮後期雑音へと発展した。

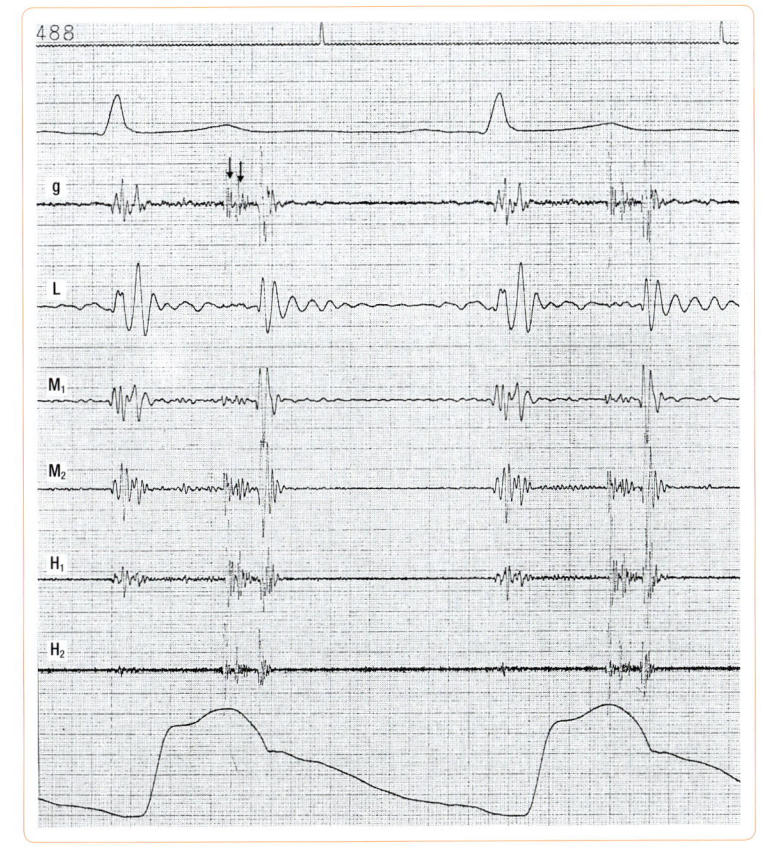

図 5-22 収縮後期ダブルクリック，26歳女性

本例は明らかな僧帽弁逆流を有し，昇圧により著明な収縮後期雑音を聴取できた。心音図をよくみると，第2拍にはわずかながら収縮後期雑音が記録されており，第1拍にもその傾向がある。もちろん聴取されていない。

5 心雑音各論

1 収縮期雑音　B 逆流性収縮期雑音　　　3 僧帽弁逸脱症候群

雑音が出現してくる[219,225]。成人の雑音例でも進行例が少なくはないが，一部，軽快例もみられる[94,226,227]。自験例でいえば，約1,000例の中から年間6～7例の手術適応例が出て，経食道エコー監視下に修復術を行っている（図5-23）▶。これらの聴診現象が左心性，すなわち僧帽弁の直上で生じていることは，心腔内心音図により確かめられている[182,228]。

▶ 本症候群の診断に心エコー図は不可欠である[311]。

稀ではあるが，逸脱による漸増性雑音が収縮期開始とともに始まり，途中で消失する例がある[229]。

収縮中期・後期雑音はときに楽音様雑音に変じ，僧帽弁を含めた心内組織の共振の存在を示す（図5-24）[230-232]。形容としてhonk（雁の鳴き声）とかwhoop（梟がほうほうと鳴く声）という表現が用いられるが，「ブッ」か「プッ」という感じで，雑音の持続はそれほど長くはない。この種の雑音には，次の2つがある。

① 僧帽弁（ときに三尖弁）逸脱に由来し強大ではあるが自然に変動したり薬剤に対し著明な変化をきたす，比較的明瞭な収縮後期雑音（楽音様雑音がない心拍ではクリックや収縮後期雑音）。
② 前述した全収縮期雑音に伴い，比較的変動性に乏しく，収縮期のさまざまな時相に現れるもの。

通常，はっきりと楽音様に聴かれるのは前者であり，Mモード心エコー図上，弁帆の細動を見つけ出すことができる[233]。

僧帽弁逸脱における聴診所見は，楽音様，騒音性のいずれの場合も，一部前述したように，体位，呼吸，薬剤により大いに影響を受ける。それに関する論文は数多いが[49,178,182,207,221,222,226,228]，欧米の報告とわが国のそれとは成績の異なる例があるので注意すべきである[219,235]。

亜硝酸アミル吸入では左室腔の縮小による雑音減弱よりも，降圧と大動脈圧波形（頸動脈波曲線でも明らか）から推定されるように，収縮後期雑音は減弱・消失傾向，クリックはⅠ音に近づくのが一般で，欧米の報告のように全収縮期雑音となったり，雑音強盛をきたすことは例外的である。昇圧剤の静脈内投与（メトキサミン，フェニレフリン）ではクリックはⅡ音に近づくことが多く[49,234]，雑音は強大となり，またクリックのみの例から収縮後期雑音が発生したりする（前述）。ただし通常の僧帽弁閉鎖不全の全収縮期雑音のように，Ⅱ音を大幅に超えて持続するほどにはならない。またこれらの雑音減弱・増強は，逆流量そのものよりも，逆流速度の減少・増大が強く関係している。

4 僧帽弁腱索断裂 （ruptured chordae tendineae）

僧帽弁逸脱を契機として生じるもののほか，感染性心内膜炎その他によっても起こり，最近は頻度の高い弁膜症のひとつとなっている[236-239]。聴診上の特徴は心尖部逆流性雑音がⅡ音の前で急に減弱してしまうことで[235,236]，これは前述のように，左房拡大がない状態で急激に逆流が生じ，収縮後期のv波が異常に高まり，逆流が急激に減じてしまうためである。場合によってはⅡ音に達せず終了することもある[235]。その場合，聴診上，

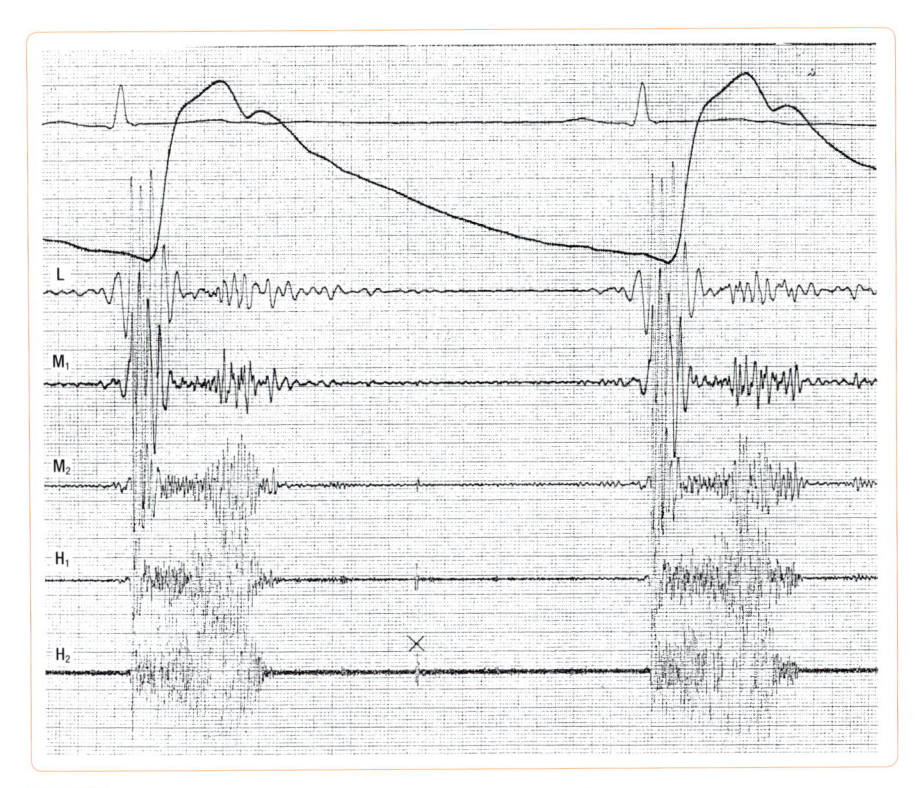

図 5-23 僧帽弁逸脱，56 歳男性
　15 年前は収縮期クリックと心エコー図上の逸脱を示すのみであった．しかし毎年検診していると，その 9 年後には Ⅱ 度の収縮後期雑音が出現，11 年後には漸増性全収縮期雑音に変じ，翌年には左房拡大明瞭（38 mm），血圧上昇を生じたため，心雑音は Ⅳ 度，最近は Ⅴ 度となった．心音図上も明らかに漸増性雑音である（X はアーチファクト）．その後，修復術を施行した．

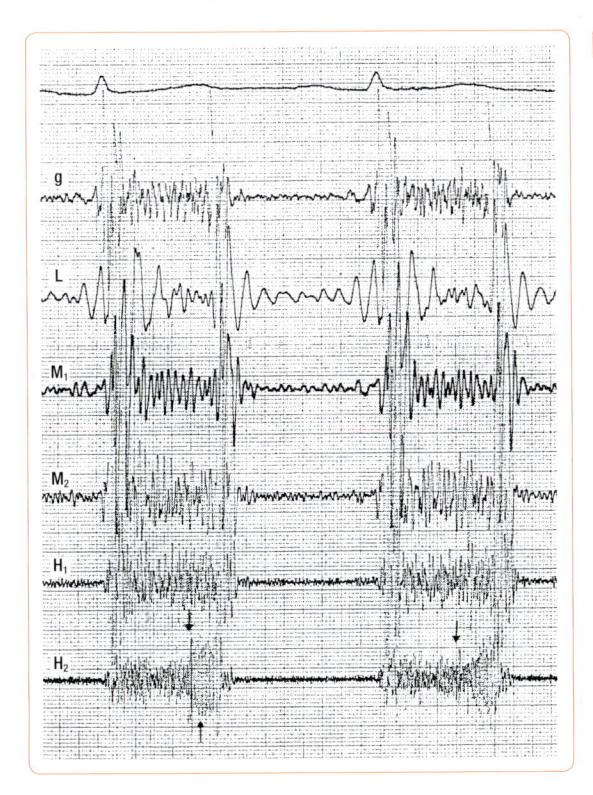

図 5-24 収縮後期の楽音様雑音を有する僧帽弁逸脱，55 歳男性
　全収縮期雑音例であるが，収縮中期にクリック様の振動があり（↓）（聴取不能），その後に振動の揃ったかなり高調な楽音がある（↑）。

1 収縮期雑音　B 逆流性収縮期雑音　　4 僧帽弁腱索断裂　　77

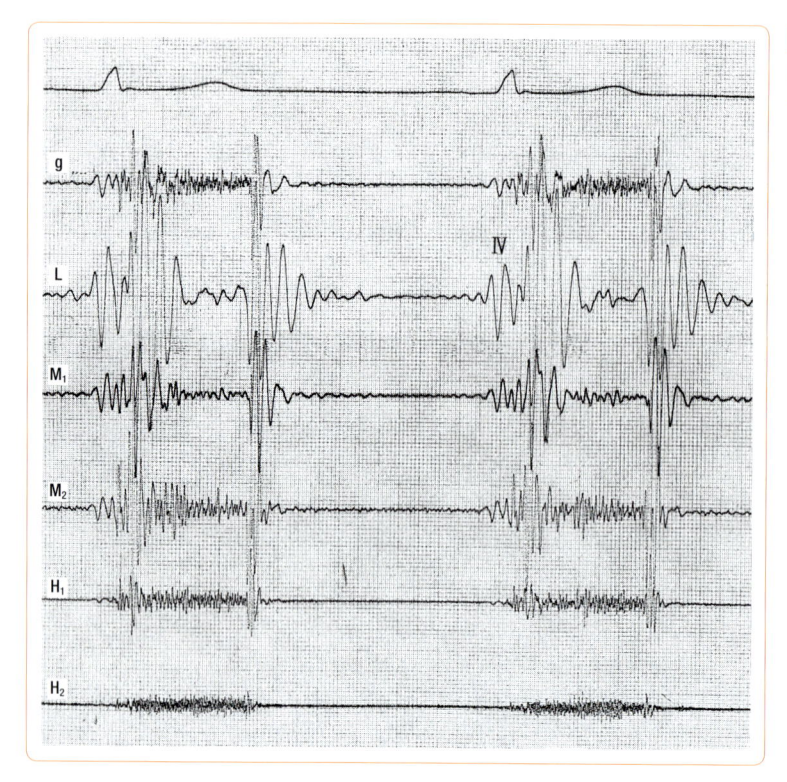

図 5-25
僧帽弁閉鎖不全，腱索断裂，59歳男性

心雑音はⅣ度だが，心音図はかなり増幅を抑えて描かれている（高音の基線がまったく乱れていないのでそれとわかる）。Ⅳ音はかなり大で，可聴である。断裂時期は不明。少なくとも1年前の検診では所見がなかった。

大動脈弁狭窄に類似することになる[198,240]。殊に右第2肋間に最強点を有するような症例ではそうである[241]。しかしこの場合，強大な心尖部Ⅲ音をⅡ音と誤認し，あたかも心雑音がⅡ音の手前で終わってしまう駆出性雑音のように感じられることがある。また実際には離断していない腱索が細く長くなって断裂寸前の状態でも，やはり断裂同様の聴診所見を呈することがある[233,242]。稀に外傷により同じ断裂の聴診所見が得られる[243]。

本症では心尖部Ⅲ音のほか，心尖部Ⅳ音の出現も診断的価値がある[86]。症状のある重症僧帽弁閉鎖不全例にⅣ音があれば本症を疑う（図5-25，5-26）。リウマチ性の閉鎖不全ではⅣ音は出現しないか，少なくとも聴取されない[192]。

5 閉塞性肥大型心筋症 (hypertrophic obstructive cardiomyopathy；HOCM) ▶

通常の非閉塞性肥大型心筋症が軽度の駆出性雑音しか示さないのに対し，この閉塞型は著明な心尖拍動，Ⅳ音性奔馬調，心尖部ないしその内側における強大で持続の長い収縮期雑音などにより[245-247]，聴診器の一触で診断される（図5-27）[248]。Ⅱ音の奇異性分裂もしばしば存在する。しかしこの収縮期雑音は単純な駆出性雑音ではない。その理由は，心腔内心音図上，左房内に逆流性と思われる別種の心雑音がみられ[249]，また左室造影上，僧帽弁逆流が存在するからである[246]。心エコー図（ドップラー法を含む）においても，左室流出路狭窄と僧帽弁逆流の並行的な消長が確かめられている[250]。つまり本症の心尖部ないしその内側に最強点を有する強大な収

▶ 比較的新しい疾患。1964年のAHAで，NIH (Ross)，Johns Hopkins派 (Criley)，カナダのWigleによる死闘のようなパネルがあった。NIH派は左室造影の収縮期と拡張期を取り違える失態を演じた。Criley の脱血による内腔閉塞説は手術前後によくみられる。

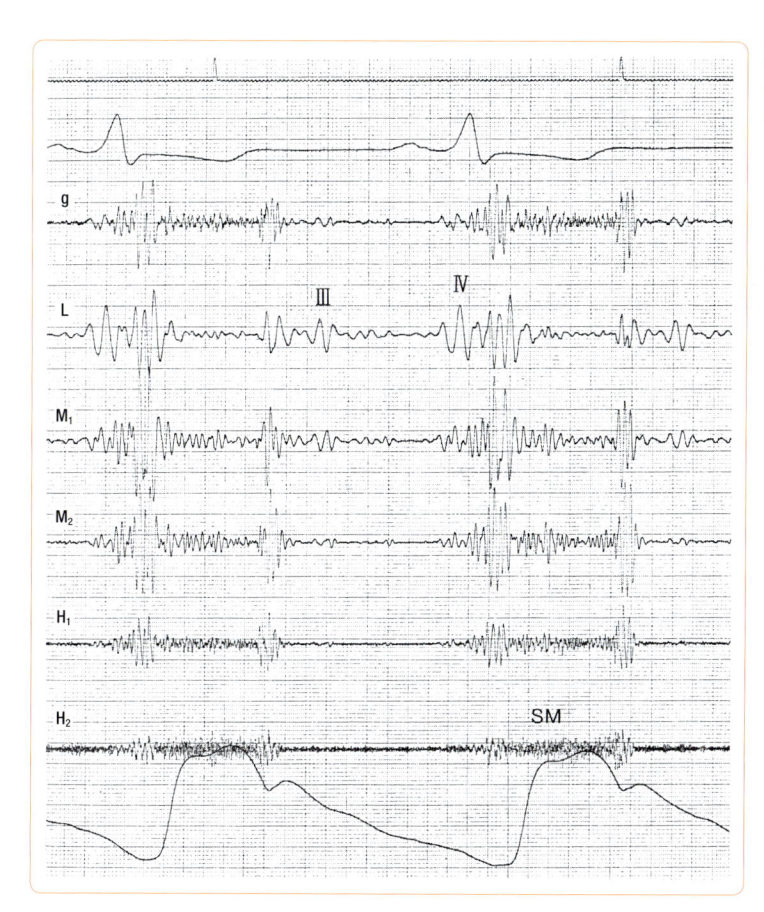

図 5-26
心筋梗塞後の僧帽弁閉鎖不全，61歳男性

心雑音はそれほど強くなく，それよりも四部調律が目立つ（Ⅲ，Ⅳ音）。腱索断裂はないが，梗塞後にはこのような例が少なくはない。症状の回復とともにすべてが消失に向かう。

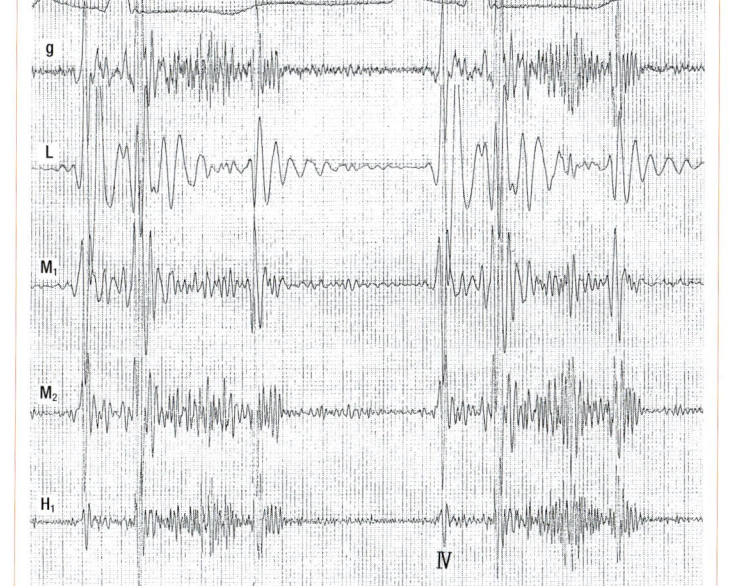

図 5-27
閉塞性肥大型心筋症，46歳男性

第4肋間胸骨左縁と心尖部の中間の記録で，Ⅳ度の雑音は駆出性の形をとっている。心雑音のピークには，この疾患でよくみるように，振動の揃った楽音様の振れがみられる。Ⅳ音は巨大で，触知もされる。

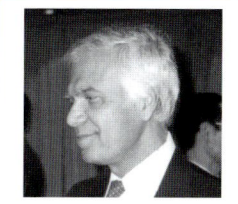

Shah PM

HCM，ことにHOCMで忘れてはならない研究者の筆頭はPravin M Shahである。なかでもSAM（P80参照）の発見は名高い。Luisadaの高弟。心音図，心エコーの業績が多い。コントラストエコー発見者。

1 収縮期雑音　B 逆流性収縮期雑音　　5 閉塞性肥大型心筋症

5 心雑音各論

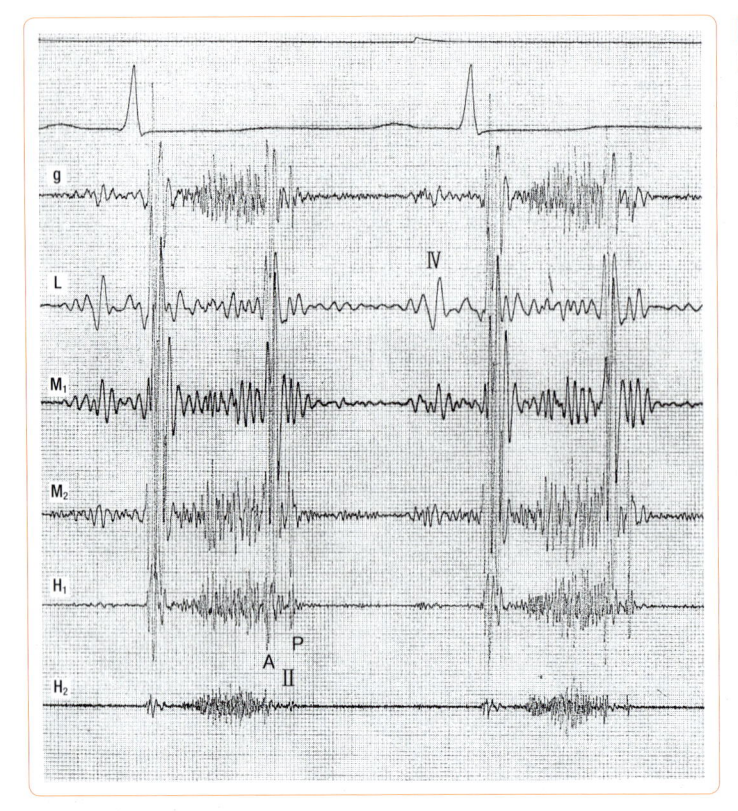

図 5-28 閉塞性肥大型心筋症，37歳男性
本例の収縮期雑音は前例に比し収縮期後半に大となり，単純な駆出性雑音とは異なっている．II音は奇異性分裂ではなく，幅広い病的な分裂像を示す．IV音は可聴．

縮期心雑音は，実は左室流出路の狭窄による駆出性雑音と僧帽弁性の逆流性雑音とが重合したものである（図 5-28）[251]．

また心室中隔上部の著明な肥大が右室流出路の狭窄性雑音を生じうることも知られている[252]．

通常の閉塞性型での僧帽弁逆流性雑音は僧帽弁の前方運動（systolic anterior motion；SAM）が心室中隔に接する際に発生するが，SAM が僧帽弁後尖に由来する稀な場合には逆流は発生しがたい[250]．このように2種の雑音は SAM を介して同時的に発生するため，その強さは流出路狭窄の程度と相関する．したがって Brockenbrough 現象として知られる心室性期外収縮後の左室−大動脈圧較差増大の欠如を反映して，期外収縮直後の心拍における雑音増大は生じない．これは他の駆出性雑音と著しく異なる．

本症は"dynamic disease"と俗称されるように，各種の生理学的，薬理学的インターベンションによって流出路圧較差が変動し，それと並行して心雑音も変動する[248]．たとえば立位や Valsalva 操作のストレイン相では静脈還流低下と左室前負荷減少を招き，心雑音は増強する．逆に臥位や蹲踞による静脈環流増大は前負荷を増し，雑音は減弱する．しかし Valsalva 操作は効果判定が難しいこともある．

薬剤負荷に対する反応はさらに劇的である[49,120,123,124]．血管作動性物質としての亜硝酸アミルは血圧低下を招き，心雑音は著明に増強し，逆に昇圧剤（メトキサミン，フェニレフリン）は後負荷増大とともに心雑音を減弱させ，ときには一過性に消失させる[49,246]．これらは通常の僧帽弁閉鎖

▶ 最近は，いろいろな疾患や術後状態において，このような dynamic disease が増しているように思われる．

不全と逆である。

　陽性変力作用を有するジギタリスやイソプロテレノールでは心雑音増強を招き，殊に後者の静脈内投与ではそれが非常に顕著であり，潜在性狭窄の誘発（provocation）に用いられる。逆にプロプラノロール静注では雑音減弱，消失をきたすが，大量の経口投与（360mg/day）を行うと同じ結果が得られ，聴診上異常を認めがたくなる。イソプロテレノールによる著しい雑音増強はプロプラノロールの追加注入で瞬時に消滅する。

　心エコーで使用するドブタミンも dynamic な狭窄を発生させる。

　収縮期雑音は楽音様の成分を混じえることがあり（図 5-27，P79），またときとして楽音様の様相を帯び，持続の長い低く呻るような性状を示す[253]。

　本症ではこのほか，先述したように，Ⅳ音，偽大動脈駆出音[▶1]，Ⅱ音逆分裂，Ⅲ音（おそらく僧帽弁開放音）[▶2] などが存在し，それに拡張期ランブルを伴うことがある。

6　三尖弁閉鎖不全　(tricuspid regurgitation；TR)[▶3]

　僧帽弁狭窄，肺高血圧などで非常にしばしば聴取される三尖弁の逆流性収縮期雑音は，ごく弱い収縮早期雑音のこともあり，逆に非常に強大な全収縮期雑音で心室中隔欠損と誤られることもある[254]。音調は僧帽弁のそれよりやや粗雑な感じに富むが，本質的にはそれほど変わらない。最強点は胸骨左縁からいわゆる心尖部にかけて存在し，胸骨右縁となることは稀で，また心尖部を越えて左側に位置することはない。

　この雑音の大きな特徴は吸気性の増強で，呼気時には聴かれない雑音が吸気時に一過性に出現したり，吸気位を保つと出現してくる例が少なくない（Rivero-Carvallo 徴候）[▶4]。心音図記録では呼吸音と重なってよくわからないこともあるが，聴診では鑑別できる。しかし一方では，軽症例の 3 分の 2，重症例の 3 分の 1 の症例では吸気性の増強が起こらぬとするものもある[255][▶5]。また雑音の放散性は少なく，基礎疾患が沈静化するにつれ（右室圧低下），いずれは消滅する。

　僧帽弁閉鎖不全重症例での雑音非定型化や消失と同様のことは，三尖弁閉鎖不全でも珍しくない。大静脈系の容量が肺静脈系のそれをはるかに上回っているため，小児の腕ほどの大量の逆流が心雑音なしに発生しうる[256]。そのような例では右房圧（したがって頸静脈）での右心室化（ventricularization）が現れ[257]，巨大 v 波ないし S 波が出現，あるいは頸部に雑音や振戦を触れることで診断可能である[258][▶6]。

　三尖弁にも僧帽弁同様，逸脱が生じ[259, 260]，ときには両弁の逸脱をみる[261]。ただし右室－右房圧較差が小さいため，強大な心雑音は生じにくい。ときに楽音様雑音が発生し[262]，心エコー図上，三尖弁の規則的な振動を見出しうる[262]。異常腱索によることもある[263]。

　結節調律などで収縮期に右房圧が上昇すると，洞調律時に存在した逆流性雑音の消失を招くことがある[264]。この雑音は昇圧剤（メトキサミン）には僧帽弁の場合ほど反応せず，亜硝酸アミルでは増強される傾向にある

▼ 図5-27（P79）の抜粋

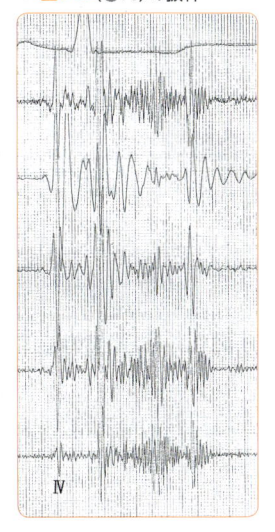

[▶1] 偽大動脈駆出音（pseudo-aortic ejection sound）：大動脈弁が駆出早期に半閉鎖することに関係している。

[▶2] 心尖拍動と同記すると 0 波の谷に相応しⅢ音とは考えがたい[253A]。

[▶3] 1832 年，Hope J が記載。

[▶4] 三尖弁疾患は南米の"特産"。訪問時，一室全部が TR，TS で驚いた。

[▶5] 心不全や肺活量減少のため吸気性静脈還流増大が起こらぬとか，肺血管抵抗の異常な吸気性低下のため，逆流よりも肺動脈への駆出が優先されるため[160]。

[▶6] カラードップラー法でみると三尖弁逆流はほとんど生理的とも思えるほど多数例にみられ（1700 年代から，この弁は閉鎖が目的ではなく，容量ポンプとして流入血流の調整が主な役と考えられていた），弁動態における聴診法とドップラー法の最も大きな背理は三尖弁にある。

が顕著ではなく，無効のこともある．腫大した肝臓を圧迫し，肝頸静脈逆流（hepatojugular reflux）を起こさせると三尖弁の逆流性雑音は増強されるが[265]，必ずしも成功するとは限らない．

この雑音は三尖弁の直上にあるが[266]，Ebstein奇形では右房化右室の直上に，駆出性雑音の形で出現する[267]．この疾患の収縮期雑音が全収縮期性とならない原因はそこにあるらしい．

7 心室中隔欠損（ventricular septal defect；VSD）

生下時，心室中隔の形成は約40％の例で不完全であるとされるが，右室圧が高いため短絡は生ぜず，したがって心雑音もはっきりしない．また生後間もなく消失する心雑音はこの欠損に由来する説があるが，いまだ結論はない．しかし小学校時代には存在した心室中隔欠損雑音が中学校時代に消失し，いわゆる自然閉鎖に至る例は少なくない．以前は60歳以上の症例は珍しく，高血圧合併例などに限られていたが，最近は70歳以上の例も珍しくなく，また60歳近くで自然閉鎖する例も出てきた．これは平均寿命の高齢化と感染性心内膜炎が致死的な疾患ではなくなってきたせいである．

心雑音の発生は右室を左房に見立てた場合の僧帽弁逆流と同じである．しかし右室は前胸壁に接しているので，最強点から中隔欠損の部位をかなり正確に診断しうる（図5-29）[268]．すなわち肺動脈弁下（漏斗部）の欠損孔では左第2肋間胸骨縁（図5-30），流出路では第3肋間，流入路では第4肋間が主体であり（図5-31），それより下左方では筋性中隔の欠損が疑われる．もっとも，筋性中隔欠損はときとしていくつかの欠損孔を有しており，それぞれを確定することはできない．その場合，雑音最強点は心尖部に近く，軽症例では僧帽弁閉鎖不全の軽症例との鑑別が難しい[26]．しかし最強点は必ず心室中隔の右室側にあるので，その部からの胸部誘導心電図に中隔性のQ波（q波）が存在しないことが心室中隔欠損診断の一助となる▶．

▶ 通常の検査では両疾患とも同じ所見で，心エコー図は鑑別上有用であるが，ときどき中隔欠損を見落とす．

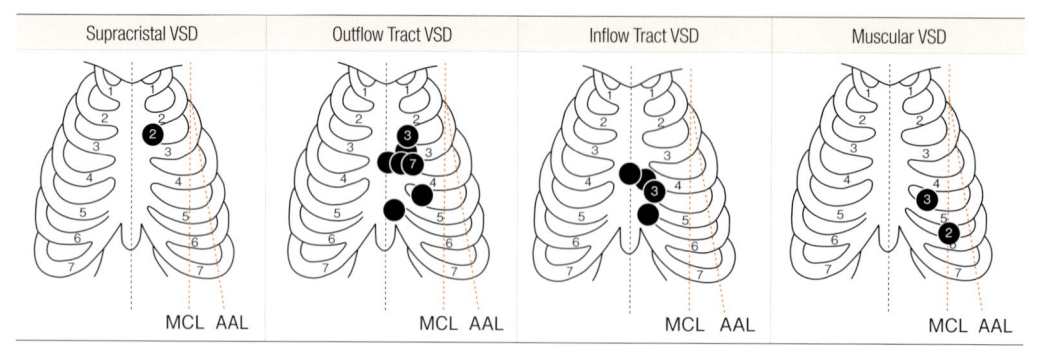

図5-29 心室中隔欠損30例での雑音最強点分布[268]
心腔内心音における臥位での心内雑音最強点は，胸壁への前方投影上，胸壁最強点と完全に一致し，したがって胸壁上の雑音最強点直下に欠損孔が存在するのがわかる．右室内のその点にカテーテルを進めると，完全な動脈血が得られる．
MCL：鎖骨中線，AAL：前腋窩線．図中の数字はその部位での症例数．数字のない黒丸は各1例．

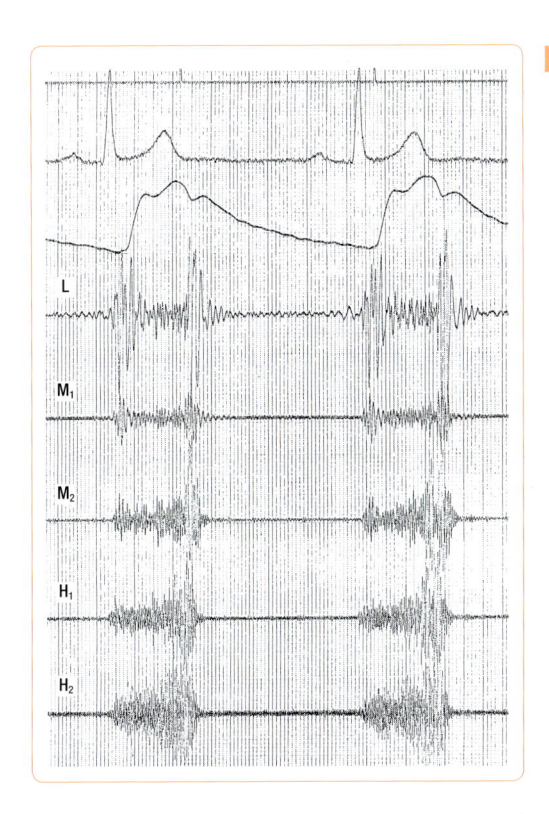

図 5-30　**漸増性の心室中隔欠損雑音，36 歳男性**
第2肋間胸骨左縁に最強点を有する型で，しばしばこのような漸増性の性格を示す。本例ではカラードップラーでごく軽度の大動脈弁逆流もみられた（紙送り速度は通常の半分の 50 mm/sec）。

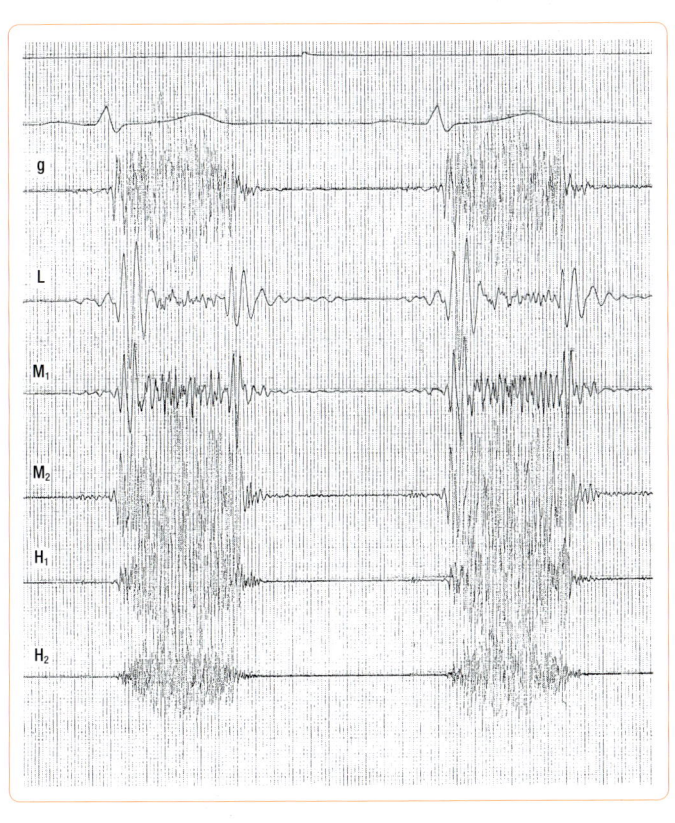

図 5-31　**右室流入路の心室中隔欠損，36 歳男性**
心雑音は強大だが（Ⅴ度），振戦は第4肋間のやや外方にある。雑音の形状だけでは欠損孔の位置は不明である。

1 収縮期雑音　Ⓑ 逆流性収縮期雑音　　　7 心室中隔欠損

雑音音量は通常きわめて大で，振戦を伴いV度に及ぶ例も少なくはなく，したがって雑音伝達領域も広い。しかし振戦は常に指先の大きさ程に限定されているので，最強点の選定に困ることはなく，その点の強さをもって記載すればよい。

　心室中隔欠損の全収縮期雑音は荒々しく，空騒ぎと形容される（図 4-2, P43）。また発見者の名をとってロジャー（Roger）雑音▶ともいう。欠損孔が小さくなると，収縮期に欠損孔が閉鎖され，雑音は強いが全収縮期性の性格を失う[269]。またより小さな欠損孔では雑音は弱まり，Ⅰ度程度となって聴き落とされ[270]，またカラードップラー法でも発見しがたくなるが（図 5-32），昇圧剤（メトキサミン）投与で左室－右室圧較差を拡げると音量は著しく増大する[49]。これは逆流量の増大というよりは逆流速度増大の結果であり，僧帽弁逆流の場合と変わらない。逆に亜硝酸アミルでは雑音減弱をきたす（逆に増強することもあるとされるが[270]，筆者には経験がない）。

　心室中隔欠損では左右短絡の結果，心房中隔欠損同様，肺動脈性の駆出性収縮期雑音が存在するわけであるが，心腔内心音でみると欠損孔の雑音の方が圧倒的に強大であり[268]，胸壁上では肺動脈性の雑音を分離できない。ただⅡ音の幅広い分裂と肺動脈成分の亢進は短絡の影響を示している。

　Ⅲ音は理論的に出現するはずであるが，それほど著明なものはない。

▶　ロジャーはフランスの小児科医師。彼の聴診学書はよく売れた（1841 年）。18 歳男子の剖検で偶然 VSD を見つけ，生前の雑音の原因と考え，16 年間にわたり，51 歳女性までの症例を含めて論文を書いた（1879 年）。反発も多かった。

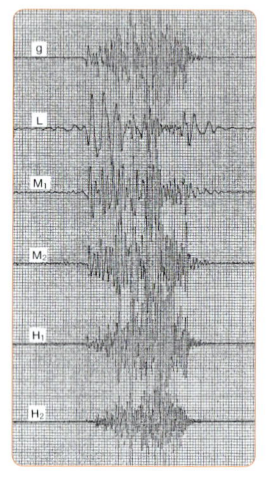

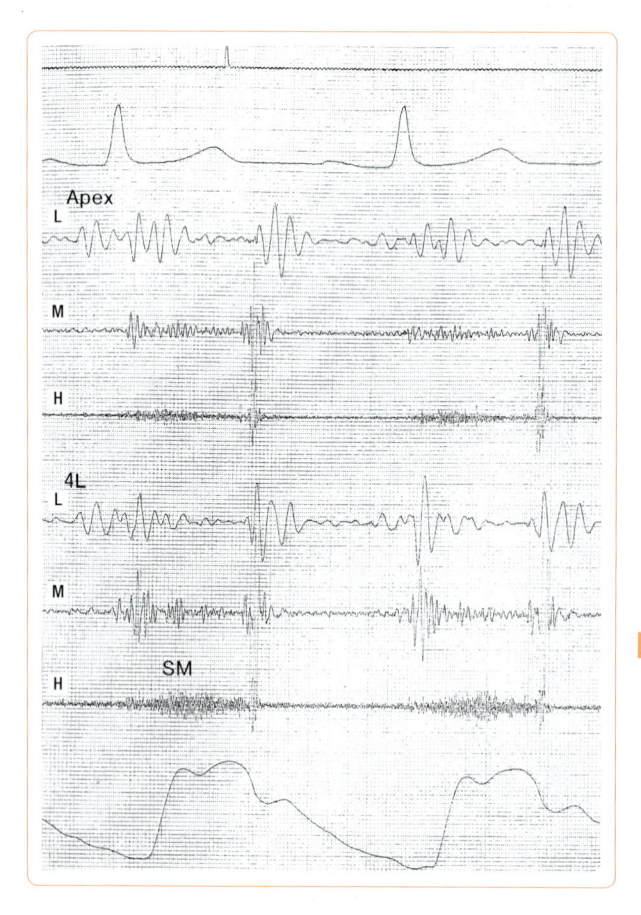

▼ 図4-2（P43）の抜粋

図 5-32　消滅しつつある心室中隔欠損雑音，27 歳女性

本症は甲状腺機能亢進症を有しており，その治療後である。数年前の初診時以来，Ⅳ度の全収縮期雑音が認められていたが2 年ほど前からそれがⅢ度，さらにⅡ度以下となり，カラードップラー上，注意しなければ右室への逆流を見落とす程度となった。

僧帽弁閉鎖不全と異なって心雑音は純楽音様にはならないが，昇圧剤によって極端に雑音を大にすると，おそらくジェットが三尖弁中隔尖の腱索を振動させ，雑音の中に楽音の混入をみる例がある[49]。

心室中隔穿孔による中隔欠損雑音は，心筋梗塞，殊に前壁中隔梗塞で，発症後3～4日から2週間以内で突然に生じる。胸骨左縁下方に振戦を伴う強大な全収縮期雑音を生じ，最強点は恒常的で動かない[271]。類似な雑音で，殊に後下壁梗塞で生じる僧帽弁閉鎖不全雑音が日を経るに従って最強点を変える（もとの心尖部から内方に向かう）のとは対照的である。

中隔穿孔の場合，左室拡張終期圧上昇が著しければ前収縮期（心房収縮期）にも逆流性雑音を生じ，その後に続く収縮期雑音とともに持続の長い雑音を発生するが[272,273]，元来収縮期が短縮する条件下にあるので，聴診上はそのようには感じない。また房室ブロック（殊に第1度）を生じると，この前収縮期成分は収縮期雑音から離れ，拡張期雑音となり，二重雑音のように聴かれる[271]。

8 アイゼンメンジャー複合 （Eisenmenger complex）[▶1]

心室中隔欠損が非常に大きく（口径2cm以上），左室圧と右室圧が均衡するような例（成人例）では，中心性逆短絡はあっても中隔欠損雑音は当然消失する。そのような例ではさまざまな強さの肺動脈性駆出性雑音が出現しうるが，その雑音は強大な駆出音に始まり，心エコー図における収縮早期ないし後期の半閉鎖時点まで持続する[91]（図5-33）。また肺動脈弁閉鎖不全雑音（Graham Steell 雑音）を生じる例もある。後天性弁膜症で非常によくみられる相対的三尖弁閉鎖不全が出現することはほとんどない[▶2]。

[▶1] Eisenmenger はドイツの病理学者。この症候群に名の起こりは彼のVSD論文（1897年）に由来する。

[▶2] 動脈管開存の収縮期雑音も逆流性雑音であるが，連続性雑音の項に一括して述べる。

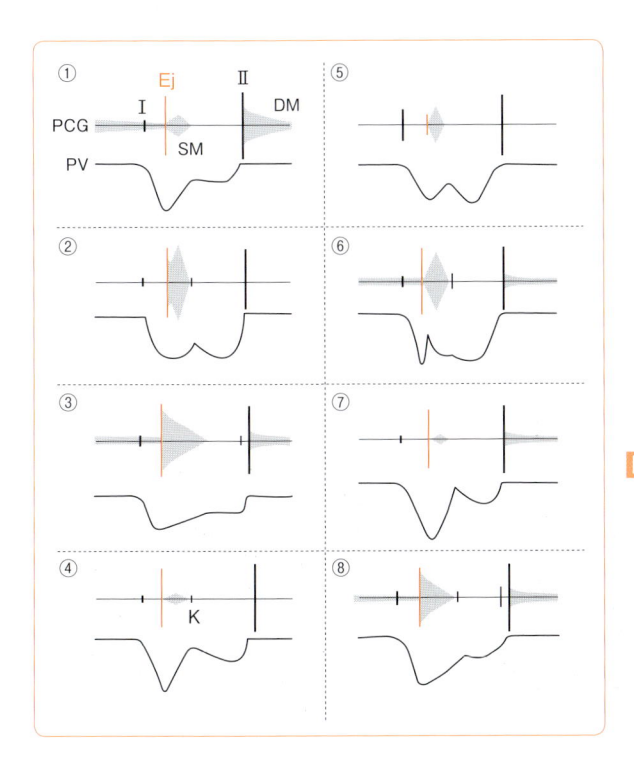

図5-33 心室中隔欠損を主体としたEisenmenger複合の心音図と心エコー図（模型図）[91]

肺動脈弁エコー（PV）はこのような肺高血圧では描出しやすい。8例でMモード心エコー図と心音図を同記してみると，肺動脈駆出音（Ej）は弁最大開放位に，心雑音は開放後，その半閉鎖時点まで持続して終了するのがわかる。その時点で小さなクリック様振動（K）を伴うものもある。DMはGraham Steell雑音。心音図は図5-51（P102）を参照。

2　拡張期雑音

　拡張期雑音は生理学的に房室弁流入および半月弁の逆流に由来する[144,274]。その主体は僧帽弁狭窄と大動脈弁閉鎖不全の2種の拡張期雑音で，それを正しく把握した後は，一般臨床では主役となる"収縮期"雑音の分析に全力を尽くせばよい。

　拡張期雑音は表4-3（P37）に示したような諸疾患で認められる。これらの中で最も重要なものは上記2疾患であり，種々の変異を含め，それに習熟することはきわめて重要である[275]。

1　僧帽弁狭窄（mitral stenosis；MS）

　図5-34は本症の心内圧情報と心音・心雑音の関係を示している。僧帽弁狭窄の左房圧曲線は単に正常者の圧曲線を上へ押し上げた形で，その際生じる拡張期圧較差が心雑音発生の源となる[276-278] ▶1。

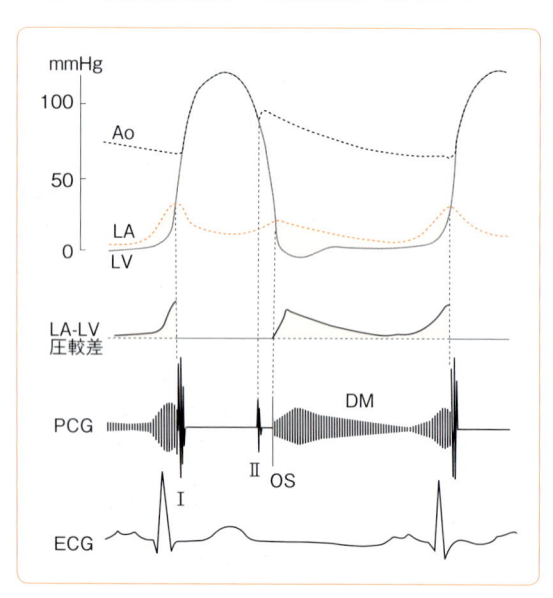

▶1 "presystolic" murmur と記したのは Fauvel A（1843年）だが，後でいろいろと問題を起こす。

図 5-34　僧帽弁狭窄における拡張期ランブルの血行力学的背景[144]

　本症の心雑音はⅠ音や僧帽弁開放音などと併せ，ffout-ta-ta-rou▶2のように表現される[279,280] ▶3。

　またよく用いられる表現に，ランブル（rumble）（輪転音または遠雷様雑音）がある。輪転様（ドイツ語の"rollend"[27]）とは馬車が石畳の上を走る際の車輪の音だが，実際には日本人の耳にはランブルのようには聴こえない。むしろ遠くで鳴る"ゴロゴロ"という雷の音に近い（図5-35）。

　このランブルは常に心尖部で最強で（心尖拍動は触れない例が多い），聴診器のベル内に収まる程度の広さに限局し，伝達性に乏しい。その部位ではⅠ音が亢進し，いわゆる鼓性を帯び（ドイツ語では paukend[27] というが，英語では snappy, loud と表現される），独特な音調を帯びる（図5-36）。

▶2 前収縮期雑音とⅠ音-Ⅱ音-僧帽弁開放音-拡張中期雑音。1862年 Duroziez P-L の命名。Austin Flint 雑音発見と同年のことである。

▶3 以前にも記したように，このような表現は個々人の感覚に依存するところが大で，必ずしもすべての医師に共通の印象とはいえないが，参考にはなる。ちなみに日本では非常に簡単に"トン・ズル音"と呼ばれていた。

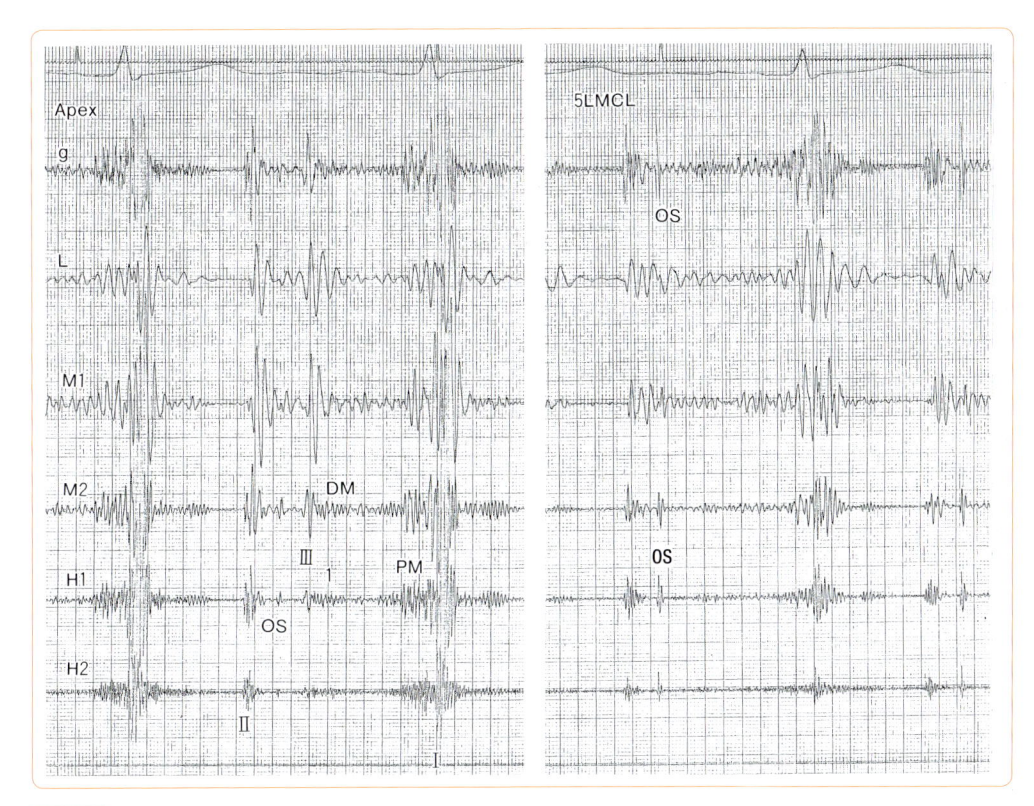

図 5-35　僧帽弁狭窄の心音図，52 歳男性（高血圧合併例）

左：心尖部（Apex）。著しく亢進したⅠ音（振幅・持続とも増大：鼓性を帯びたⅠ音）に引き続いてごくわずかの収縮期雑音（Still 雑音に近い），続いてⅡ音とわずかな振動の OS，比較的大きなⅢ音（独立しては聴取しがたい）に引き続くランブル（拡張中期：DM），最後にⅠ音に向かう前収縮期ランブル（PM）がある。この前収縮期成分は明らかに QRS より早く始まっている。

右：第 5 肋間鎖骨中線（5LMCL）。ここでは僧帽弁開放音（OS）が非常に顕著である。g の記録ではⅡ音を超える振幅を示す。

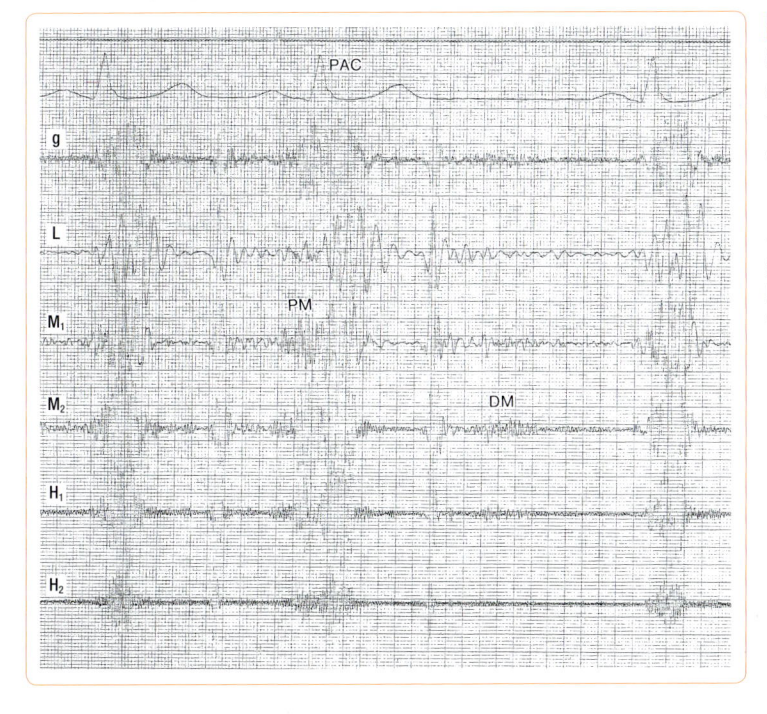

図 5-36
鼓性を帯びた心尖部Ⅰ音と心房性期外収縮（PAC）によるランブルの強盛，56 歳男性

あまり重症ではない狭窄例であるが，Ⅰ音だけは鼓性を帯び持続も長く，"paukend" という形容がぴったりくる。時折心房性期外収縮（PAC）が発生，拡張期が短縮すると強大な前収縮期ランブル（PM）を発生，Ⅰ音もますます鼓性を帯びる。

2　拡張期雑音　　1　僧帽弁狭窄　　87

ただし弁の硬化が進み，石灰化などで柔軟性，可動性が失われるとⅠ音は減弱する。そのような場合，僧帽弁閉鎖不全雑音を伴うことが少なくない。心電図QからⅠ音までの時間（Q-Ⅰ時間）は延長し，重症度の指標になるが，聴診の対象にはならない。

拡張期ランブルは僧帽弁を通しての前方血流で，半月弁閉鎖（Ⅱ音）から等容拡張期の長さだけ遅れて開始し，僧帽弁開放音（opening snap；OS）がその起始点となる[1]。その後，左房圧が左室圧を大きく上回るのは急速充満期と心房収縮期で，その中間の圧較差は比較的小である[281, 282]。圧較差が大きくなるほど房室血流速度は上昇して心雑音を発生する。しかしこの速度は，逆流性雑音の場合に比べかなり遅く，そのためこの拡張期雑音は低調である。

この心雑音は左側臥位によって心尖を胸壁に近づけると増強される。

僧帽弁狭窄の重症例では左房-左室圧較差が増大し，血流速度も増して心雑音は増強されるが，症例全体を通じると圧較差と雑音音量の相関は密ではない。より重要な聴診所見は心雑音の持続とタイミングで[283]，軽度の狭窄でも僧帽弁血流が大であればランブルを発生するし，一方，非常に高度で血流がきわめてわずかであれば，雑音の量は著しく減じ，ときにはまったく消失する[2]（図5-37）。

心雑音の消長経過では，音量がある程度以上で，拡張期が十分長ければ，Ⅱ音よりやや遅れて雑音が始まり，拡張期全体を通して減弱しながら，前収縮期（心房収縮期）に達して再び強盛となり，亢進したⅠ音と合体する状態を聴取できる。しかし本症では比較的頻脈のことが多いので，洞調律の場合，心室充満雑音（急速および緩徐充満期）と前収縮期雑音を聴診で弁別することは難しく，多くの場合，拡張期雑音全体を漸増性のひとつの雑音として聴いている。

この雑音は体動によって増強し[285]，これは圧較差増大による。外来などで長く安静にしていると，心雑音が減弱して聴取し損なうことが少なくない（図5-37）。疑いのある場合は膝屈伸を20回ほど行わせて聴診し直すとよい（図5-38）。

前収縮期雑音は心房収縮に伴って発生する雑音であるから，心房細動では消失する[3]（図5-39，ⓟ91）。拡張期が長い心拍では拡張中期の心雑音しか聴かれないが，心房細動ではこれも減弱しやすい[4]。体動によって頻脈を惹起すれば拡張中期雑音が次の収縮期によって遮られ，心房細動でも漸増性の前収縮期雑音のように思われることがある[5]。

この前収縮期雑音は能動的な左房の収縮による血流に依存するが，心音・心エコー図学的検討[278, 286]で，左室の前収縮期に僧帽弁口が加速的に狭くなり，その際高速な血流が生じて偽前収縮期雑音を発生するという[287]。これは昔から存在した心房細動時の前収縮期雑音説の傍証になるが[288]，筆者らのドップラー研究ではその時相での高速血流は証明されず[289, 289A]，実態は未解決である[290]。

Ⅰ音の直前の前収縮期雑音は心房収縮に由来するが，心音図や心尖拍動図と対比すると，主体はQRS後，心尖拍動（したがって左室内圧）上昇

[1] Mozer JJ, Duchosal Pにより記録された（1928年）。心房細動の例はない。

[2] 唖性狭窄；silent あるいは mute mitral stenosis [284]（stumme Mitralstenose：独）

[3] 記載はイギリスの超大家 Mackenzie J（1910年）。その弟子 Lewis Thにより心音図で証明される（1915年）。

[4] 心房細動では拡張期圧較差が減じる。

[5] 偽前収縮期雑音 pseudo-presystolic murmur と呼ぶ。

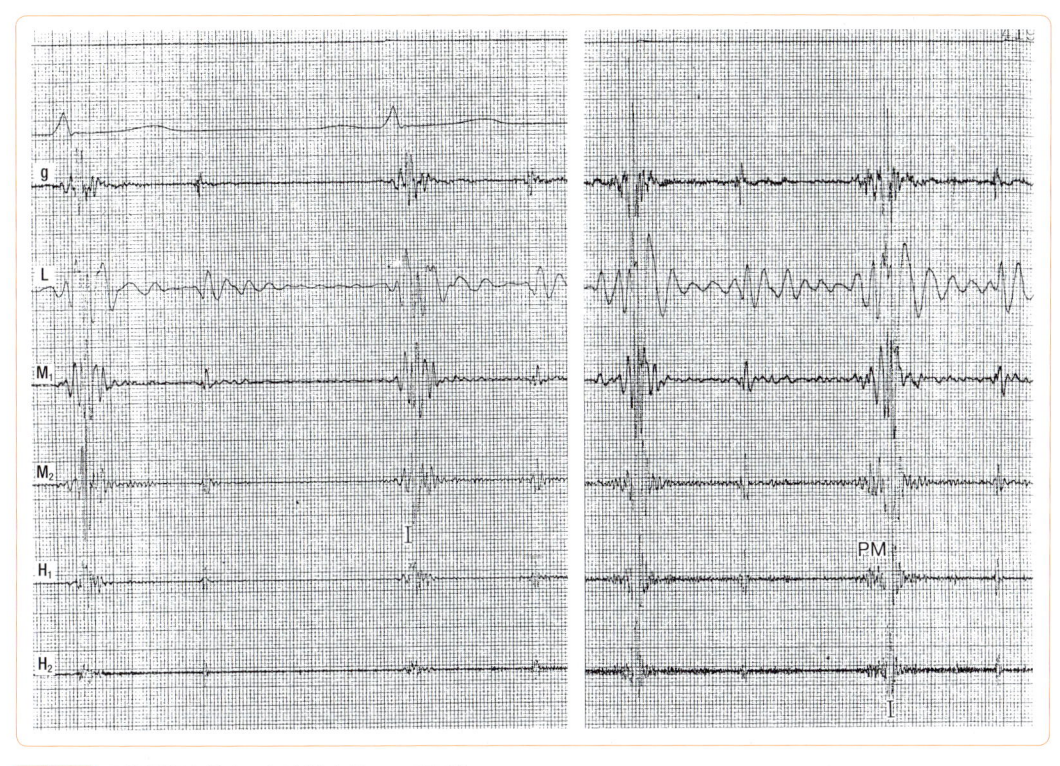

図 5-37　啞性僧帽弁狭窄，軽症狭窄例，53 歳男性
　　　　左：安静時，右：運動負荷後。向かって左は安静時の心音図で，ほとんど本症の特徴を有していない。しかしⅠ音の音調が高調な点に疑問を感じ（snappy という），ベッド上で膝屈伸を続けるうちに（約 20 回），ついに前収縮期雑音が発生，Ⅰ音も典型的となった。心エコー図上，僧帽弁口面積は 1.9cm^2 と大きく，臨床症状もまったくないが，左房径は 46mm と大であった。スポーツも可能である。

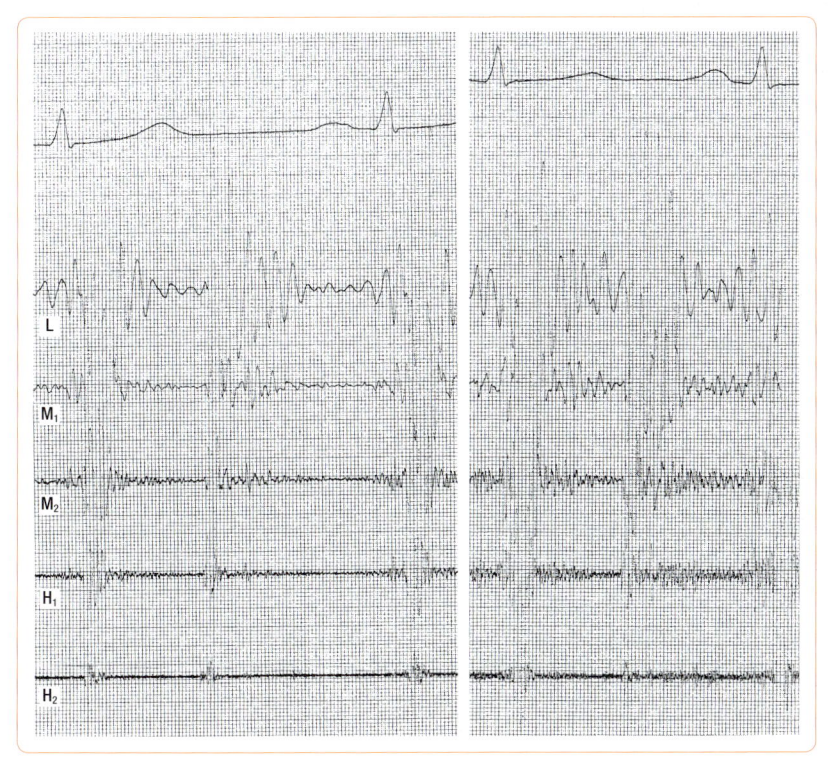

図 5-38
僧帽弁狭窄と運動負荷，51 歳女性
左：安静時，
右：運動負荷後。
すでに僧帽弁狭窄を発見されているが，心雑音は安静にしていると消失に傾く。立位で膝屈伸を 20 回行うと，右図のようにランブルは拡張中期，前収縮期ともに定型化している。OS も明瞭になっている。

2　拡張期雑音　　　1　僧帽弁狭窄　　89

脚にある。それゆえ，時相的には収縮期雑音ともいえる。しかし第1度房室ブロックを伴うと明らかにQRS開始以前に出現し，しかも漸増・漸減型を示すので，心房収縮性の拡張期雑音であることに違いはない（図5-40）。また僧帽弁狭窄に閉鎖不全を合併するとこの雑音は減弱しがちであるが，おそらく極端な左房拡大やリウマチ性病変により，左房収縮力が低下するためであろう。

一般に僧帽弁狭窄の心尖部ランブルは心房細動の発生によって減弱する。これは左房－左室拡張期圧較差が減じるためである。しかしⅠ音亢進やOSは不変なので，疑わしい例は前述の運動負荷を行ってみるか，亜硝酸アミル吸入試験を行ってみるとよい[120, 124, 221]。殊に後者は心エコー図法に匹敵する診断的価値を有する。なお，心エコー図での僧帽弁口面積計測に用いる連続波ドップラー法を同時に適用すると，圧半減時間（pressure-half time：PHT）は著減するから，弁口面積測定はやはり連続の式によるべきことがわかる。

心尖部ランブルは，強大な場合，振戦として触知される[▶1]。

僧帽弁狭窄の聴診診断上，心尖部Ⅰ音の亢進は弁が可動性を有する証拠となる。同様に僧帽弁開放音の存在（第4肋間近辺で最もよく聴かれる）もそうである。負荷によりはじめて雑音出現をみる軽症狭窄例でも，Ⅰ音はすでに異常な音調を示す。

Ⅱ音とOSとの間隔（Ⅱ－OS時間）は大雑把にいえば狭窄の強さに反比例する。Ⅱ音はしばしば分裂するので，本症の発見にはⅡA－ⅡP－OSの連続を聴きとる心構えが必要である。心房細動ではⅡ－OSは幅広くなる。弁石灰化のある重症例でも同様であり，また高血圧など，等容拡張期を延長させる因子が働くとⅡ－OSは幅広くなる。大動脈弁閉鎖不全合併例ではOSは雑音に隠れて聴取しがたい[▶2]。

[▶1] 猫の喉のゴロゴロいう感触に似ており，猫端と称される（独語由来：katzenschnurren）。

[▶2] 聴診の対象ではないが，(Q－Ⅰ)－(Ⅱ－OS) 時間は重篤度の指標となる（重症ほど大きい）。

2　三尖弁狭窄（tricuspid stenosis；TS）

この疾患によるランブルの発生は僧帽弁狭窄のそれと同じ機序によるが，聴診所見はかなり異なる[291]。僧帽弁の場合よりも高調で早期に出現，吸気で増強される。最強点は心窩部近辺から胸骨下部左方にある。右房収縮は左房収縮に先行するのでその前収縮期成分はⅠ音から離れ，漸増・漸減型をとり，これはP－R時間が正常の場合でもそうである[292]。また拡張中期の右房－右室圧較差はかなり小さいため，洞調律例での聴取可能な拡張期雑音はこの心房収縮性の前収縮期雑音[▶3]のみである[▶4]。

本症は僧帽弁狭窄を合併するのが通常で，心雑音の鑑別が問題になるが大変難しい。むしろ頸静脈波の巨大a波が鑑別上役立つ[139, 293]。心房細動に陥るとa波も前収縮期雑音も消失し，ここではじめて拡張中期雑音が登場する。しかし元来，房室圧較差が小で雑音音量も小であり，吸気性の雑音増強はあっても診断はすこぶる困難である[294]。

僧帽弁開放音同様，三尖弁開放音も出現するという記載はあるが[294A]，聴診上，前者と鑑別しがたい。

[▶3] Lian C, Alhomme P が記録（1943年）。

[▶4] 心カテーテルで三尖弁狭窄の発見は困難で，ほとんどすべて見落とされている。

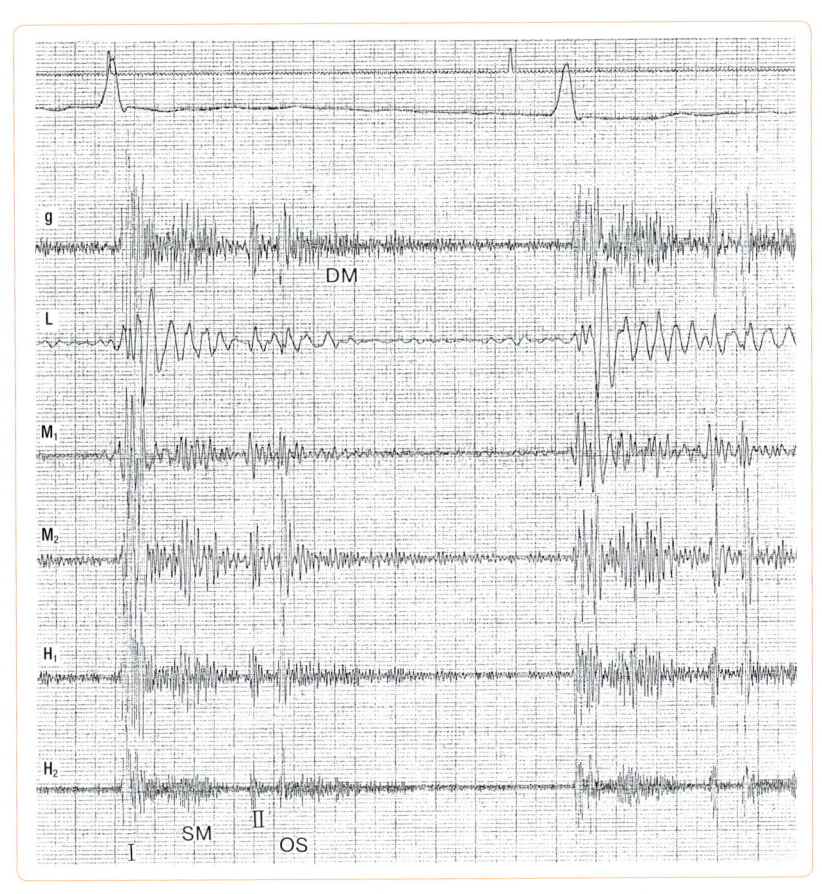

図 5-39
僧帽弁狭窄を有する連合弁膜症，心房細動，43歳男性

Ⅰ音の強盛，著明な OS，高調成分を混じえた拡張中期雑音（狭窄を主とした大動脈弁膜症による伝達性の灌水様雑音が混在している）などは存在するが，前収縮期ランブルはまったく存在しない。

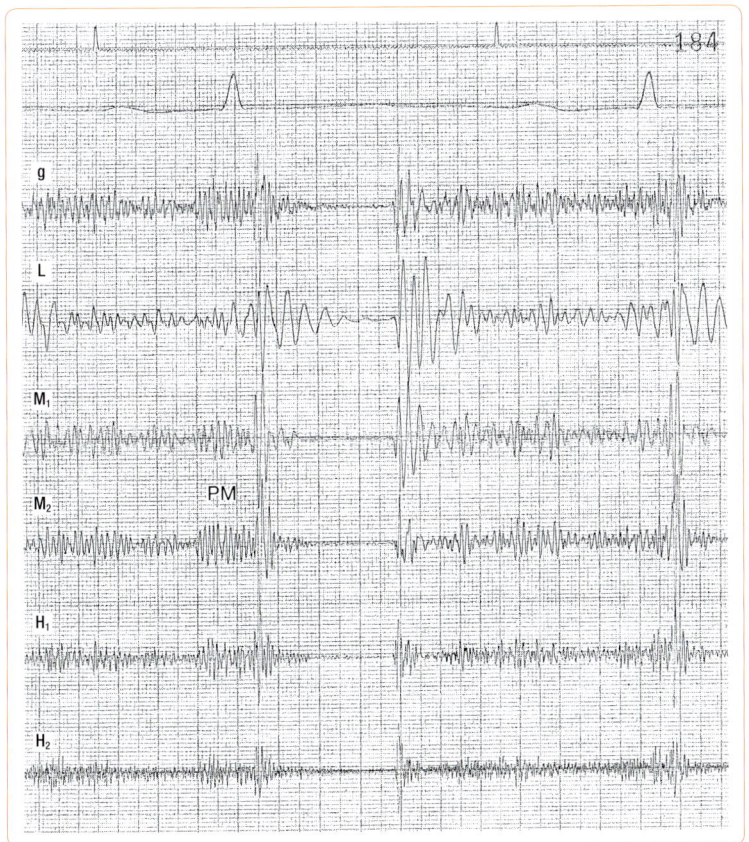

図 5-40
第1度房室ブロックを伴う僧帽弁狭窄，76歳男性

P-R 時間は 0.30 秒であるが，心尖部心音・心雑音は定型的である。前収縮期ランブルは漸増・漸減性で，Ⅰ音に向かう漸増性の性格を示していない (PM)。

5 心雑音各論

2 拡張期雑音　　　2 三尖弁狭窄　　91

3 左房粘液腫 (left atrial myxoma)

粘液腫が僧帽弁口を閉塞する場合，左房－左室圧較差によって僧帽弁狭窄と同様の拡張中期のランブルを生じると考えられる[295]。しかし自験7例では著明なランブル例はなかった。弁開放音（OS）に代わって腫瘍栓塞音（tumor plop）が出現する[296]。この心音はOSよりもⅢ音に似ていて，Ⅱ音より約0.1秒（0.08〜0.12秒）後に出現する。

本症の心尖部ランブルは浮動性に富み，出没したり，体位で変化したりする[295]。また腫瘍が勢いよく左房へはじき出されるためⅠ音の遅れと亢進をきたすことがあり[297]，また心房収縮による鋭い心房音様の心音を出す例がある。前収縮期雑音はない。さまざまな僧帽弁閉鎖不全雑音を示したりする。

腫瘍が小さく，また心房中隔に付着する茎が短く，可動性に乏しければ，まったく異常な聴診所見を示さず，心エコー図によって偶然発見されるに留まる。

左房内血栓でも同様なランブルをみる例がある[298, 299]。

4 拡張期ランブルを生じうるその他の状態

"All that rumbles is not mitral stenosis" といわれるように，僧帽弁狭窄類似の聴診所見を示す状態は，古くから数多く示されている[27]。その中で重要なものは僧帽弁口における高速流入血流に由来するものである。

すなわち僧帽弁または三尖弁閉鎖不全，各種の左－右短絡疾患[300]，右－左短絡（心房中隔欠損）などの場合があり，左心系の場合はⅢ音に伴う心室急速充満雑音で低調，右心系の場合はやや高調で弱い雑音である。一般に強大ではなく，また前収縮期に及ぶことはない（極端な頻脈や心房細動時は例外）（図5-20, P71）。

急性リウマチ熱[301]で出現する心室充満雑音はCarey Coombs雑音▶として有名である。最近は急性リウマチ熱が都会では事実上消滅し，この雑音はみられなくなったが，上述した他の疾患の雑音もこれと同種のものである。

左室肥大における左室流入障害に際しても，類似の雑音をみることがある[302]。

Austin Flint雑音については後述する。

▼ 図5-20（P71）の抜粋

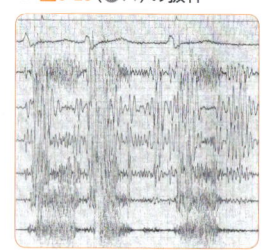

▶ Carey F. Coombs（1907年）が発見。はじめての記録は小児科医のSchwarzschild MとFeinstein M.D（1935年）。

5 大動脈弁閉鎖不全 (aortic insufficiency or regurgitation；AR)

図5-41は本症の心内圧情報と心音・心雑音との関係を示す模型図である。この雑音は古くから本症診断の最初の手がかりとして重要視されたが[303, 303A]，記録が比較的難しく，聴診所見の客観化に難があった[304]。

左室圧は拡張期に入って急激に低下し，大動脈－左室圧較差は急速に大となるから，逆流が生じるとすればⅡ音から直ちに生じ，心雑音はⅡ音の近くで最大，以後，圧較差減少とともに振幅を減じ，次のⅠ音に向かって

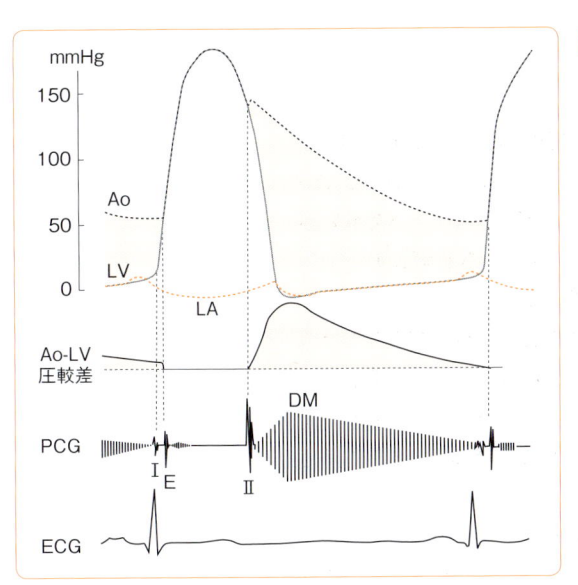

図 5-41 大動脈弁閉鎖不全における灌水様拡張期雑音の血行力学的背景[144]

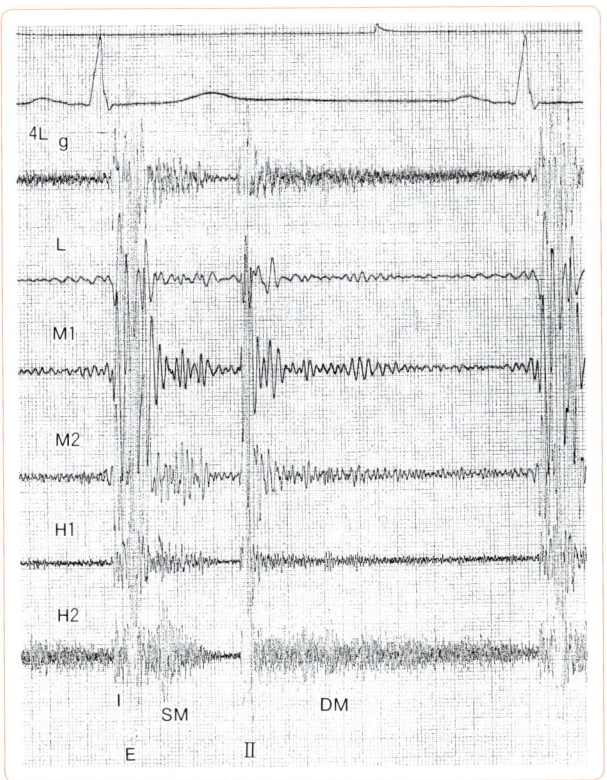

図 5-42 定型的な灌水様雑音を有する大動脈弁膜症，62歳男性

亢進したⅡ音に直ちに引き続いて，持続の長い漸減性拡張期雑音（DM）がみられる．高調性に富み，低音に乏しいので，高温心音図（H2）によく描かれる．Ⅰ音に接して強大な大動脈駆出音（E），その直後にダイヤモンド型（タコ型 kite-shaped）の駆出性収縮期雑音（SM）がある．心エコー図では判然としないが二尖弁由来のものである．このような2つの雑音を収縮期（往）・拡張期（復）とあわせて「往復雑音（to and fro murmur）」とか「ブランコ雑音」ともいう．

漸減性の雑音を形成することになる．この圧較差は十分に大であり，逆流口は比較的小であるから，雑音は高調で吹鳴性（blowing）とか灌水様（giessend：独）と形容される（図 5-42）．

　聴診上の対象にはならないが，実際にはこの拡張期雑音の開始はⅡ音の直前にあり，その点から急速に増大してⅡ音を覆い，重症例では直ちに漸減，通常は若干漸増してから漸減，連合弁膜症では急速充満期の近くに頂点を示してから漸減する．全拡張期にわたる雑音の終了点はⅠ音ではなく，理論的にはその直後の駆出音である▶．

▶ Ⅱ音の成因の項に述べたように，Ⅱ音発生時（大動脈圧切痕に一致），大動脈は左室圧をすでに上まっており，hangout interval をおいて切痕（Ⅱ音）が生じる．したがって理論的にはこの逆流はⅡ音のわずか手前から生じている．

2 拡張期雑音　　5 大動脈弁閉鎖不全

灌水様雑音の持続は長く，聴診上は拡張早期雑音（early diastolic murmur）と形容されるが，全拡張期性（holodiastolic）であるのを原則とする（図5-43）。ただし，後述する急性重症閉鎖不全は例外である。また心房細動などで極端に長い拡張期を有する心拍では，雑音が拡張末期まで達せず終わることがある[1]。またごく軽症な例でも，記録上全拡張期にわたらぬ例もあるが，ドップラー法での逆流は持続性のことが多い。

　灌水様雑音の最強点は第3肋間（Erbの領域）ないし第4肋間胸骨左縁のことが多いが，多数例でみると，前胸壁上，右第1肋間から心尖部ないし左腋窩まで非常に広く分布している[305]。かつては梅毒性では胸骨右縁，リウマチ性では胸骨左縁といわれたが，梅毒性の場合にも胸骨左縁の最強点が半数を超え，大動脈拡大が閉鎖不全の主因とされている脈なし病（大動脈弓症候群）でもすべて胸骨左縁に最強点を示す。

　第3肋間で左右を比較し，明らかに胸骨右縁に最強点を示す例は右側大動脈弁閉鎖不全雑音（right-sided aortic regurgitant murmur）といわれ（図5-44），大動脈流出部の極端な拡大や大動脈瘤を暗示する症例である[306]。一方，リウマチ性，殊に僧帽弁狭窄に合併した大動脈弁閉鎖不全では，右側の最強点はほとんどみられない。

　この雑音は右肩から心尖部方向へ伝達する。心尖拍動部で最強の場合，Cole-Cecil雑音[2]と呼ぶ。心エコー図でみると，大動脈弁からの逆流血は僧帽弁前尖方向に向かうことが多いが，稀に心室中隔方向のほか心尖方向を直撃することがあるので，そのような雑音例が生じるのであろう。

　心雑音の強さはⅠ～Ⅳ度の例が一般で，Ⅴ度となることは稀で[3]，楽音様雑音を除きⅥ度の例はない。高調で低調成分に乏しく，耳に付きやすい一方，音量が低いと最も見逃しやすい雑音でもある。呼吸音と紛らわしいので呼気停止で膜型を用いて聴診する。また前傾位，肘膝位が好まれ，臥位のみの聴診は避ける。自律神経のテストなどで用いる傾斜試験（tilting）で立位の場合にのみ聴取される灌水様雑音がある。

　疑わしい場合，蹲踞や握力負荷，昇圧剤投与で雑音を引き出してみるとよい。殊に後者ではいわゆる非顕性（silent）の雑音例が多数発見される[49, 124, 307]。亜硝酸アミル吸入では逆の結果となり，灌水様雑音が一過性に消失して，逆に心エコー図でも気付きにくい合併する可能性のある僧帽弁狭窄によるランブルが出現する例がある[122, 221]（図4-4, ⓟ45）。

　大動脈弁閉鎖不全ではその楽音様雑音[4]が有名である[26]。低調で鳩の鳴くような鳩声音[5]（dove-coo），高調で鷗の鳴き声のような鷗鳴き（seagull cry）などがあり（図5-45, ⓟ97），これは音源となる構造物の差による。従来は梅毒性閉鎖不全に多いとされていたが，いろいろな疾患単位で見出され[308]，Ⅱ音から離れて生じたり，一過性の例もある[309, 310]。きわめて強大で，患者から離れていても耳に達する例がある。

　大動脈弁閉鎖不全では心電図上P-R時間がやや延長しており，Ⅰ音は減弱傾向，ときによく聴取しえぬ例もある。Ⅱ音は減弱することも[41]，逆に動脈硬化性病変によって亢進（老年者），あるいは大動脈瘤のために有響性となるぐらい強大な例もある。

▶1　この場合，大動脈圧曲線はほぼ40 mmHgまで下降し，それ以上は低下しない。

▶2　Cole RI, Ceceil AB（1908年）が記載。

▶3　Peacock TB（1855年）はおそらくⅥ度の例を記載した。

▶4　ホジキン病の発見者Hodgkin Tが記載，別名Hodgkin-Key雑音という。記録はWilson FN（1918年）。

▶5　Elliosten Jの記載（1830年）。

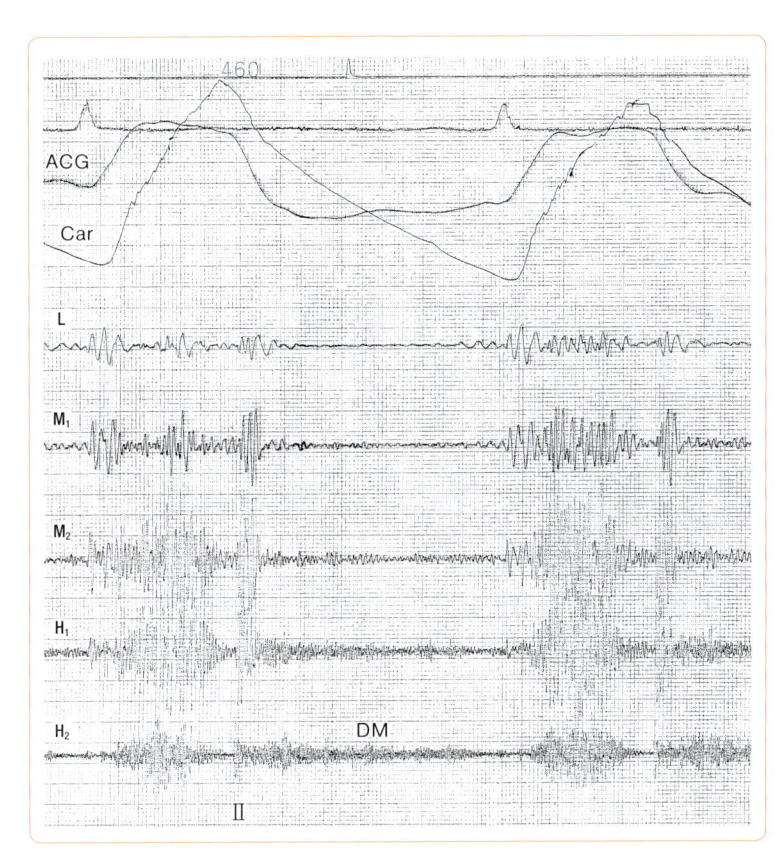

図 5-43
比較的弱い灌水様雑音を有する大動脈弁膜症，65歳女性

大動脈弁狭窄を主体とする例で，それに伴ってLevine II度程度の灌水様雑音が聴かれた．拡張中期に消失する感じであったが，記録してみると全拡張期性である（DM）．上段は心尖拍動（ACG）と左頸動脈波曲線（Car：狭窄のニワトリの鶏冠状を示す）．

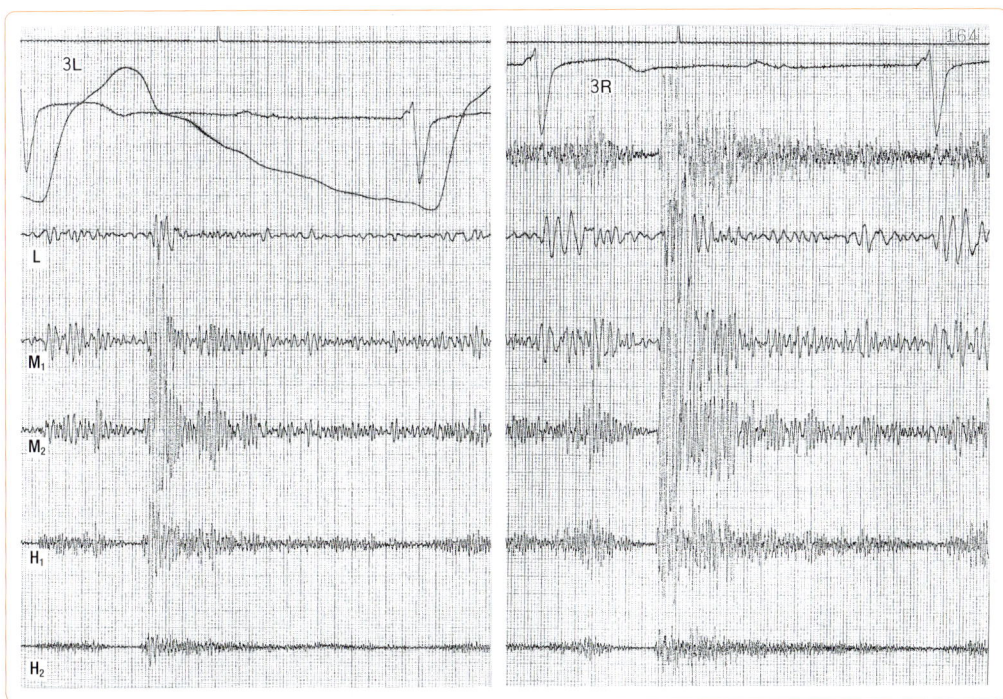

図 5-44　右側大動脈弁閉鎖不全雑音，Dubin-Johnson症候群，完全房室ブロック，60歳男性

心拡大，大動脈拡大が明瞭で，胸骨左縁（3L）での灌水様雑音はII度，右縁（3R）ではIV度で強大である．随伴する収縮期雑音やII音も同じ傾向にある．両心音図は同じゲイン（利得）で記録してある．2つのQRSの間で，P波が拡張中期とQRSに重なって記録されている．

2 拡張期雑音　　5 大動脈弁閉鎖不全

過剰な心音として，重症例では収縮後期にかなり強大な大動脈衝撃音（aortic thudding sound）を生じる例がある[27]。その成因はともかくとして，Ⅱ音分裂と誤らぬことが大切である。

また拡張期心音は，合併することのある僧帽弁狭窄のOSのほか，Ⅲ，Ⅳ音があるが，OSやⅣ音は聴取しがたく，またⅢ音[62]も聴取されにくく，僧帽弁閉鎖不全の場合のような重要性もない。

6 急性重症大動脈弁閉鎖不全（sudden, severe AR）

従来，実験動物で知られていた急性閉鎖不全のきわめて特異な動態が，感染性心内膜炎の治療が可能となって，臨床的にもみられるようになった[312-314]。慢性例と異なって左室拡大がなく，大量の逆流を受け入れる素地がないために左室拡張期圧は急上昇し，拡張期の途中で大動脈圧と左室圧が均衡を保つようになるので，その時点で逆流性雑音は消滅する（図5-46）。

Ⅰ音は拡張中期または前収縮期に移動する形になり，通常のQRS後にはみられなくなる（聴診上は消失）[32, 314]。先述したようにP-R時間の延長は僧帽弁早期閉鎖（early closure of the mitral valve）に際し房室流入に有利な条件となるが[315]，それもⅠ音減弱の一因となることは先述した。心内圧曲線，心エコー図，心音図の対比では，拡張期の僧帽弁早期閉鎖に際し低調な振動が見られ，灌水様雑音の消失の時相で後述のAustin Flint雑音も消失してしまう[316, 317]。また前収縮期に近い時点で大動脈弁が開放してしまう例もみられている[316]。

7 Austin Flint 雑音

Flintの記載（1862年）以来，大動脈弁閉鎖例でのあまりにも有名な心尖部ランブルである。ただし当時の"presystole"は「Ⅱ音から離れた現象」をいっているので，現在のpresystolic murmurとFlint時代のそれとは内容が異なることに注意を要する▶1。

この雑音は中等症以上の大動脈弁閉鎖不全例で，僧帽弁狭窄がないにもかかわらず，心尖部（拍動とa波を触知する[318]）で聴かれるランブルで，拡張中期（心室急速充満期）および前収縮期（心房収縮期）の2成分よりなる[319]（図5-47，P99）。心房細動例では前収縮期成分は消失する。また上述した急性重症閉鎖不全でも前収縮期成分はしばしば消失する。いずれにしても雑音の主体は拡張中期のそれである[319, 320]。剖検例でみると，僧帽弁前尖の左室側面に逆流ジェット斑やZahnのポケット▶2があり，弁の半閉鎖状態が僧帽弁口の相対的な狭窄を形成していたことがわかる[319]。

僧帽弁狭窄との鑑別は，左室肥大の存在，減弱したⅠ音，ランブルの非定型性（前収縮期強盛がⅠ音に達しない），OSを欠くなどで，それほど困難ではない。最も確実なのは亜硝酸アミル吸入で，灌水様雑音が減弱・消失傾向を示すとAustin Flint雑音も同じ経過を辿り，僧帽弁狭窄とは逆の反応を呈することである[122, 221, 321]。

▶1 Flint時代には心房細動という考えはなく，また脈がirregularly irregular，つまり心房細動でもランブルはpresystolic murmurと記述されている。

▶2 Zahnのポケット
逆流血が僧帽弁前尖の心室側に衝突して弁線維化が発生，それが肥厚，さらに逆流血の衝突によって肥厚部に洞穴ができたもの。小指先大のものもある。

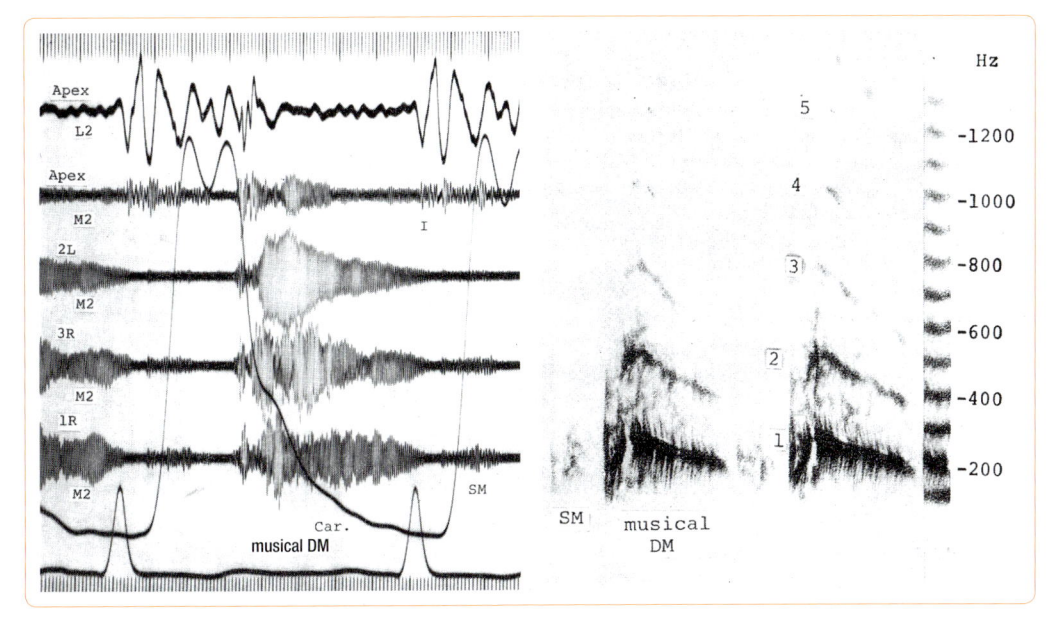

図 5-45 大動脈弁閉鎖不全での楽音様拡張期逆流性雑音（いわゆる鳩声音），41歳男性

左図：拡張期雑音は約 200 Hz の基本的な振動（基音）をもつ規則正しい正弦波の連続である。よくみると雑音開始は振動数が多くやや高調で，拡張期が進むにつれ振動数が減じているのがわかる（これは右図の方でより明瞭）。各聴診領域での雑音の時間的消長に差がある理由はよくわからない。Car は右頸動脈波曲線。

右図：同症例におけるスペクトル心音図（3R からの記録）。縦軸は振動数（周波数），横軸は時間，そして振幅の大小は濃淡で表される。約 200 Hz のところにある拡張期雑音は最も濃く，これが基音である（1 と表記）。2 から 5 まではその倍音で，400，600，800，1,000 サイクル近辺，2 から 5 に至るに従って急速に倍音の振幅が小さくなっている。

（心音図の手引き（第 3 版），pp.16-17，図 4-5，日本醫事新報社，1990 年より転載）[23]

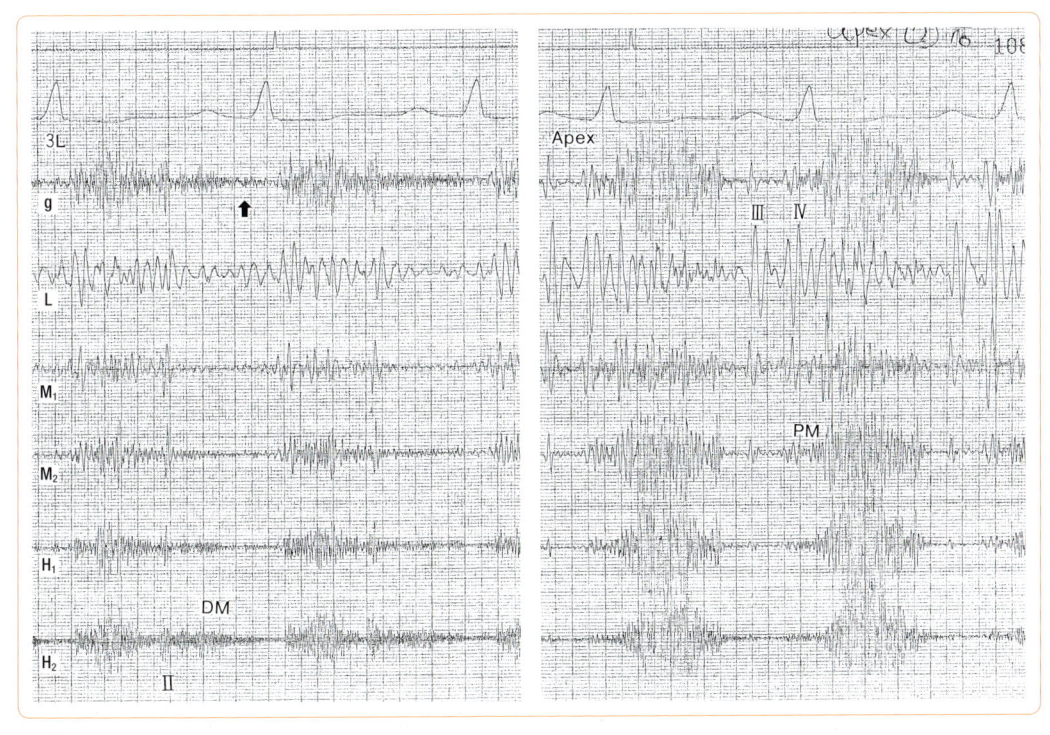

図 5-46 比較的突然に発症した大動脈弁閉鎖不全，感染性心内膜炎，僧帽弁前尖（弁輪部）膿瘍，37歳男性

灌水様雑音は次の QRS に達する少し手前でわずかな振動（↑）により消失しているようにみえる（3L）。心尖部（Apex）には心基部の駆出性雑音とは異なった強い紡錘型の僧帽弁閉鎖不全の全収縮期雑音があるほか，四部調律（Ⅲ音とⅣ音），それに収縮期雑音に移行するわずかな前収縮期雑音（PM）がある。かなり重篤な状態である。

この雑音の成因はいろいろと論じられている[322-325]。要は僧帽弁口の前方血流（左房－左室血流）によるものであり[184]，拡張期における僧帽弁逆流[326]（左室造影ではよくみられる）によるものではないということである（図5-48）。

　Austin Flint雑音の存在は器質的僧帽弁狭窄の存在を排除するものとしてとらえられてきたが，薬剤負荷試験を行うと，Austin Flint雑音が亜硝酸アミルで消失し，代わって僧帽弁狭窄雑音（完全な漸増性前収縮期雑音）が出現する例（OSも出現）が発見されている。つまり軽度の僧帽弁狭窄とAustin Flint雑音は共存しうることが判明している[327]（図4-4, ❷45参照）。どちらが主体かで，心尖拍動などの所見（僧帽弁狭窄ではa波がない）も変わる。

Memo　Austin Flint（1812～1866）

　Austin Flint雑音は固有名詞をもつ心雑音では一番有名だが，最近は聴診する機会が減り，またその成因に関しては，最終的決着が付いたものとは言えない。言ってみれば「さまよえる心雑音」（Wagner風に言えばDer fliegende Geräusch）である。

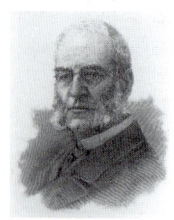

　FlintはSteellと違って6代に及ぶ名門医師家庭に育ち，その4代目の医師である。すでに32歳でRush Medical College（Chicago）の教授，35歳でBuffalo Medical Collegeを創立，その他の大学教授も歴任し，国内，国外に名を馳せた。

　心臓の聴診に関する研究は彼の膨大な業績のほんの一部だが，アメリカのLaennecと呼ばれた。1852年，肺の打聴診でアメリカの医学会賞，さらに1859年，心臓の聴診（The clinical study of the heart sounds in health and disease）で同学会第1等賞を得ている。そしてまさにその年，A Practical Treatise on the Diagnosis, Pathology, and Treatment of Diseases of the Heartという分厚い専門書を発刊した（1962年，サイン入り本がIllinois大学図書館にあったが，20年後，その写真を撮りに行った際は金網内の貴重本書庫に移されており，閲覧不能であった）。

　1862年，歴史あるAm J Med Sciに掲載された大動脈弁閉鎖不全症の心尖部拡張期雑音，いわゆるFlint雑音の論文は2症例からなる。58歳男性の"presystolic blubbering murmur"で，剖検では著明な左室肥大（壁厚20mm，心重量約460g），僧帽弁狭窄（MS）無し（大動脈弁逆流（AR）によくみるわずかな弁帆増殖のみ）。もうひとつは年齢性別不明の同雑音例（壁厚25mm，心重量約500g）のAR＋大動脈弁狭窄（AS）で，MS無し。

　Flintの言うこの唇を震わせるような雑音（blubbering murmur）は，多量のARが左室を早期に充満させ，これに強力な心房収縮が加わって起こるとされ，この考えは驚くべきことに20世紀中葉まで不変であった。しかし筆者は問題を発見した。

　筆者が1955年，心音図を撮り始めた頃，AR症例は非常に多く，Flint雑音もしばしば聴いた。しかし心音図では，今でいう"presystole"，すなわち"心房収縮期"よりも，拡張中期のMS様雑音が多かったのである。そこで「古典」を繰ると，脈または心拍が"irregularly irregular"とか，"totally irregular"という，今で言えば明らかに心房細動の症例においても"presystolic"という形容がなされていて，"mid-diastole"という表現がない。

　1961年，すでに『臨床心音図学』を書き終え，Chicagoに留学していた筆者は研究所のすぐ傍にあるIllinois大学図書館（365日24時間開館）に通って，Flint時代以降の諸雑誌を調べ，"presystole"という意味が現代とはまったく異なっていることに気付き，そのことを『臨床心音図学』に3頁も新たに書き加えた。つまりFlint時代のpresystoleでは，その雑音が**第2音から離れて起こる**ことを指しており，現代のmid-systoleを含むものであったのである。この点については，『臨床心音図学』の書評をされた本邦の権威山川邦夫教授も暗に批判的なことを書かれていた（教授は東大助手時代，ポリクリで私のMS診断をFlint雑音であると説教された方で，それが心音図学に入り込むきっかけになった）。

　また，心房細動の概念は新しい。それによってMSの現代的"presystole"とその雑音がなくなることを証明したのは，イギリスの心電図・心音図の大家T Lewisである。

　Flint雑音は本質的にmid-diastolic and presystolic rumbleであって，内外の学者がこだわるような純粋のpresystolicだけでは決してない。

➡❷100 へ続く

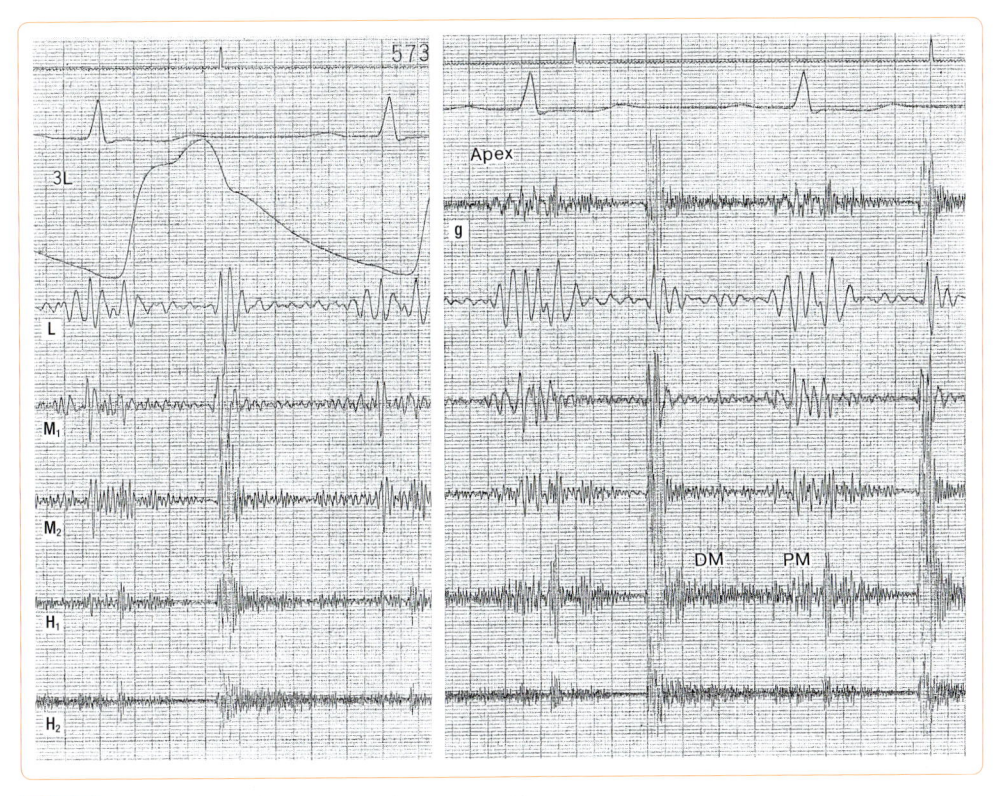

図 5-47 Austin Flint 雑音，大動脈弁閉鎖不全，47 歳男性
第 3 肋間胸骨左縁（3L）でⅠ音のようにみえる心音は QRS とほぼ同時に生じており，したがってⅠ音ではない（Ⅰ音は非常に減弱してその後に続く）。心尖部（Apex）にもその心音はあるが，それとⅠ音との間には前収縮期雑音（PM）がある。拡張中期ランブル（DM）は灌水様雑音に重なってよく記録されていない。

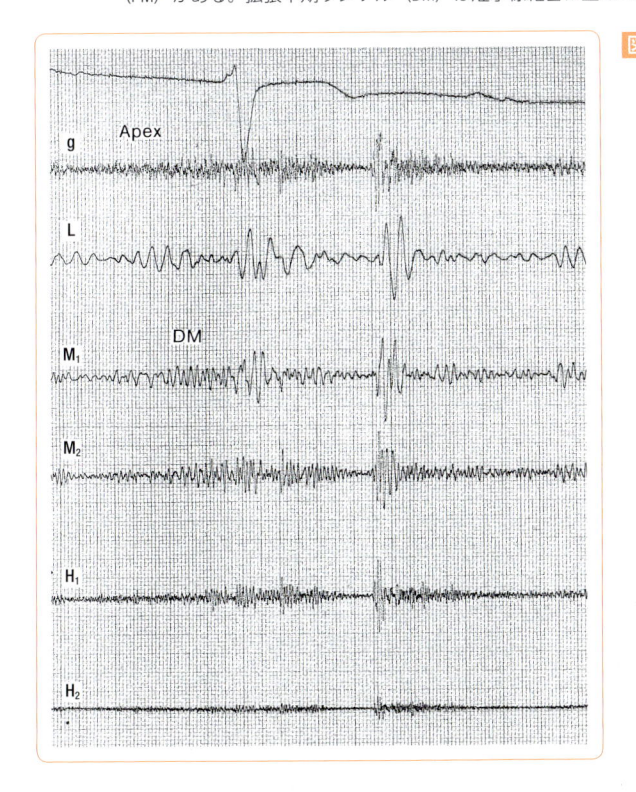

図 5-48 Austin Flint 雑音の特殊例，図 5-44（P95）と同一例
本例の心尖部には明らかな拡張期ランブル（DM）が聴かれた。心音図上，かなり持続の長い雑音で，しかも P 波からはずっと遅れて生じている。やはり Austin Flint 雑音といわざるをえない。人工弁置換後には消失した。

さらに負荷心音図でみると，AR + Flint 雑音は MS の存在を除外するものではないことが明らかであり，AR + Flint 雑音 + MS という症例が存在する。つまり Flint 雑音と MS の rumble は共存し得，互いに排除しあうものではない。

残念なことに，心エコー図による Flint 雑音の研究は，各自が適当な結論を残し，中途半端で終わった。Flint 雑音を生じうるような重症 AR 例が激減し，それ以上の心エコー研究がなされていないのが残念である[312]。

それゆえ，Flint 雑音は未だにさまよい続けている。

8 肺動脈弁閉鎖不全（pulmonic insufficiency or regurgitation；PR）

カラードップラー法でみると肺動脈弁の逆流は非常に高頻度であるが，その多くは雑音として聴取されない。しかし胸壁の薄い学童では，注意さえすれば，ときとして持続の短い中等調の雑音を左第 2 肋間で聴取する[328]（図 5-49）。これは学童での 6 大先天性疾患の第 6 位に入る[328A, 328B]。

ファロー四徴などで肺動脈弁切開を行った例では，中等調の拡張中期漸減型ないし漸増・漸減型の拡張期雑音が出現する（図 5-50）。同様な例はおそらく器質的肺動脈弁奇形（四尖弁など）で出現する。Ⅱ音は幅広く分裂するが，減弱ないし聴取できぬ例もある。特発性肺動脈拡張に合併する例もある。

9 Graham Steell 雑音

肺高血圧に起因し，相対的に生じる大動脈弁閉鎖不全雑音類似の灌水様雑音で，Steell の発見による（1888 年）。証明方法によっては軽微な大動脈弁閉鎖不全合併の見落としであるとか，血管造影上の問題などもあるが[329-333]，鑑別の要点は次のごとくである[23]。

最強点は左第 2 肋間胸骨縁より 2～3 cm 左側にあり，その部に肺動脈拍動あるいは強大なⅡ音の拍動を触れる（図 5-51，P102）。

肺動脈領域のⅡ音は単一のことが多く（心房中隔欠損を除く），強大だが，心尖部の方へは伝達せず，比較的狭い領域に限局する。

心雑音は灌水様であるが，大動脈弁逆流性雑音に比し，やや低調成分を含んでいる▶。

雑音伝播は心窩部方向で，強大でも広くは伝わらない。

症例により心基部の駆出性雑音（肺動脈性）を伴うが，呼吸であまり変動しない。

稀に胸骨左縁または右縁に右側 Austin Flint 雑音[333] を伴う。

この Graham Steell 雑音は殊に Eisenmenger 症候群（図 5-33，P85）や原発性肺高血圧にみられやすく，僧帽弁狭窄ではその多くは大動脈弁閉鎖不全の誤認かまたは両者合併状態をみているものである。またこの雑音は腎不全末期にも現れるとされるが[334]，この場合も大動脈弁閉鎖不全を合併していることが非常に多い。また妊娠時に出現することもあるが，一般に妊娠時には末梢血管拡張により血圧が下降気味で，そのような雑音例は稀である。本来，大動脈弁閉鎖不全なども妊娠により軽減し，灌水様雑音が消失する例もあることが知られている[335]。

▶ 心音図で中音にもよく描かれる。

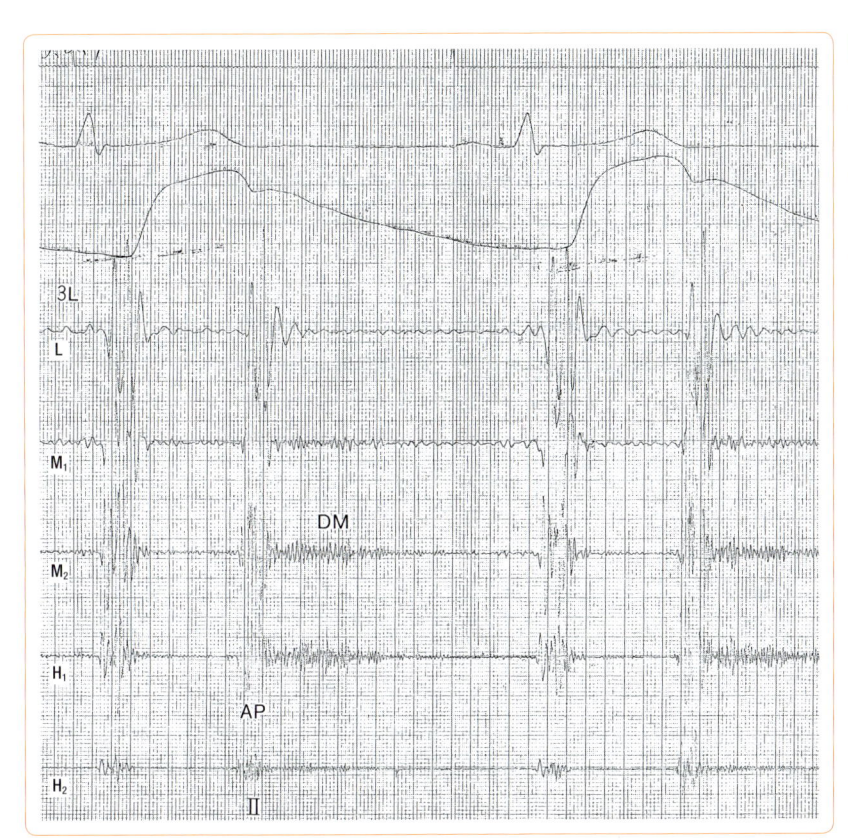

図 5-49

器質的肺動脈弁閉鎖不全，53歳男性

左第3肋間に狭いⅡ音分裂に続くⅡ度の拡張期雑音が存在した。大動脈弁閉鎖不全の灌水様雑音ほど高調ではなく，中等調で，持続もあまり長くない。成人例。

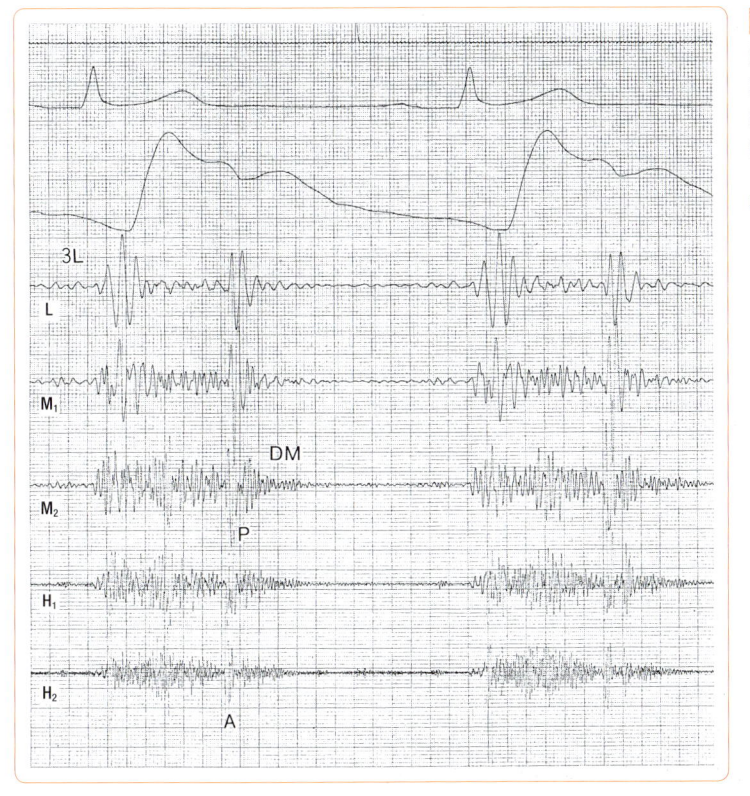

図 5-50

肺動脈弁切開後の肺動脈弁閉鎖不全，35歳男性

肺動脈弁狭窄に対して弁切開術を行った例であるが，駆出性収縮期雑音の減弱，Ⅱ音分裂間隔の減少とともに，明瞭に聴取しうる逆流性雑音が出現した。

2 拡張期雑音　　9 Graham Steell 雑音

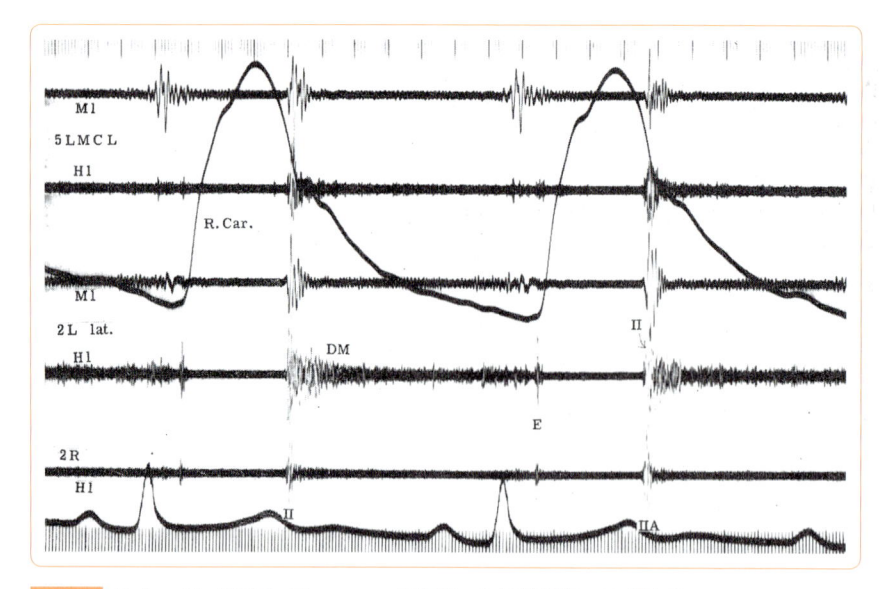

図 5-51 Graham Steell 雑音，Eisenmenger 症候群，動脈管開存，34 歳女性
収縮期には駆出音（E）をみるが，心雑音はほとんどない。Ⅱ音は単一強大，ⅡAとⅡPは完全に重合，左第2肋間の外側（2L lat.）では，それに引き続き強大な拡張期雑音があって，次の心拍の駆出音まで続いている。胸骨左縁をはずれて左方にあること，この雑音の形など，Graham Steell 雑音に典型的である（心腔内心音図では，この雑音は右室の中で記録されている）。
（心音図の手引き（第3版），p.204，図63，日本醫事新報社，1990年より転載）[23]

Memo Graham Steell（1851〜1942）

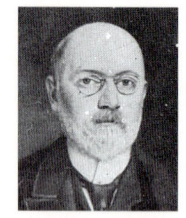

古来，人名を冠した心音や心雑音は数多いが，肺高血圧（PH）に際して聴取されることのある Graham Steell 雑音は，大動脈弁逆流（AR）時の Austin Flint 雑音とともに，一般臨床でまだよく使われる名称である。

Steell の経歴には不明な点が多い。イギリスは Manchester の医師で，1888年の Medical Chronicle (Manchester) に掲載された "The murmur of high-pressure in the pulmonary artery" がこの雑音を記載した最初の論文である。そ以前には "The Physical Sign of Cardiac Disease"（1881年）という著作のほか（Chicago の図書館では発見出来なかった），1，2の論文があるに過ぎない。

だが上掲の論文は評判になった。なぜなら以前より，右室内圧が高まると，その圧を緩衝するいわゆる「安全弁機構（safety-valve function）」が働き，結果として三尖弁閉鎖不全が生じるとされていた。Steell は彼の本で，それなら高度の肺動脈圧が生じれば，同じく安全弁機構として肺動脈弁の閉鎖不全（PR）が起こりうるだろうと予見していて，それが逆流性雑音の存在で証明されたたからである。

しかし当時から問題がなかった訳ではない。この雑音を示す代表例は僧帽弁狭窄（MS）で，第2音が分裂・亢進していればそれに引き続く雑音で，脈拍に AR の兆候（速脈）がみられない場合の逆流性拡張期雑音を Steell 雑音としたのである。しかし速脈の有無で AR の存否を判定するのは，現代医学からするといささか無謀である。また論文後半では永続的な肺高血圧（先天性心疾患）での出現や，第2音が鋭い衝撃（sharp thud）として手に触れること（ARではみられない），雑音出没のことも書かれている。

現在では，AR 雑音と PR 雑音の臨床上の鑑別は難しくない。だが速脈の有無だけで両者を鑑別するのは，典型的な場合を除いておそらく困難で，それは Steell 医師でも同様であった。後世まったく無視されているが，彼は10年後（1898年）の長大な論文 "Mitral stenosis" (Internal Clinic 3: 144, 1888) の中で，AR と思って解剖すれば PR であり，完全に PR 例と考えても剖検上 AR があったりと，実際には自分の診断法が簡単ではないのだと正直に述べている。

カラードップラー法での PR の頻度は非常に高い。一方，重症 AR では収縮期圧 60 mmHg 程度の肺動脈圧は珍しくないし，たとえ最低血圧が測定不能（つまり 0 mmHg）でも，大動脈圧曲線が 40 mmHg を切ることはない（それ以下では前方血流を保てない）。圧と脈拍だけでは鑑別困難である。

現在，Graham Steell 雑音の存在は不動だが，Steell はその後91歳に至るまで，半世紀の間，苦悩したことであろう。

3 連続性雑音 (continuous murmur)

　収縮期または拡張期という大きな時相内に限局せず，両者にまたがって存在する一群の雑音を連続性雑音（continuous murmur）という．この雑音は厳密には"心雑音"ではない．すなわち聴診上の対象になる雑音は弁の存在する心内から生じるものではなく，収縮期から拡張期にかけて高圧系と低圧系の間に連続性の圧較差を有する場合に生じるもので，したがって心外性起源（extracardiac origin）である（表5-4）．

表5-4 連続性雑音を生じる疾患または状態

I	高圧系−低圧系短絡	① 大動脈−肺動脈短絡 　動脈管開存，大動脈肺動脈窓，手術による短絡（ほかに総動脈幹，肺動脈閉鎖，左冠動脈異常，重篤な気管支拡張症など） ② 大動脈−右心系短絡 　Valsalva洞動脈瘤破裂，冠動静脈瘻 ③ 動静脈瘻：（先天性，後天性）各種 ④ 静脈内短絡（肺静脈還流異常，門脈−体静脈短絡：Cruveilhier-Baumgarten 雑音） ⑤ 心房内短絡（心房中隔欠損，Lutembacher症候群，三心房心）
II	高速血流	① 静脈コマ音 ② 甲状腺機能亢進（甲状腺雑音）（収縮期〜連続性） ③ 貧血（収縮期性） ④ S雑音（収縮期性） ⑤ 血管腫 ⑥ 乳房雑音 ⑦ 急性アルコール性肝炎（原則的に収縮期性） ⑧ 魚骨雑音（原則的に収縮期性） ⑨ 腫瘍（血流に富むもの：ヘパトーマ，腎細胞癌，骨のPaget病など）
III	局所性動脈狭窄 （収縮期〜連続性）	① 高安動脈炎（高安病，脈なし病） ② 大動脈縮窄 ③ 頸動脈狭窄（動脈硬化性・外傷性） ④ 冠動脈狭窄 ⑤ 腎動脈狭窄 ⑥ 腸間膜動脈狭窄 ⑦ 大腿動脈狭窄 ⑧ 肺動脈分岐狭窄 ⑨ その他の末梢動脈狭窄
IV	連続性雑音類似の往復雑音	① 心室中隔欠損兼大動脈弁閉鎖不全など

　連続性雑音は収縮期の全体を占めるわけではない．たとえ高圧系と低圧系の圧較差による場合でも，動脈管開存同様に心室圧が上昇して半月弁が開放するまでは雑音は発生しないから，その収縮期成分は全収縮期性ではない．

　また，II音を超えて連続する拡張期の雑音成分が，次のI音のかなり手前で終了してしまう場合にも，やはり連続性雑音と呼ぶ．これは殊に末梢

▶ **動脈管開存**
この雑音の発見者Gibson（1900年）[336]が，「この雑音は聴診上I音から少し遅れて発生している」と指摘したのは非常に慧眼である．

動脈狭窄や動々脈瘻（arterio-arterial fistula）などでみられ，動脈中心側と末梢側の血管抵抗の差に依存する。

これに対し静脈系の連続性雑音（静脈コマ音；venous hum）の持続は一般に長い傾向にある。しかし心房内のそれ（心房中隔欠損）は圧較差が小で短い[1]。

心外性雑音には，血管性雑音のほかに心膜摩擦音その他の特殊な雑音があり，連続性雑音とはならない血管性雑音や，連続性雑音と紛らわしい心内（ときに心外）性の雑音もある。後者はそれぞれ別個の収縮期・拡張期雑音が引き続いて生じているもので，その形容から往復雑音（またはブランコ雑音；to and fro murmur）と呼ばれることが多い（図5-42，P93）。

[1] 厳密な意味ではⅠ音の前から発しⅡ音を超える逆流性収縮期雑音も，Ⅱ音の手前から発してⅠ音を超え駆出音に至る逆流性拡張期雑音もともに連続性であり，また肺動脈狭窄雑音は右心側からみれば駆出性，左心側よりみればⅡAを超えて連続性であるが，これらは習慣上，連続性とは呼ばれない。

▼ 図5-42（P93）の抜粋

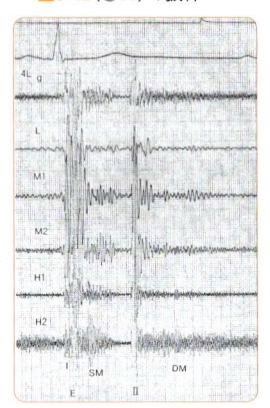

1　動脈管開存（patent ductus arteriosus）

図5-52は動脈管開存を例にとって，高圧系（動脈系）と低圧系（静脈系）との圧較差に基づく連続性雑音と圧情報との関係を示す。ただしこの場合，静脈系（低圧系）は肺動脈である。またこのような雑音を示す状態はすでに一部を表4-3（P37）に示した。

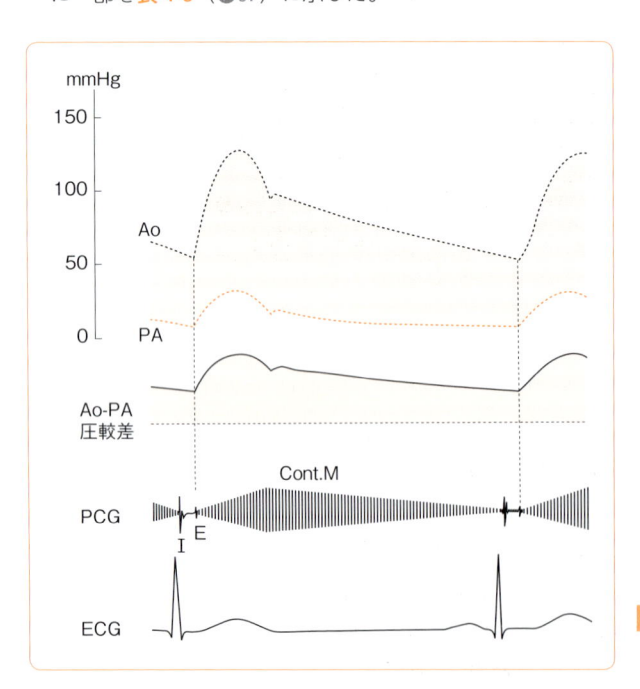

図5-52　動脈管開存における連続性雑音の血行力学的背景[144]

発見者にちなんでGibson雑音[2]と呼ばれる動脈管開存の連続性雑音は，左第2肋間で胸骨左縁より聴診器の一口径近く左方へずれた点に最強点があり，強さはLevineⅡ～Ⅴ度，通常Ⅲ～Ⅳ度のことが多く，強大であれば鎖骨上窩の方へ伝播する。また収縮期成分は心尖部の方へよく伝達される。

雑音の性質は荒々しく，石臼をひくような（grinding）とか機械様（machinery）と形容され，また，雑音の開始は弱く，Ⅱ音に向かって強盛となり，その後，拡張期を通じて漸減する（図5-53）[3]。心音図記録でもGibsonの

[2] この雑音が1900年まで記載されなかったのは不思議である。一方，Gibsonの模型図はまったく非の打ちどころがないほど正確。記録は1933年，Lian C, Racine Mによる。

[3] George Anderson Gibson[336]の論文の記述は非常に詳しい。

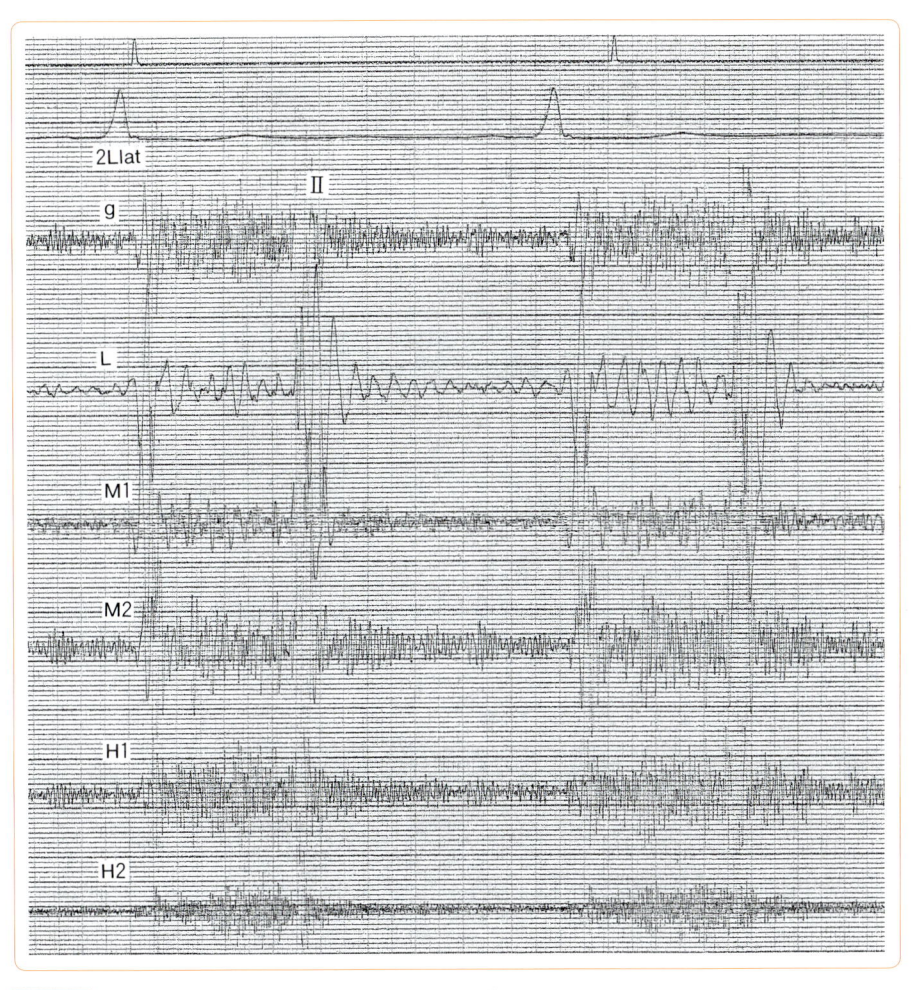

図5-53 動脈管開存，57歳女性（大動脈二尖弁合併）
第2肋間胸骨左縁のやや外方に最強点を有し，LevineⅢ度の連続性雑音。Ⅱ音の少し手前に雑音のピークがある。拡張期全体に雑音が及んでいる。

聴診所見の確かさが認められている[337]。また殊に短絡量が多い例では，おそらく動脈管からの血流が肺動脈壁を叩く衝撃音が雑音に混入することがある[338]。

動脈管は胎生期の重要な血行路で，生後閉鎖しえぬ例が開存症と呼ばれるが，生下時は肺高血圧の存在により短絡が少なく，したがって機械様雑音は数日間は聴取されない。一般にこの雑音は2～7歳になって完成し，小学校入学時に発見されることが少なくない。1歳未満の例は稀であると考えられているが，典型的な連続性雑音は早ければ生後6週ですでに認められるともいう[339]。

新生児期および乳児期の動脈管由来の雑音については，心臓移植のパイオニアであるBurnardのもの[339-341]を含め，数多くの論文がある。

この連続性雑音は一種の逆流性雑音であるから，血流の上流（大動脈側）と下流（肺動脈側）との圧関係によって，血流量，血流速度，したがって雑音は大きな影響を受ける。すなわち昇圧剤[49]（メトキサミンなど）により極端に増強される一方，亜硝酸アミル[221]により減弱，瞬間的には消失

することもある[123]（表4-5，P45）。

　しかしこの法則に従わない例も稀にある。すなわち昇圧剤によって逆に雑音が消失する例があり，これは薬剤による動脈管の攣縮や長い動脈管の屈曲などによると考えられ[342,343]，大動脈造影によっても昇圧剤投与後の血流途絶が確かめられている[344]。このようなことは自然に発生することもあり，雑音が出没し，間欠性動脈管開存（intermittent PDA）または潜在性動脈管開存（silent PDA）と呼ばれる。またきわめて稀に，心内膜炎後に動脈管の閉塞を生じた例が知られている。

　肺高血圧を合併すると拡張期の大動脈-肺動脈圧較差が減じ，連続性雑音は消失して収縮期成分のみとなる。同時にⅡ音も亢進する。さらに肺高血圧が進行すると，雑音は消滅し，代わってGraham Steell雑音が出現する（図5-51，P102）。この際，稀に拡張期の短絡雑音を同時に伴うことがある[345]▶1。

　動脈管開存の短絡量が多ければ，心尖部に相対的僧帽弁狭窄を示すCarey Coombs型ランブルを聴く。OSが聴かれる例もある。

2　大動脈肺動脈中隔欠損 (aortopulmonary septal defect)

　大動脈基部で肺動脈と短絡を有する稀な疾患で，大動脈肺動脈窓（aorto-pulmonary window）とも呼ばれる。理論的には動脈管開存と相似であるが，通常肺血管抵抗が高く，拡張期短絡が消失しやすく，15%は連続性雑音（左第2〜3肋間）を示すが，他は収縮期雑音のみである[346]。

3　人工的大動脈・肺動脈連絡

　ファロー四徴におけるBlalock-Taussig短絡，Potts短絡なども動脈管開存同様の連続性雑音を生じる。ただしそれほど強くはない。

胸郭内の重要な動静脈瘻

　動脈管開存と紛らわしく，鑑別を必要とする動静脈連絡は数多く存在する。連絡孔の胸壁上への投影点に雑音最強点があること，その放散（動脈管開存では上述のごとく左第2肋間，次いで第1肋間で雑音が強いが，以下の疾患では第2肋間またはその下方に最強点がある）が重要な鑑別点となる。

❶ Valsalva洞動脈瘤の右心系への破裂 (rupture of the sinus of Valsalva into the right heart) ▶2

　肺動脈，右室あるいは右房への破裂はValsalva洞動脈瘤ではよくみる現象である（というよりも，破裂を生じてはじめて気付かれることの方が多い）。これによる大動脈-右心系の連続性雑音は多彩で，連続性雑音というよりは往復雑音に近く，また聴診部位により所見が若干変化する[19,27]。殊に心室中隔欠損を合併すると，単純な連続性雑音とはならない。右房への破裂では浮腫のほか頸静脈の拍動が顕著で

▼ 図5-51（P102）の抜粋

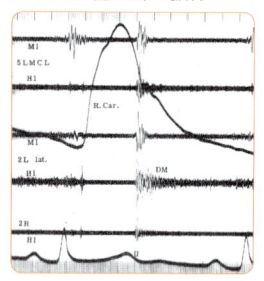

▶1　終戦後しばらくまでは，動脈管開存の雑音は収縮期性とされ，筆者の所有した教科書にもそう記載されていた。しかしこれは剖検例（肺高血圧症例で収縮期雑音しかなかった）に基づく見解である。Gibson雑音の発見が比較的新しく（1900年），それが公認されるのに時間がかかったせいである。日本のテキストでは，第二次大戦後しばらくして「収縮期性または連続性」と書き改められている（1958年頃）。

▶2　1839年，高名な大家イギリスのHopeは右心への破裂や大動脈瘤の肺動脈への破裂による雑音も記載。

ある．また心雑音は拡張期強盛を伴うとされるが，収縮期に強盛のこともあり，Ⅱ音の位置とは必ずしも一定の関係を有しない．

❷ 大動脈瘤（梅毒性）の大静脈への破裂，肺動脈への穿孔

同様の所見を呈するが，常に突発性である．大静脈への破裂で，強い連続性雑音の突発とともに，一夜にして著しい全身性浮腫がみられた例を経験した．

❸ 冠状動脈と右心系（肺動脈，右室）の連絡 (coronary artery fistula)

本症も連続性雑音を示す[347]．最強点はやや低い（図 5-54）．その際右冠状動脈と右房，右室あるいは冠状静脈洞への瘻では胸骨右縁に，左冠状動脈と肺動脈，冠状静脈洞，あるいは右冠状動脈と肺動脈の瘻では胸骨左縁に最強点を有することが多い．また冠動脈圧は大動脈圧ほど高くはないから，動静脈間の圧較差は比較的小で，したがってValsalva 洞動脈瘤破裂のような強大な雑音は稀である．また冠状動脈

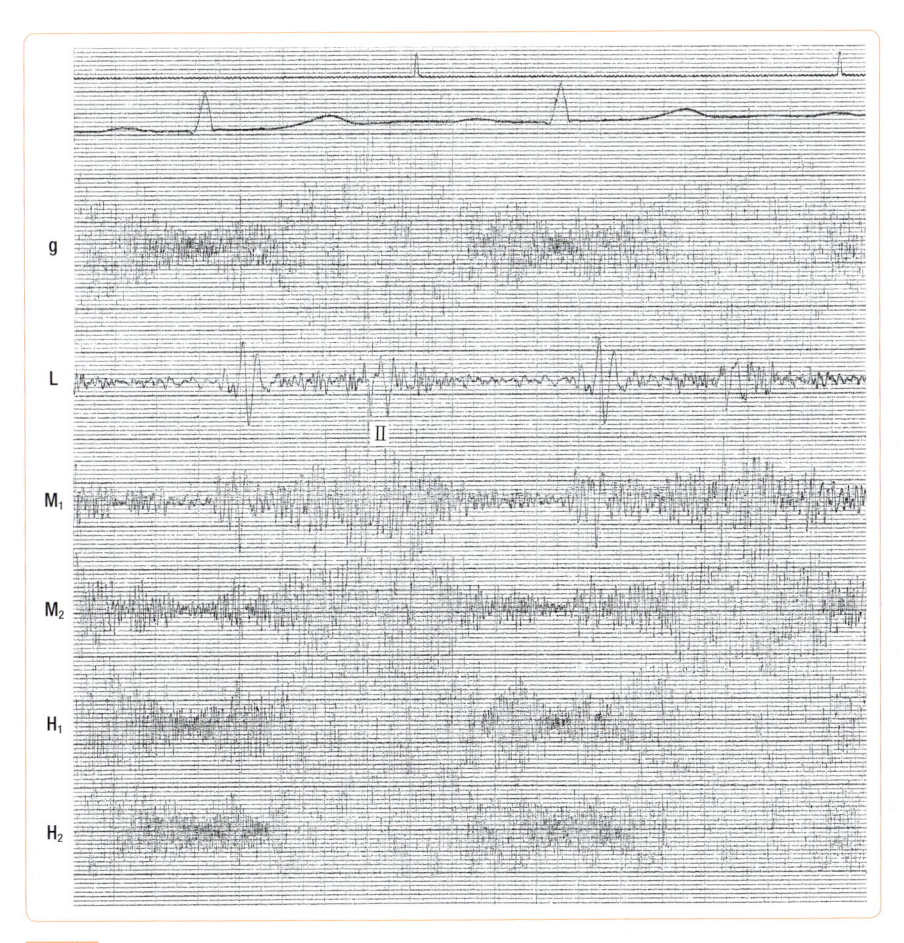

図 5-54 左冠状動脈−右室瘻，47 歳女性
　左第 3 肋間に最強点を有するかなり強い連続性雑音で，動脈管開存のそれよりもやや高調成分に富んでいた．Ⅱ音はこの部では聴取できないが，心音図でみるとⅡ音より少し遅れて雑音のピークがあるようである．また心房収縮期に強盛を示す心拍がある（例：第 2 拍）．

血流は拡張期に多く，心雑音も拡張期強盛を示すことが多い。はなはだ稀に冠動脈が左室に短絡し，拡張期に左室への流入雑音を生じ，大動脈弁閉鎖不全と誤診された例がある。逆に若年時に大動脈弁閉鎖不全と考えられていて（冠動脈正常），10数年後に右室への破裂をきたした例もある（右冠動脈は巨大な太さを示すようになっていた）。

胸郭外の重要な動静脈瘻

瘻の大小にかかわらず，それが心臓に近いほど心不全（高心送血量性心不全）を起こしやすいので，その発見は重要である[61]。後天的な瘻は銃創など，外傷や手術後に発生するので，創傷や手術創は必ず聴診する。下半身など，患者が外傷のことを忘れていることもあり，原因不明の心不全を起こして気付く例もある。

連続性雑音を発見した場合，その部を指で圧迫すれば雑音は消失し，徐脈が生じ，最小血圧が上昇する（Branham 徴候）[61]。

❶ 内頸動静脈瘻（内頸動脈海綿洞静脈瘻）（carotid cavernous fistula）

先天性，あるいは頭部外傷などで生じ，耳介後部の連続性雑音を自覚する。強大な雑音例もある。眼球突出や眼球雑音（occular bruits）を生じる例もある。

❷ 頭蓋内動静脈瘻（intracranial arteriovenous fistula）

Willis 動脈輪近辺に生じる。眼球聴診で発見される例があり，新生児では大泉門より聴診する。

眼球の聴診法は，まず患者に眼を閉じてもらい，ベル型の採音部を一方の眼に当て，その後開眼を命じると（聴診器の当たっている方はもちろんそのまま静かに閉じている），眼瞼の震えによるノイズが消え，よく聴診できる。また新生児では大泉門の聴診も大切である。

❸ 鎖骨下動静脈瘻（subclavian arteriovenous fistula）

鎖骨上窩または第1肋間において連続性雑音が聴かれる。鎖骨下静脈の穿孔刺後に瘻を生じ，比較的速やかに心不全を生じうる。

❹ 外傷性動静脈瘻（traumatic arteriovenous fistula）

頭部から足底まで，全身の至るところに生じうる。戦時には銃創によるものが大部分で，戦傷外科の大きな問題であったが，現今では手術創の聴診が重要である。心カテーテル後に生じる例もある▶。

▶ **人工透析用外シャント**
腎透析用に作成する外シャントは可視できるもので，動静脈瘻の聴診練習にはうってつけである。

4 静脈性連続性雑音（静脈コマ音）（venous hum）[1]

静脈系の血流変化によって生じる連続性雑音で，健常例にも生じうる[348)][2]。

最も日常的な頸部の静脈コマ音は，正常小児，若年者にみられ，中には本人自ら自覚するほど強大な例がある。貧血，甲状腺機能亢進，妊娠など，高心送血量状態にも出現しやすい。上手に聴診しようとするには，坐位をとり，ベル型の採音部を右鎖骨上窩の内側に当て，背後にまわって患者の頤をつかみ，これを少し強めに左上方へ引っぱるとよい。深吸気で強くなる例もある。また聴診しながら左頸部を圧迫して左頸静脈の静脈還流を妨げると，右側の静脈コマ音は増強し，あるいはそれによってはじめて聴取しうるようになることが多い。逆に臥位，Valsalva 怒責，同側の内頸静脈の圧迫により，コマ音は減弱する。

静脈コマ音はハム[3]と称されるが，音調は高調で，完全に連続性，かつ典型例では拡張期強盛がある（図 5-55）。強大な場合，鎖骨下に伝播したり[4]，頸動脈雑音（強い狭窄）と誤られたりすることがある[5]。

[1] Hope J 記載（1832 年）。

[2] Laennec の時代，疾病治療に輸入ヒル（蛭）が大量に用いられ，貧血が多発，そのコマ音を Laennec は楽譜に残した。その後輸入禁止。

コマ音の楽譜

[3] ギリシャ・ローマ伝説のセイレン（Siren）の声にたとえられる。Laennec は当初，動脈雑音と考えていた。

[4] 右側動脈管開存と誤認されて手術された例がある。

[5] 2 回も頸動脈造影され，そのために片麻痺を生じた若年女性があった。

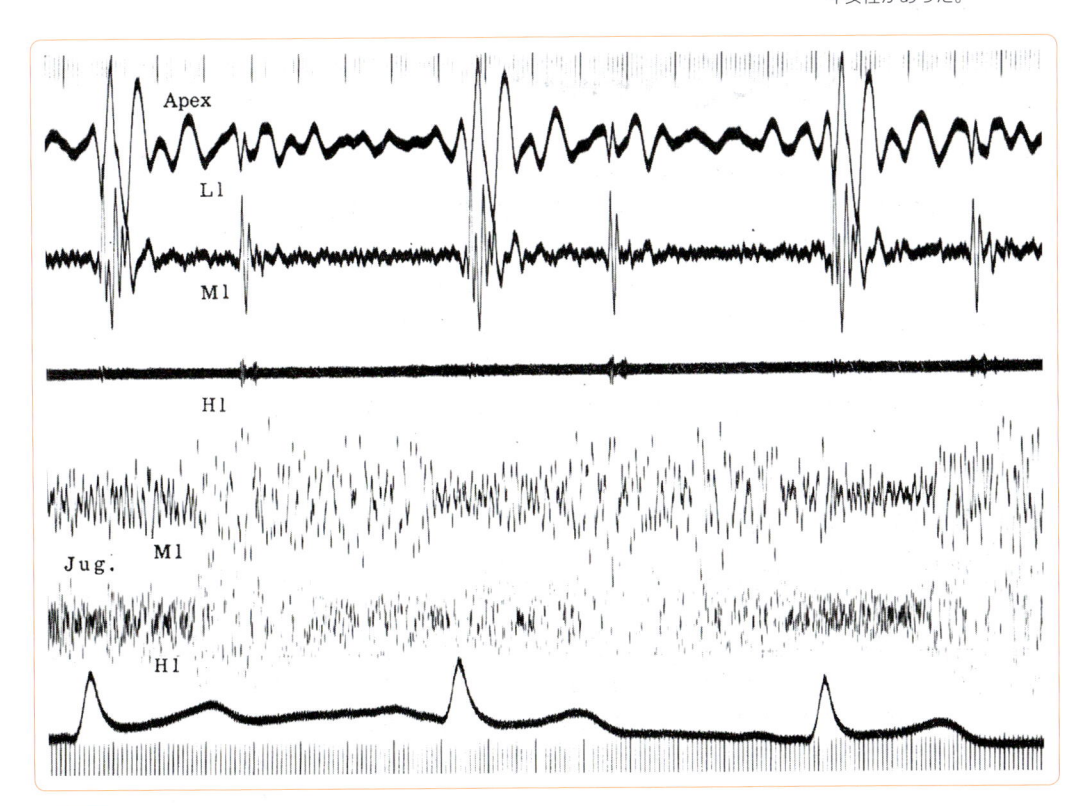

図 5-55 静脈コマ音，21 歳女性
右頸静脈窩（Jug.）に明瞭な連続性雑音があり，拡張期の方がより強盛である。低調成分も高調成分もいずれもよく記録されており，「うみなり」のような印象を伴う。心尖部（Apex）の方にはさしたる異常はない。
（心音図の手引き（第 3 版），p.228，図 73，日本醫事新報社，1990 年より転載）[23)]

❶ Cruveilhier-Baumgarten 雑音

　臍静脈が生後残存し，静脈還流の短絡を生じる例がある。門脈系と下大静脈とを連絡する側副血行は静脈コマ音を発生し，臍下方から胸骨下方，ときに上方に達する[27]。収縮期の方が強盛で，吸気性に増強，皮下の静脈を圧迫すると消失する[349]。比較的よくみるもので[350]，気付かずにいたり，大動脈弁閉鎖不全と間違えられたりすることがある。

❷ 全肺静脈還流異常 (total anamalous pulmonary venous return)

　連続性雑音を有するチアノーゼ性先天性心疾患のひとつである。肺静脈すべてが左房へ直接還流することなく，右心へ還流する状態で，還流部位（上，下大静脈，冠状静脈洞，右房）に強大な連続性雑音を生じる[351]。亜硝酸アミル吸入で一層強大となる。X線写真上の雪ダルマ像（8の字）が有名である（図 5-56）。

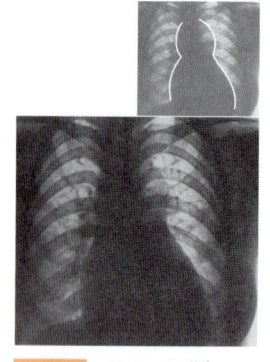

図 5-56　ダルマ像[351]

❸ 心房中隔欠損の心房内短絡雑音 (interatrial shunt murmur in atrial septal defect : v murmur)

　左房－右房圧較差を反映して，心房ｖ波の時点に連続性雑音を生じる[352]。このほかａ波などに相応する雑音もみられる[353]。ただしこれらの雑音は聴診されることは稀で，心音図上に記録されることがあるに留まる。

　心房中隔欠損と僧帽弁狭窄の合併はファロー三徴と呼ばれる。欠損孔が大きいと左－右短絡が増して左房圧が僧帽弁口の狭窄の程度を反映せず，逆に欠損孔が小さければ心房間血流速度が増すが左－右短絡は減じ，臨床的には僧帽弁狭窄の所見が中心になって欠損を見落とす。

5　動脈狭窄性疾患 (arterial stenosis or obliteration)

　臨床的に非常にしばしば遭遇する状態であるが，見逃されていることが多い[244,354]。わが国では高安病（大動脈炎症候群）がその代表例であり，欧米では大動脈縮窄や頸動脈狭窄が重要な疾患である。

❶ 高安病（脈なし病）(Takayasu arteritis, pulseless disease)

　圧倒的に女性に多い疾患で，両側橈骨動脈の不平等に気付けば，本疾患を疑うに十分である。

　高安病（脈なし病）は脈の不均等▶，上肢（殊に左の）低血圧・下肢高血圧，身体各部（殊に頸部，背部，腹部）の血管雑音，眼底変化などが重要な所見であるが，中でも血管雑音は重要であり，その他，心・血管所見として，左室肥大，大動脈弁閉鎖不全，大動脈拡張，Ｑ－Ｔ延長などをみる。

　血管雑音[354]は多様で，収縮期のみ（形状は狭窄によりいろいろである），中等度の狭窄では全収縮期性から拡張期にかけ，また重症狭窄では連続性雑音となる（図 5-57）。重要なことは，雑音最強点の直下に狭窄があり，雑音の内容からその重症度を知ることである。また

▶ 血圧の左右差がみられる。左橈骨動脈が触れないことが多く，代わって右上腕の高血圧をきたす。

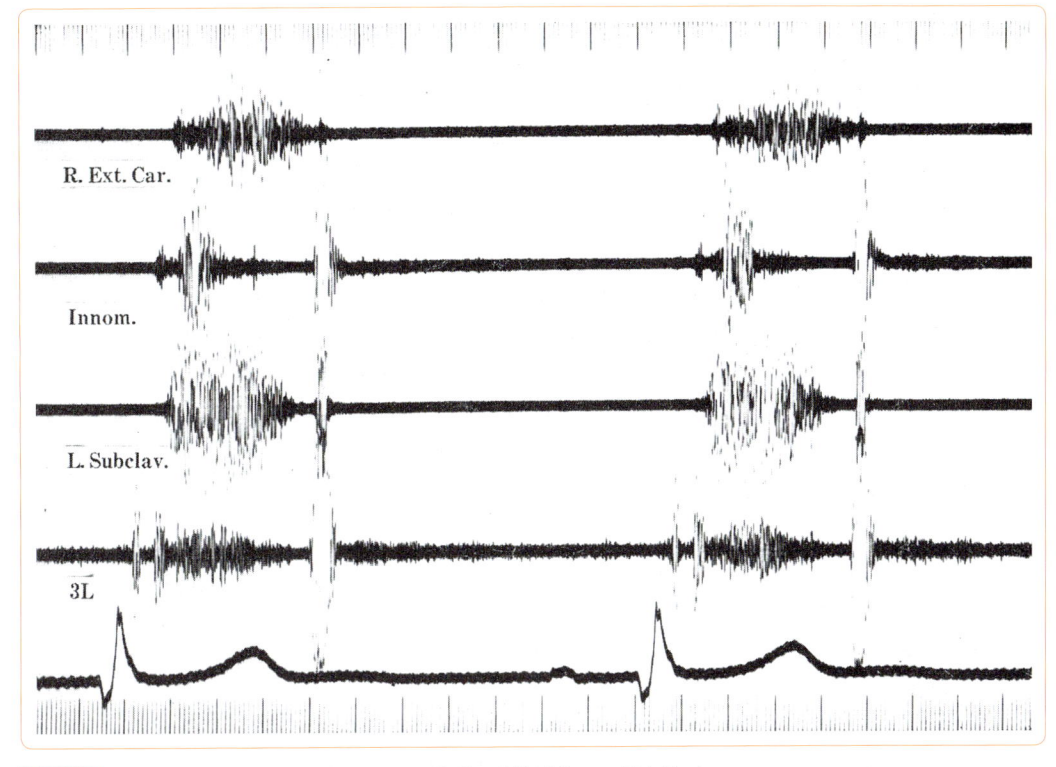

図 5-57 大動脈炎症候群（高安病）における多彩な血管雑音，41 歳女性

右外頸動脈（R. Ext. Car.），左鎖骨下動脈（L. Subclv.）の動脈雑音は持続が長い。これに対し無名動脈（Innom.）のそれは多分に機能性雑音の様相を示している。胸壁上，第 3 肋間胸骨左縁（3L）ではⅠ音が分裂し（後成分は大動脈駆出音），それに続く駆出性収縮期雑音，Ⅱ音の著名な亢進，Ⅱ音に引続いて，大動脈弁閉鎖不全による弱い灌水様雑音が記録されている。大動脈炎症候群では血管雑音にとどまらず，胸壁上の聴診所見も異常であるのが通例である。　　　　　　　　　　　　　（心音図の手引き（第 3 版），p.226，図 72，日本醫事新報社，1990 年より転載）[23]

中等度の狭窄例では，軽症例に似て亜硝酸アミル吸入で増強するものと，重症狭窄性雑音のように同剤で減弱するものとがあり[354]，これで狭窄度を 4 段階に区別することができる。完全閉塞ではコロトコフ音様の音のみで雑音は聴かれない。

ときとして眼球に強大な連続性雑音を聴く例がある[355]。またたとえば耳介後部，その他の頭蓋の動脈雑音もある。いずれにしても左右内・外頸動脈，無名動脈（腕頭動脈），左右の鎖骨下動脈，左右の椎骨動脈など，各動脈それぞれについて検討することが必要である。

腹部の聴診では左右腎動脈の連続性雑音の発見に努める[356,357]。この連続性雑音は殊に線維形成型の数珠状狭窄症例でよく聴かれる。早朝起床時，直ちに聴診すると腸管のグル音混入がなく，聴取しやすい。部位は臍上端より 4～7 cm 上方で，正中線の左右にある。強くてもⅡ度程度である。強い雑音が聴かれれば，腎動脈よりも腹腔動脈や上腸間動脈の雑音（多くは収縮期のみ）を疑う。

❷ 大動脈縮窄（coarctation of the aorta）

欧米にはかなりの例があるが，わが国で純型の本症をみることは少ない。狭窄部が動脈管より近位部（preductal type）か遠位部（postductal type）かによって2大別されるが，前者の場合には下半身のチアノーゼを伴う。

通常の遠位部型で動脈管開存を伴わない単純な型では，狭窄が強くなるに従って収縮期成分が延長して連続性雑音の形をとる[358]。雑音は背部の肩甲骨の高さで脊柱の左右（殊に左側）にあるが，前胸部の例も少なくない。高調な雑音で，あまり強くはない。

本症には大動脈二尖弁が合併する例があり，大動脈駆出音を聴く例が多い。なお本症にみられる側副循環からは有意な雑音は発生しない。

❸ 冠状動脈狭窄雑音（coronary artery stenosis murmur）

冠状動脈から連続性雑音が発生することは想像しうるが，実際にそのような例は前述した動静脈瘻によるもので，手術後に生じる例もある[359]。血行動態的にみて，冠血流は拡張期にその主体があるため，冠状動脈狭窄による雑音は拡張期に主体があり，音量は小である[360]。多くの観察があり，興味をもたれているが[361-364]，大動脈弁閉鎖不全における弱い灌水様雑音を有する例で，カラードップラー心エコー図で逆流シグナルがまったく発見されぬ例では，冠動脈雑音の可能性がある。亜硝酸アミルで大動脈圧が低下すれば，この雑音も減弱する[363]。

最近では体表面から心筋内血流[365]や冠血流[366]を可視化するカラードップラー法が試みられる時代となったが，音響学的にさまざまな形で同様な検討が行われている[367-369]。いかにしてこれらの方法をスクリーニングに用いるかは今後の課題である。

6　連続性雑音と紛らわしい聴診所見

臨床的に問題となるのは，心室中隔欠損に大動脈弁閉鎖不全を合併する例である[370]。雑音が高調，最強点が1肋間低い，雑音放散傾向が大きい，最低血圧の低下▶などが鑑別に役立つ。

▶ 動脈管開存では最低血圧が0，つまり測定不能となることはない。

4 心外性雑音 (extracardiac murmur), ほか

1 心膜摩擦音 (pericardial friction rub)[1]

　急性心膜炎 (acute pericarditis) のきわめて重要な徴候である[371,372]。心筋梗塞発作後に出現する例もあるが一過性のことが多い。きわめて強大で (Levine Ⅵ度) 部屋中に響くものから，よく聴診しないと聴き落とすものまで種々である。

　聴診上の特徴は，前収縮期（Ⅰ音よりも十分先行して生じるから聴取しやすい），収縮期，拡張早期の三相に出現し，その際，典型的な機関車様雑音 (locomotive murmur)[2] となり，印象的である。また収縮期にのみ出現する例もあって，他の心雑音と紛らわしい例もある。経過を観察し摩擦音の出現とその消長を観察する必要がある（図 5-58）[3]。

　摩擦音は非常にしばしば既存の心音・心雑音を隠蔽するので，原疾患の診断を困難なものとする[373]。反覆して聴診していないと診断を誤る。

▶1 1824 年，Collin V が記載。Duchosal P らが記録 (1932 年)。

▶2 「シュ・シュ・ポ」または「シュッ・シュッ・ポー」と蒸気機関車の駆動する音に似る。

▶3 前収縮期雑音の名残がクリックとして残ることがある（心房性クリック）[372A]。

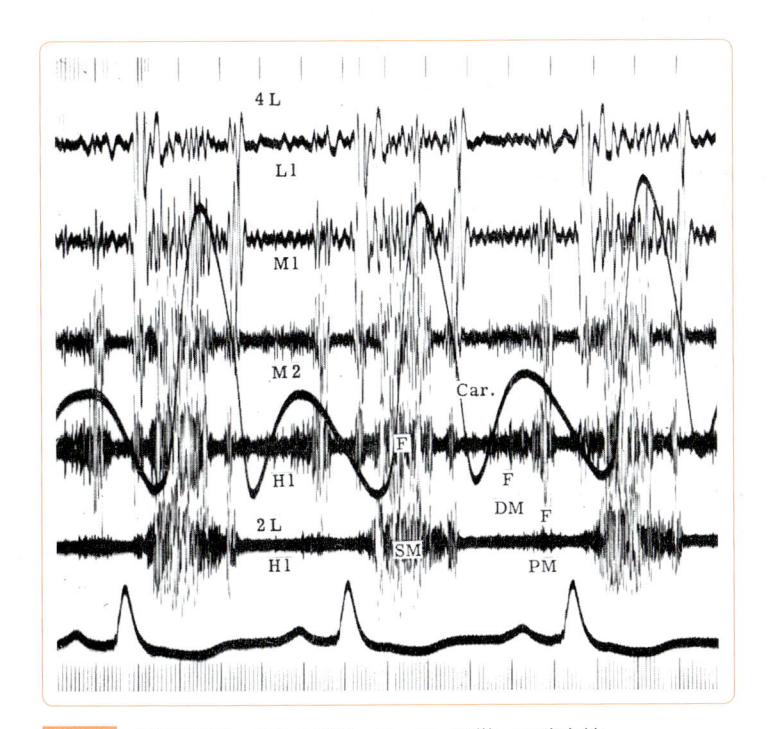

図 5-58 心膜摩擦音，急性心膜炎，ファロー四徴，22 歳女性
　定型的な機関車雑音を示した心膜摩擦音例。収縮期の摩擦音（F）はこの症例の基礎疾患（ファロー四徴）によるものと考える医師もいたが，この荒々しさと日差変動などのために，摩擦音のように思われた。拡張早期の摩擦音（DM）はⅡ音直後から漸増性の形をとり，このような形はいかにも心外性らしい。前収縮期（心房収縮性）の摩擦音（PM）は心電図 P 波の頂点より少し遅れて始まっているが，その始まりも終わりもいかにも唐突な感じを与え，Ⅰ音に達せず終了している。なお頸動脈波曲線（Car）は典型的な dicrotism（重複波）を示している。これらの雑音はその後消失，本来のファロー四徴の心音図に戻った。

（心音図の手引き（第 3 版），p.235，図 75，日本醫事新報社，1990 年より転載）[23]

❶ 収縮性心膜炎 (constrictive pericarditis)

心膜叩打音[374][1]が特徴的である。特殊な輪状収縮性心膜炎（annular constrictive pericarditis）では，石灰化輪が房室弁口あるいは三尖弁口周囲を緊縮し，弁口狭窄雑音を生じる例がある[375]。

[1] これも Lian C らにより記録（1933年）。

❷ 滲出性収縮性心内膜炎 (effusive-constrictive pericarditis；収縮性心膜液貯留 constrictive pericardiale effusion)

心膜滲出液が心腔に対し心外膜炎同様の効果を示すという状態であるが[376, 377]，急性心膜炎が慢性化していく過程であるとの見解もある。心膜液貯留で叩打音を伴う例などがそれに相応する[97]。叩打音が強大な場合，心膜間の衝突によると思われる胼胝をみた例がある。

2 心膜摩擦音類似の心雑音

❶ 心肺性雑音 (cardiopulmonary murmur, cardiorespiratory murmur)[2]

Laennec が記載し，しばしば気付く古典的な雑音である。主として心尖部で，吸気性に出現する1～2拍の雑音で，その性状は僧帽弁閉鎖不全の漸増性雑音に酷似する。無害性雑音に分類されているが，クリックを伴うこともあって房室弁逸脱（殊に僧帽弁逸脱）に関係しているのではないかと思われる。しかし心エコー図は呼気時に記録され吸気時の記録に乏しいから，実証はない。

[2] かつては心臓が肺を圧迫して生じるとか，心膜・胸膜摩擦音と考えられたが記録がない。

❷ エプシュタイン奇形 (Ebstein's anomaly)[3]

有名な先天性心疾患であるが，気付かれずにいたり，誤診されていたりすることが多い。しかしすでに述べた三尖弁性収縮期雑音に特有な聴診所見と三尖弁帆反転音（sail sound）[4]を知っていれば，発見は難しくない。収縮期雑音が不明な場合に[378]，前収縮期（心房性）摩擦音のような，心房音に似た雑音が聴かれる例がある（図5-59）。右房収縮に関係する心音である。

[3] Ebstein はドイツの病理学者。論文は1869年。

[4] sail sound（三尖弁帆反転音）：右室内に位置する大きな三尖弁前帆が大きく動いて閉鎖する際の右心性Ⅰ音。左心性Ⅰ音より40ミリ秒以上遅れる。心電図Q波から0.13～0.21秒ほど遅れてみられる。

❸ 左心膜部分欠損 (partial absence of the left pericardium, pericardial defect)

決して稀な状態ではなく，開胸手術ではしばしば発見されるという。Mモード心エコー図では心房中隔欠損に酷似し，胸部X線上，左Ⅱ，Ⅲ弓の突出と左方への心陰影移動があり，心電図ではしばしば小さなV₁と，$R_{V5} < R_{V6}$（さらにR_{V7}）という所見がある。聴診上，収縮後期雑音に似た摩擦音様の雑音を聴くか，クリック様の音をみることが多い。心電図，胸部X線も加え，気を付けて聴診すると発見される（図5-60）。

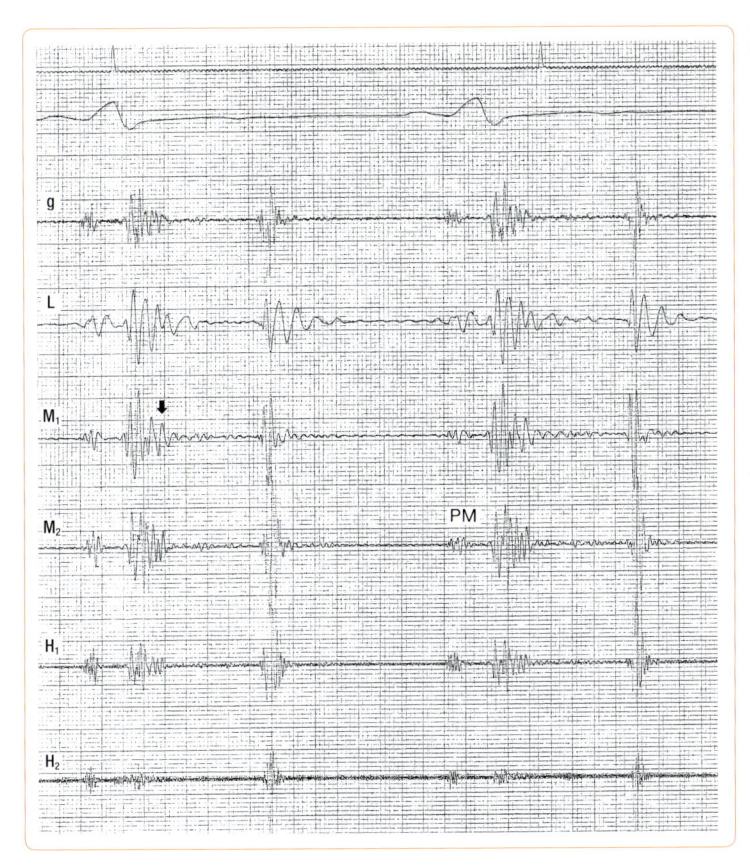

図 5-59
Ebstein 奇形（軽症例），WPW 症候群，25 歳男性

従来 WPW 症候群として扱われていたが，聴診すると，左4肋間にこすれるような前収縮期雑音（むしろ心音様）を聴いた。記録してみると，その形状は通常の低調な心房音とはまったく異なったものである。Ebstein 奇形としては非定型的で，収縮期雑音は非常に弱い。心エコー図ではやはり Ebstein 奇形であった。健診では単なる WPW 心音図で終わるところである。
矢印は三尖弁帆反転音。

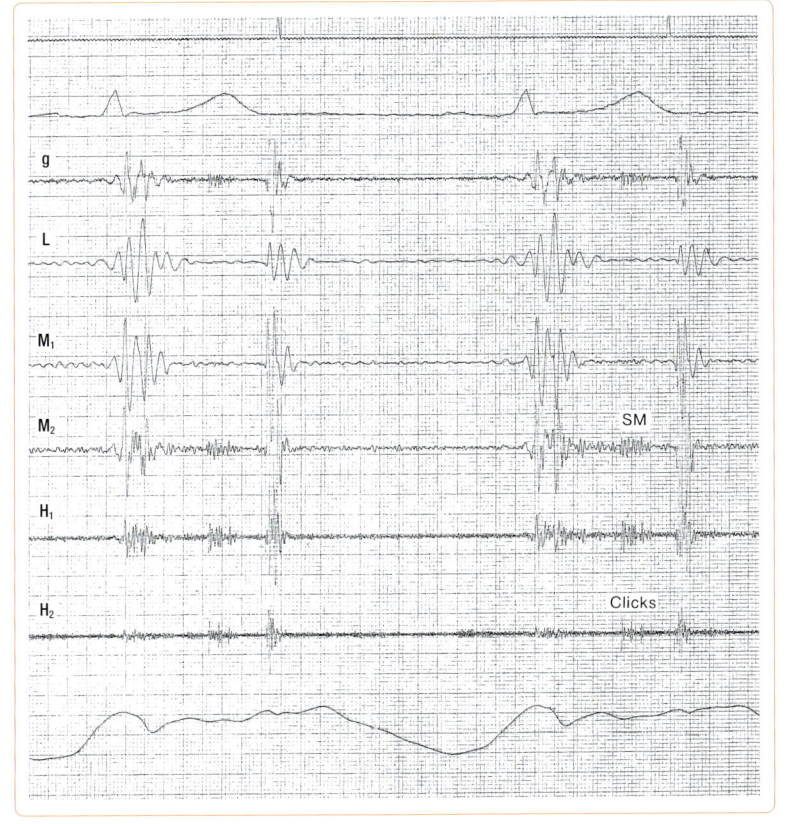

図 5-60
左心膜部分欠損，34 歳男性

心尖部と左第4肋間の中間での記録で，収縮中期の雑音が3個の収縮期クリックを伴って存在し，聴診上は短い摩擦音のように聴かれた。下段の右頸静脈波（Jug）はχ谷の閉塞を示し，心房中隔欠損のそれとはまったく異なるが，心エコー図は心房中隔欠損と類似の所見であった。

5 人工弁音 (prosthetic valve sounds)

　心手術，殊に弁膜疾患の術後経過を観察するうえで，人工弁音の聴診を欠かすことはできない。人工弁では多種多様な心音が聴かれるが[379,380]，強大で，しばしば衣服の上から聴取しうる▶。収縮期雑音を伴うのは，多くは Starr-Edwards ボール弁である。

　ディスク弁の心音も多様である。一般的には Beall 弁のように大きい音を出す弁と，tilting disc のようにソフトな音しか出さぬものとに大別されるが，これに対し，Hancock 弁のような生体弁は正常の心音に近い。またこの弁ではⅢ音がよく聴かれる[381,382]。

　人工弁に関する最も詳細な記載は，堀江らのテキスト[383]を参照されたい。

▶ それが不能な場合，弁機能不全と考えた方がよいとする外科医がいる。

6 ペースメーカー音 (pacemaker sound)

　ペースメーカー植込み患者で，ときとして高調な音を聴取する[384,385]。主として右室植込み例で，右室刺激時に肋間神経を刺激して，肋間筋の攣縮を生じることが原因である。右室穿孔の可能性を一応は考慮する[386]。筋攣縮は胸筋や横隔膜にも起こり，これは経胸壁心外刺激の例でも生じうる。心尖拍動に異常波を生じることもある[386]。

先天性心疾患と心臓の聴診に対する筆者からのお願い

　先天性心疾患は日本循環器学会専門医の範疇に含まれないこともあって，内科学書の項もいつの間にか小児科医によって執筆されるようになった。しかし現実には内科外来にもそのような患者がおり，また偶然に先天性疾患を発見することもある。

　最近，某大学小児循環器科の研究会報告では，患者の高齢化が進み，82歳の新患があったと聞き（内科から回されたものであろう），大変驚いた。このような心疾患はほとんど聴診を主体とする身体所見から，内科において診療可能なのである。その点について筆者の経験を述べ，読者の自覚を待ちたい。

　筆者が東京大学第二内科心音図研究室で，1955年から1983年までの28年間に自ら心音図を記録した先天性心疾患は1017例である。以下はその統計の一部である。

❶ 818例（80.4%）で，身体所見から診断可能であった。

そのうち重要なものは右の6疾患であった。

心房中隔欠損（ASD）	281	（34.4%）	中年女性の原因不明の心不全
心室中隔欠損（VSD）	247	（30.2%）	自然閉鎖が少なくない
動脈管開存（PDA）	111	（13.6%）	雑音出没例あり
肺動脈狭窄（PS）	80	（9.8%）	軽症例は見逃される
ファロー四徴（T/F）	73	（8.9%）	ピンクファローに注意
アイゼンメンジャー症候群	26	（3.2%）	中心性逆短絡を伴う肺高血圧

（坂本二哉：先天性心疾患．新臨床内科学（改訂4版），pp160-183, 1984）

❷ 1017例の年齢層

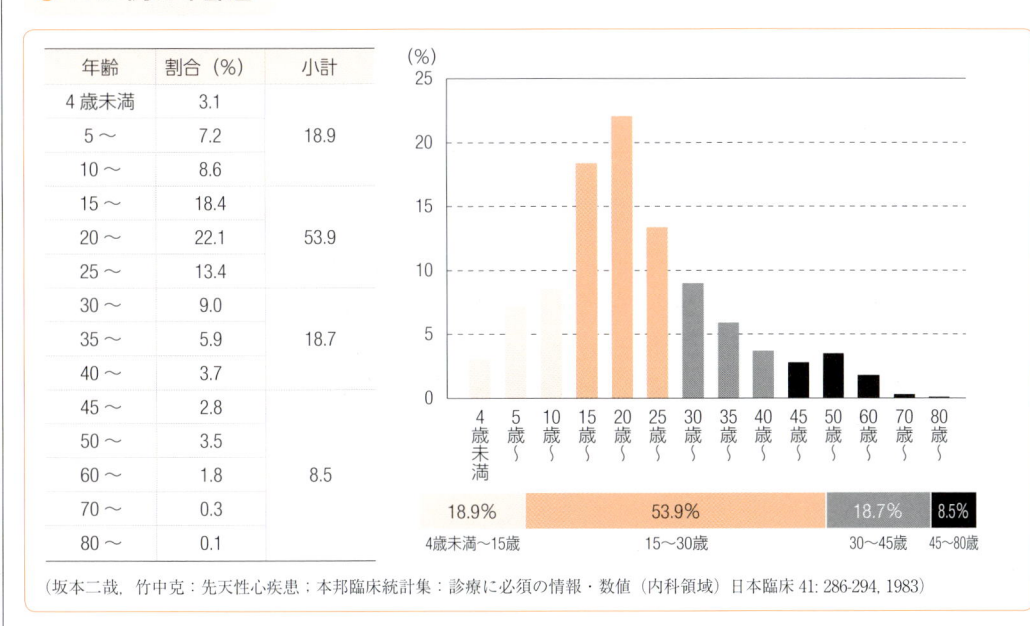

年齢	割合（%）	小計
4歳未満	3.1	
5〜	7.2	18.9
10〜	8.6	
15〜	18.4	
20〜	22.1	53.9
25〜	13.4	
30〜	9.0	
35〜	5.9	18.7
40〜	3.7	
45〜	2.8	
50〜	3.5	
60〜	1.8	8.5
70〜	0.3	
80〜	0.1	

（坂本二哉，竹中克：先天性心疾患；本邦臨床統計集：診療に必須の情報・数値（内科領域）日本臨床 41: 286-294, 1983）

　図のごとく，4歳未満〜15歳：18.9%，15歳〜30歳：53.9%，30〜45歳：18.7%，45歳〜80歳：8.5%で，思春期から青年期の症例が70%以上を占めていた。小児科に心臓病専門家が少なかったせいもある。

　4歳未満例は三尖弁閉鎖で，チアノーゼと左型心電図で診断された。現在，高齢者75歳以上の例でEbstein病，心室中隔欠損，心房中隔欠損，動脈管管開存，肺動脈弁上部狭窄各1例が外来通院中である。心室中隔欠損の78歳男性はかなりの左－右短絡を有していたが，肺動脈圧はそれほど高くはなかった。その他，心手術後の症例は数多い。

➡ P118 へ続く

❸ 比較的稀ではあるが，診断しやすい先天性心疾患

大動脈弁狭窄，大動脈弁上部狭窄，大動脈二尖弁，大動脈輪，大動脈縮窄，先天性大動脈弁閉鎖不全（四尖弁），Valsalva洞動脈瘤破裂
肺動脈弁上部狭窄，漏斗部狭窄，肺動脈弁閉鎖不全
動静脈瘻（冠動脈，肺，四肢など）
左室・右房瘻，心内膜床欠損，Lutembacher症候群
修正大血管転位，大血管転位，総動脈幹
全肺静脈還流異常
Ebstein奇形
三尖弁閉鎖
位置異常（右胸心ほか），心膜欠損

(Sakamoto T: Modern phonocardiography in the diagnosis of cardiovascular disease: Accuracy, limitation and prospects. Jpn Circ J 30: 1566-1570, 1966)

　これらはその疾患の特徴を1つ2つ覚えていれば自然に診断に近づき，よく診察すればその後に検査に役立つ。何処かに診断の手掛かりがあり，そのうち多くの例で心臓の聴診が役立っている。すくなくとも，侵襲的検査によって臨床的診断が完全に否定されることは稀なのである。

おわりに

　心臓の聴診に習熟するには，普段から聴診する癖をつけ，正常者とそのバリエーションの所見に慣れることが大事である．そうすれば，異常を発見することが大変容易になる．

　最近，医師による聴診能力の差が問題となっており，聴診に関する知識のほかに，聴診の技倆の問題も問われている[8,387,388]．これは何も今に始まったことではない．かつて，アメリカ内科学会と心臓病学会では，会員を対象として，自主的な心臓聴診のテストを行ったことがある[389]．テスト内容はテープによる簡単な15種類の聴診所見に過ぎないが，それによると，聴診能力は内科医ではある年限を超えると急速に劣化し，卒業後15年ほどで学生並みになるという．それに対して心臓病専門医は卒業後7年ぐらいしてFellowとなった後は，一定の水準に達して聴診の能力の劣化が認められなくなる．論文の線グラフには平均値しか示されておらず，内科医でも満点の医師がいたかもしれず，一方，心臓病専門医でも良くない点数の者もいたであろう．しかし，平均値そのものは驚天動地とでもいうような歴然とした実力差を示していた．

　この結果は2つのことを示唆している．

　そのひとつには，本書の冒頭に述べたように，内科医の聴診器に対する「廃用性萎縮」がある．心臓病医のように常に聴診器を携帯し使用していれば，劣化が免れたであろう．最近，そのような情報が多い[64D]．

　もう一点は，これが1960年の時点の結果なので，10年以上の経歴をもつ内科医であれば，1944年来の近代的聴診器をもたずに過ごし，また古典的な知識はおろか，その後の新しい知見にも接しなかったというハンディキャップがあるであろう．心臓病学を目指す医師，殊にFellowとなった医師の高い聴診能力は首肯しうるところである．

　今後さらに聴診能力を高めるには，実地にあたるほか，CDなどによる聴診練習が大切である[391,392]．シミュレーターの使用も役立つであろう[391]．かつてのLPレコードには現在のCDを上回る優れたものがあったが，CD時代には活用できない．しかしCriley[133]や堀江[383]による優れたCDなどもいくつかみられ，また大がかりなものにはDon Michaelのものもある[391]．さらに簡単なものも多数出回っているので，ぜひ真剣に，また繰り返しそれに取り組むことを切望する．聴診にとっては反復こそが最大の勉強である[392-399]．

現代では以前と異なり，心エコー図の利用が盛んとなり，筆者も大いにその恩恵に浴している。しかし，PW Harvey が述べているように[22]，聴診所見の異常を心エコー図によって解決しようとするのは，基本的には間違いである。心エコー図を記録する前に，その異常所見が何に由来するかはおおよそわかっていなくてはならず，またよく聴診に習熟すればそれが可能であり，むしろ聴診所見を無視すると，心エコー図解釈を誤ることがある。

　X線や心電図の臨床的応用が聴診法を追いやり，その後，復活，さらに心臓カテーテル法隆盛の時代にも，同じように聴診法の危機が叫ばれたが，見事にそれを脱却した。できれば最近のデジタル心音計[15A, 399]を置いて心音図と対比聴診すれば，急速に聴診能力を得ることができるのである。心エコー図を軽視することは論外だが，それと協調することは，より優れた臨床医を目指す者には必須のことである。殊に少しでも疑問があれば，積極的に心エコー図を活用することが現代の手法である。

付記

　本書に掲載した直記式心音図は，すべて東京薬業健康保険組合健康開発センターに出向き，Siemens Polygraph 心音計をお借りして，筆者自らが記録したものである。不十分な条件下での記録であり，かつての東京大学第二内科における心音図には及びもつかないことをお詫びする。また本文に関係する心音図を記録しえなかった症例があり，また行途不明になり掲載不能の図があったことをお詫びする。またいくつかの図は前著[23]から引用した。

　引用文献は主として手元にある筆者所蔵の別刷から選択した関係上，若干偏っており，またほかに引用すべき論文もあるが，掲載されたものはいずれも近年の大切な文献であり，暇をみて参照されることを希望する。その他の文献は自著の中にあり，また各種参考書も参照されたい。心音に限らず，多方面にわたる多くの知識が得られるはずである。

文献

1 序論

1) Craige E: Should auscultation be rehabilitated？N Engl J Med 318: 1611-1613, 1988
1A) 坂本二哉：内科100年のあゆみ（循環器）．Ⅰ．循環器領域の100年．1．聴診．日本内科学雑誌91: 791-796, 2002
1B) Tavel ME: Cardiac auscultation: A glorious past-but does it have a future? Circulation 93: 1250-1253, 1996
2) Adolph RJ, Argano BJ, Craige E, Leonard JJ, Luisada AA, Spodick DH, Tavel ME, Wayne HA, Weissler AM: Should phonocardiography be abandoned？JAMA 241: 799-800, 1979
3) Luisada AA: Is Laennec going to be followed by a technologist, or a robot？Acta Cardiol 42: 431-435, 1987
4) 一安弘文，坂本二哉：心音・心エコー図法．J Cardiogr 7: 485-513, 1977
5) Sasson Z, Hatle L, Appleton CP, Jewett M, Alderman EL, Popp, RL: Intraventricular flow during isovolumic relaxation; Description and characterization by Doppler echocardiography. J Am Coll Cardiol 10: 539-546, 1987
6) Marie R, Jenni R, Krayenbuehl H: Retrograde left ventricular flow during early relaxation. J Am Coll Cardiol 11: 672-674, 1988（letter to the editor）
7) Desjardins VA, Enriquez-Sarano M, Tajik AJ, et al: Intensity of murmurs correlates with severity of valvular regurgitation. Am J Med 100: 149-156, 1996
8) Etchells E, Bell C, Robb K: Does this patient have an abnormal systolic murmur？JAMA 277: 564-571, 1997
8A) Attenhofer Jost CH, Turina J, Mayer K, et al: Echocardiography in the evaluation of systolic murmur of unknown cause. Am J Med 108: 614-620, 2000
8B) Shry EA, Smithers MA, Mascette AM: Auscultation versus echocardiography in a healthy population with precordial murmur. Am J Cardiol 87: 1428-1430, 2001
9) O'Rourke, Shaver JA, Salerni R, et al: The history, physical examination, and cardiac auscultation. *in* Hurst's Heart, Arteries and Veins（9th ed.），ed by Alexander RM, Schlant RC, Fuster V. McGraw-Hill, New York, pp229-342, 1998
9A) O'Rourke RA, Shaver JA, Silverman ME: The history, physical examination, and cardiac auscultation. *in* Hurst's The Heart（10th ed.），ed by Alexander RW, O'Rourke RA. McGraw-Hill, New York, pp193-280, 2001
10) 坂本二哉：外来診療はいかに行われるべきか．Cardiologist 3: 497-505, 1998
11) 坂本二哉：身体所見を中心とした心不全診断の進め方．循環科学 7: 618-623, 1998
11A) 坂本二哉：現代心臓病学における聴診に意義．坂本二哉（編）：心臓病診断学における身体所見．ライフメディコム，pp9-16, 2003
11B) 羽田勝征：聴診でここまでわかる身体所見．循環器の疾患と病態．中山書店，東京，2010
11C) 福田信夫：心疾患の視診・触診・聴診―心エコー・ドプラ所見との対比による新しい考え方．大木 崇（監修），医学書院，東京，2002

2 聴診の基礎知識

12) 坂本二哉：心音の聴診．日経メディカル 10: 119-224, 1997
13) Luisada AA: From Auscultation to Phonocardiography. CV Mosby, St.Louis, 1965
14) Ravin A: Auscultation of the Heart（3rd ed.）. Year Book Medical Publ., Chicago, 1977
15) 吉川純一：心臓病診断学の実際．理学的所見，心音・心機図，心エコー図からのアプローチ．文光堂，東京，1988（改訂版（2005年版）には誤記が少なくない）
15A) 吉川純一（企画・構成）：フィジカルイグザミネーションのすすめ．エム・イー・タイムス，東京，2009

3 心音

16) Luisada AA, Portaluppi F: The Heart Sounds; New facts and their clinical implications. Praeger Publ., New York, 1982（坂本二哉，竹中克訳：心音；基礎と臨床．東京大学出版会，東京，1986）
17) Craige E: Heart sounds; phonocardiography; carotid, apex, and jugular venous pulse tracing; and systolic time intervals. *in* Heart Disease; A Textbook of Cardiovascular Medicine, ed by Braunwald E. W.B.Saunders, Philadelphia, pp39-95, 1980
18) Mills P, Craige E: Echophonocardiography. Prog Cardiovasc Dis 20: 337-358, 1978
19) Tavel ME: Clinical Phonocardiography and External Pulse Recording（4th ed.）. Year Book Medical Publ. Inc, Chicago, 1985

20) Leon DF, Shaver JA, ed.: Physiologic Principles of Heart Sounds and Murmurs; American Heart Association Monograph. American Heart Association, Dallas, 1975
21) Leon DF, Leonard JJ: Physiologic mechanisms of heart sounds and murmurs. *in* Classic Teaching in Clinical Cardiology; A tribute to W. Proctor Harvey, M.D, ed by Chizner MA. Laennec Publishing Inc., Cedar Grove, New Jersey, chap.8, pp149-161, 1996
22) Chizner MA: The art of cardiac auscultation: Normal and abnormal heart sounds. *in* Classic Teaching in Clinical Cardiology; A tribute to W. Proctor Harvey, M.D, ed by Chizner MA. Laennec Publishing Inc., Cedar Grove, New Jersey, chap.7, pp105-148, 1996
23) 坂本二哉：心音図の手引き（第3版）．日本醫事新報社，東京，1990
24) Littmann D: Cardiac alternation; Alternation of heart sounds and murmurs. Am J Med 14: 420-426, 1964
25) Littmann D: Heart sounds. Disease-a-month (DM), 1-50, 1964
26) McKusick VA: Cardiovascular Sound in Health and Disease. Williams & Wilkins, Baltimore, 1958
27) 上田英雄，海渡五郎，坂本二哉：臨床心音図学．南山堂，東京，1963
28) Sakamoto T, Kusukawa R, MacCanon DM, et al: Hemodynamic determinants of the amplitude of the first heart sound. Circ Res 16: 45-57, 1965
29) Hume L, Reuben SR: The effect of exercise on the amplitude of the first heart sound in normal subjects. Am Heart J 95: 4-11, 1978
30) Tei C, Shah PM, Cherian G, et al: The correlates of an abnormal first heart sound in mitral valve prolapse syndromes. New Engl J Med 307: 334-339, 1982
31) Burggraf GW: The first heart sound in left bundle branch block; An echophonocardiographic study. Circulation 63: 429-435, 1981
32) Meadows WR, Van Praagh S, Indreika M, et al: Premature mitral valve closure; A hemodynamic explanation for absence of the first sound in aortic insufficiency. Circulation 28: 251-258, 1963
33) Ueda H, Uozumi Z, Sakamoto T: The normal heart sounds in the Japanese; The normal phonocardiogram I. Jpn Heart J 2: 426-442, 1961
34) Sakamoto T, Kusukawa R, MacCanon DM, et al: The amplitude of the first heart sound in experimentally induced atrial fibrillation. Dis Chest 48: 401-407, 1965
35) Sakamoto T, Kusukawa R, MacCanon DM, et al: First heart sound amplitude in experimentally induced alternans. Dis Chest 50: 470-475, 1966
36) Costeas FX, Poulias G, Lonvros N, et al: Acoustic, mechanical and electrical alternans in hemopericardium of occult leukemic origin. Chest 60: 460-463, 1971
37) Leatham A: Auscultation of the Heart and Phonocardiography. Churchill Livingstone, London, 1975
38) Kusukawa R, Bruce DW, Sakamoto T, et al: Hemodynamic determinants of the amplitude of the second heart sound. J Appl Physiol 21: 938-946, 1966
39) Shaver JA, Nadolny RA, O'Toole JD, et al: Sound pressure correlates of the second heart sound; An intracardiac sound study. Circulation 49: 316-325, 1974
40) Sabbah HN, Khaja F, Anbe DT, et al: Determinants of the amplitude of aortic component of the second heart sound in aortic stenosis. Am J Cardiol 41: 830-835, 1978
41) Sabbah HN, Khaja F, Anbe DT, et al: The aortic closure sound in pure aortic insufficiency. Circulation 56: 859-863, 1977
42) Boyer SH, Chisholm AW: Physiologic splitting of the second heart sound. Circulation 18: 1010-1011, 1958
43) Castle RF, Jones KL: The mechanism of respiratory variation in splitting of the second heart sound. Circulation 24: 180-184, 1961
44) Curtiss EI, Matthews RG, Shaver JA: Mechanism of normal splitting of the second heart sound. Circulation 51: 157-164, 1975
45) Sakamoto T, Uozumi Z, Kawai N, et al: QRS dependence of the split interval of the second heart sound in complete right and left bundle branch block. Jpn Heart J 8: 459-467, 1967
46) Leatham A, Weitzman D: Auscultatory and phonocardiographic signs of pulmonary stenosis. Br Heart J 19: 303-317, 1957
47) Leatham A, Gray I: Auscultatory and phonocardiographic signs of atrial septal defect. Br Heart J 18: 193-208, 1956
48) O'Toole JD, Reddy PS, Curtiss EI, et al: The mechanism of splitting of the second heart sound in atrial septal defect. Circulation 56: 1047-1053, 1977
49) Ueda H, Sakamoto T, Uozumi Z, et al: The use of methoxamine as a diagnostic aid in clinical phonocardiography. Jpn Heart J 7: 204-226, 1966
50) Sakamoto T, Yamada T, Uozumi Z, et al: Reversed splitting of the second heart sound in arterial stenotic

lesions. Jpn Heart J 9: 539-551, 1968
51) Sakamoto T, Yamada T, Uozumi Z, et al: Methoxamine induced "non-paradoxical" reversed splitting. A preliminary report of hitherto undescribed form of respiratory splitting of the second heart sound. Jpn Heart J 8: 642-651, 1967
52) 坂本二哉：心音図, 新医科学大系, 第12巻B. 医工学Ⅱ, 中山書店, 東京, p157, 1993
53) Tavel ME, Campbell RW, Feigenbaum H, et al: The apex cardiogram and its relationship to hemodynamic events within the left heart. Br Heart J 27: 829-839, 1965
54) Luisada AA: The Heart Beat; Graphic Methods in the Study of the Cardiac Patient. Williams & Wilkins, Baltimore, 1953
55) Leonard JJ, Weissler AM, Warren JV: Modification of ventricular gallop rhythm induced by pooling of blood in the extremities. Br Heart J 20: 502-506, 1958
56) Shah PM, Gramiak R, Kramer DH, et al: Determinants of atrial(S4)and ventricular(S3)gallop sounds in primary myocardial disease. N Engl J Med 278: 753-758, 1968
57) 上田英雄, 坂本二哉, 海渡五郎, 他：奔馬調律. 日本臨床 17: 1366-1384, 1959
58) Shah PM, Yu PN: Gallop rhythm; Hemodynamic and clinical correlation. Am Heart J 78: 823-828, 1969
59) Lavine SJ, Arends D: Diastolic filling correlates of the S3. Am J Noninvasive Cardiol 3: 51-57, 1989
60) Brachfeld N, Gorlin R: Idiopathic hyperkinetic state; A new clinical syndrome. Br Heart J 22: 353-360, 1960
61) 坂本二哉：動静脈瘻；とくに病態生理を中心として. 内科 15: 283-294, 1965
62) Abdulla AM, Frank MJ, Erdin RA Jr, et al: Clinical significance and hemodynamic correlates of the third heart sound gallop in aortic regurgitation. Circulation 64: 464-471, 1981
63) Harvey WP, Stapleton J: Clinical aspects of gallop rhythm with particular reference to diastolic gallops. Circulation 18: 1017-1024, 1958
64) Lee DC, Johnson RA, Bingham JB, et al: Heart failure in outpatients; A randomized trial of digoxin versus placebo. N Engl J Med 306: 699-705, 1982
64A) Kono T, Risman Hm Alam M, et al: Hemodynamic correlates of the third heart sound. during the evolution of chronic heart failure. JACC 21: 419-423, 1993
64B) Heidenreich PA, Schnittger I, Hancock SL, et al: A systolic murmur is a common presentation of aortic regurgitation detected by echocardiography. Clin Cardiol 27: 502-506, 2004
64C) Marcus GM, Gerber IL, McKeown BH, et al: Association between phonocardiographic third and fourth heart sounds and objective measures of left ventricular function. JAMA 293: 2238-2244, 2005
64D) Marcus GM, Vessey J, Jordan MV, et al: Relationship between accurate auscultation of a clinically useful third heart sound and level of experience. Arch Intern Med 166: 617-622, 2006
64E) Libby P, Bonow RO, Mann DL, et al: Braunwald's Heart Disease: A Textbook of Cardiovascular Medicine(8th ed.). Saunders & Elsevier, New York, p142, 2008
65) Riley CP, Russell RO, Rackley CE: Left ventricular gallop sound and acute myocardial infarction. Am Heart J 86: 598-602, 1973
66) Sakamoto T, Uozumi Z, Ueda H: Electrocardiographic and phonocardiographic studies in hypertension; Ⅱ. Phonocardiographic study with special reference to the atrial sound and "Q-1" interval. Jpn Heart J 1: 213-225, 1960
67) Spodick DH, Quarry-Pigott VM: Fourth heart sound as a normal finding in older persons. N Engl J Med 288: 140-141, 1973
68) Weitzman D: The mechanism and significance of the auricular sound. Br Heart J 17: 70-78, 1955
69) Denef B, De Geest H, Kesteloot H: The clinical value of the calibrated apical A wave and its relationship to the fourth heart sound. Circulation 60: 1412-1421,1979
70) Sakamoto T: Audible and inaudible gallop sounds; Auscultatory illusion and the value of phonocardiography. Acta Cardiol 37: 381-386, 1982(editorial)
71) Rushmer RF: Cardiovascular Dynamics(2nd ed.). WB Saunders, Philadelphia & London, 1961
72) Bethell HJ, Nixon PG: Some aspects of the left atrial sound. Am Heart J 88: 388-390, 1974
73) Bethell HJN, Nixon PGF: Understanding the atrial sound. Br Heart J 35: 229-235, 1973(editorial)
74) Kincaid-Smith P, Barlow J: The atrial sound and the atrial component of the first heart sound. Br Heart J 21: 470-478, 1959
75) Levine SA, Harvey WP: Clinical Auscultation of the Heart(2nd ed.). WB Saunders, Philadelphia, 1959
76) 田淵弘孝, 川井信я, 沢山俊民：心不全経過におけるS₄-S₁時間変動の機序および臨床的有用性；左室流入血流パターンとの関連. J Cardiol 31: 273-279, 1998
77) Kincaid-Smith P, Barlow J: The atrial sound in hypertension and ischaemic heart disease; With reference to its timing and mode of production. Br Heart J 21: 479-491,1959

78) Kontos HA, Shapiro W, Kemp VE: Observations on the atrial sound in hypertension. Circulation 28: 877-884, 1963
79) Goldblatt A, Aygen MM, Braunwald E: Hemodynamic-phonocardiographic correlations of the fourth heart sound in aortic stenosis. Circulation 26: 92-98, 1962
80) Caulfield WH, deLeon AC Jr, Perloff JK, et al: The clinical significance of the fourth heart sound in aortic stenosis. Am J Cardiol 28: 179-182, 1971
81) Etchells E, Glenns V, Shadowitz S, et al: A bedside clinical prediction rule for detecting moderate or severe aortic stenosis. J Gen Intern Med 13: 699-704, 1998
81A) Kuperstein R, Feinberg MS, Eldar M, et al: Physical determinants of systolic murmur intensity in aortic stenosis. Am J Cardiol 95: 774-776, 2005
82) Turner PP, Hunter J: The atrial sound in ischaemic heart disease. Br Heart J 35: 657-662, 1973
83) Cohn PF, Vokonas PS, Walliams RA, et al: Diastolic heart sounds and filling waves in coronary artery disease. Circulation 44: 196-202, 1971
84) Warren JV, Leonard JJ, Weissler AM: Gallop rhythm. Ann Intern Med 48: 580-596, 1958
85) O'Rourke RA: Appearance of atrial sound after reversion of atrial fibrillation. Br Heart J 32: 597-599, 1970
86) Cohen LS, Mason DT, Braunwald E: Significance of an atrial gallop sound in mitral regurgitation. Circulation 35: 112-118, 1967
87) Van de Werf F, Boel A, Geboers J, et al: Diastolic properties of the left ventricle in normal adults and in patients with third heart sound. Circulation 69: 1070-1078, 1984
88) Van de Werf F, Minten J, Carmeliet P, et al: The genesis of the third and fourth heart sounds; A pressure-flow study in dogs. J Clin Invest 73: 1400-1407, 1984
89) Vancheri F, Gibson D: Relation of third and fourth heart sounds to blood velocity during left ventricular filling. Br Heart J 61: 144-148, 1989
90) Burch GE: A Primer of Cardiology (2nd ed.). Philadelphia, Lea & Febiger, 1955
91) Sakamoto T, Matsuhisa M, Hayashi T, et al: Echocardiogram and phonocardiogram related to the movement of the pulmonary valve. Jpn Heart J 16: 107-117, 1975
92) Mills PG, Brodie B, McLaurin L, et al: Echocardiographic and hemodynamic relationships of ejection sound. Circulation 56: 430-436, 1977
92A) Lambo NJ, Dell'Itallia LJ, Crawford MH, et al: Bedside diagnosis of systolic murmurs. New Engl J Med 318: 1572-1578, 1988
93) Leech G, Mills P, Leatham A: The diagnosis of non-stenotic bicuspid aortic valve. Br Heart J 40: 941-950, 1978
94) 坂本二哉, 一安弘文, 林　輝美, 他：クリック症候群の心電図, 心音図, 心機図, 心エコー図による観察. Cardiovasc Sound Bull（臨床心音図）4: 507-528, 1974
95) Friedman NJ: Echocardiographic studies of mitral valve motion; Genesis of the opening snap in mitral stenosis. Am Heart J 80: 177-187, 1970
96) Gamble WH, Reddy PS: Preservation of the third heart sound in mitral stenosis. N Engl J Med 308: 498-502, 1983
97) Sakamoto T, Ookubo S, Yoshikawa J, et al: Unusual diastolic heart beat in pericardial effusion. Jpn Heart J 13: 379-393, 1972
98) Ozawa Y, Smith D, Craige E: Origin of the third heart sound; I. Studies in dogs. II. Studies in human subjects. Circulation 67: 393-404, 1983
99) Sakamoto T, Ichiyasu H, Hayashi T, et al: Genesis of the third heart sound; Phonoechocardiographic studies. Jpn Heart J 17: 150-162, 1976
100) Arevalo F, Meyer EC, MacCanon DM, et al: Hemodynamic correlates of the third heart sound. Am J Physiol 207: 319-324, 1964
101) Coulshed N, Epstein EJ: Third heart sound after mitral valve replacement. Br Heart J 34: 301-308, 1972
102) Fleming JS: Evidence for a mitral valve origin of the left ventricular third heart sound. Br Heart J 31: 192-199, 1969
103) Reddy P, Meno F, Curtiss E, et al: The genesis of gallop sounds; Investigation by quantitative phono- and apexcardiography. Circulation 63: 922-933, 1981
104) Shaver JA, Reddy PS, Alvares FR: Early diastolic events associated with the physiologic and pathologic S_3. J Cardiogr 14 (Suppl. V): 30-46, 1984

4　心雑音概論

105) Soffer A, Feinstein AB, Luisada AA, et al: Glossary of cardiologic terms related to physical diagnosis and history; I. Heart murmurs (Bethesda Conference. Committee on Standardized Terminology). JAMA 200: 1041-

1042, 1967
106) Seventh Annual Echocardiography for the Sonographer 1999; Focus on Adult Echocardiography, Mayo Medical Center, Rochester, Minnesota, Sept. 1999
107) 坂本二哉：心雑音．総合臨床 39: 1231-1234, 1990
108) 太田　怜：Personal communication
109) Leatham A: Auscultation of the heart. Lancet 2: 703-708, 757-765, 1958
110) Leatham A: Auscultation of the heart. Pediatr Clin North Am 5: 839-870, 1958
111) Shaver JA: Systolic murmurs. Heart Dis Stroke 2: 9-17, 1993
112) Giuliani ER, Brandenburg RO, Fuster V: Evaluation of cardiac murmurs. Cardiovasc Clin 10: 1-18, 1980
113) Tavel ME: The systolic murmur—innocent or guilty? Am J Cardiol 39: 757-759, 1977
114) 山川邦夫：心臓の聴診（第2版）．東京，医学書院，1956
115) Freeman AR, Levine SA: The clinical significance of the systolic murmur; A study of 1,000 consecutive "non-cardiac" cases. Ann Intern Med 6: 1371-1385, 1933
116) Harvey WP: Silent valvular heart disease. *in* Valvular Heart Disease; Cardiovasc Clin 5(2), ed by Likoff W. FA Davis Co, Philadelphia, pp77-95, 1973
117) Rushmer RF, Morgan C: Meaning of murmurs. Am J Cardiol 121: 720-730, 1968
118) Delman AJ, Stein E: Dynamic Cardiac Auscultation and Phonocardiography; A Graphic Guide. WB Saunders, Philadelphia, London, Toronto, pp1-1023, 1979
118A) 鄭　忠和，朴　鐘春，堀切　豊，ほか：僧帽弁逸脱に対するメンタルストレス心エコー図法．J Cardiol 20（Suppl .23）: 61-72, 1990
119) 坂本二哉：薬剤負荷心音図法．呼吸と循環 14: 673-679, 1966
120) 上田英雄，坂本二哉，魚住善一郎，他：心電図・心音図の限界―薬剤負荷心音図法―．臨床と研究 43: 2038-2047, 1966
121) Dohan MC, Criscitiello MG: Physiological and pharmacological manipulations of heart sounds and murmurs. Mod Concepts Cardiovasc Dis 39: 121-127, 1970
122) 坂本二哉，張　樫埧：負荷心音図―ことに薬剤負荷心音図法の実際と，成績判定上の2, 3の問題点．日本臨床 28: 2586-2605, 1970
123) 坂本二哉：負荷心音図；機能診断の最近の動向―その選択と評価．診断と治療 63: 1452-1457, 1975
124) Baragan J, Fernandez F, Tavel ME, et al: Dynamic Auscultation and Phonocardiography; The Contribution of Vasoactive Drugs to the Diagnosis of Heart Disease. The Charles Press Publ, Bowie, pp1-296, 1979
125) Xu M, McHaffie DJ: Nonspecific systolic murmurs; An audit of the clinical value of echocardiography. NZ Med J 106: 54-56, 1993
126) Fink JC, Schmid CH, Selker HP: A decision aid for referring patients with systolic murmur for echocardiography. J Gen Intern Med 9: 479-484, 1994
127) Sakamoto T, Takenaka K, Amano K, et al: Pharmacodynamic echocardiography. Echocardiography 6: 131-136, 1989
128) 坂本二哉：聴診錯誤(auscultatory illusion)．内科 25: 121-124, 297-301, 515-517, 735-738, 933-936, 26: 319-324, 519-521, 704-705, 903-905, 1083-1086, 1970
128A) 坂本二哉：この心音図は？．内科 15〜16巻（11篇），1965年
128B) 坂本二哉：心音図の読み方．内科 17〜34巻（82篇），1966〜1972年
128C) 坂本二哉：心音図・心機図の読み方．内科 35〜45巻（78篇），1973〜1980年4月．
128D) 坂本二哉：心音図・心機図・心エコー図の読み方．内科 45〜46巻（10篇），1980年5月〜1981年3月．
129) Feigen LP: Physical characteristics of sound and hearing. Am J Cardiol 28: 130-133, 1971
130) Counihan TB, Rappaport MB, Sprague HB: Physiologic and physical factors that govern the clinical appreciation of cardiac thrills. Circulation 4: 716-728, 1951
131) Johnson JH: Phonetic analysis of heart sounds. Q Bull Northwest Univ Med Sch 34: 148-153, 1960
132) Spodick DH: Personal communication
133) Criley JM, Criley DG, Criley SR著，森経春訳：Heart Sounds―動画と心音による循環器疾患へのアプローチ―．南江堂，東京，1999
134) St.Clair EW, Oddone EZ, Waugh RA, et al: Assessing housestaff diagnostic skills using cardiology patient simulator. Ann Intern Med 117: 751-756, 1992
135) Oddone EZ, Waugh RA, Samsa G, et al: Teaching cardiovascular examination skills; Results from a randomized controlled trial. Am J Med 95: 389-396, 1993
136) Jones JS, Hunt SJ, Carlson SA, et al: Assessing bedside cardiologic examination skills using "Harvey", a cardiology patient simulator. Acad Emerg Med 10: 980-985, 1997
137) Amano K, Sakamoto T, Hada Y, et al: Clinical significance of early or mid-systolic apical murmurs: Analysis

by phonocardiography, two-dimensional echocardiography and pulsed Doppler echocardiography. J Cardiol 16: 433-443, 1986
138) Sakamoto T: Mitral insufficiency; Role of phonocardiography on the etiological diagnosis. J Cardiogr 6: 213-236, 1976
139) Sakamoto T, Uozumi Z, Kawai N, et al: Quadrivalvular heart disease; An autopsied case with massive pulmonary regurgitation. Jpn Heart J 9: 303-315, 1968
140) 長谷川一朗, 羽田勝征, 坂本二哉, 他：左室流出路狭窄と僧帽弁逆流との関連性について. J Cardiol 18: 339-351, 1988
141) Sakamoto T: Detection of tricuspid regurgitation by contrast echocardiography. in Noninvasive Assessment of the Cardiovascular System, ed by Diethrich EB. John Wright PSG Inc, pp165-171, 1982
141A) 吉川純一（編）：臨床心エコー図学（第3版）. 文光堂, 東京, pp10-111, 2008

5　心雑音各論

142) Leatham A: Systolic murmurs. Circulation 17: 601-611, 1958
143) Ueda H, Uozumi Z, Sakamoto T: The normal systolic murmurs in the Japanese: The normal phonocardiogram II . Jpn Heart J 3: 207-219, 1962
144) 坂本二哉：心音図（post-graduate guidance）. 心臓 3: 1261-1270, 1971
145) Murgo JP, Altobelli SA, Dorethy JF, et al: Normal ventricular ejection dynamics in man during rest and exercise. in Physiologic Principles of Heart Sounds and Murmurs, American Heart Association Monograph No.46, ed by Leon DF, Shaver JA. New York, 92-101, 1975
146) Wood P: Aortic stenosis. Am J Cardiol 1: 553-571, 1958
147) Reddy PS, Shaver JA, Leonard JJ: Cardiac systolic murmurs. Pathophysiology and differential diagnosis. Prog Cardiovasc Dis 14: 1 -37, 1971
148) Bonner AJ Jr, Sacks HN, Tavel ME: Assessing the severity of aortic stenosis by phonocardiography and external carotid pulse recordings. Circulation 48: 247-252, 1973
149) 坂本二哉：大動脈弁膜症における心音図と血行動態. 呼吸と循環 21: 299-314, 1973
150) Rama BN, Mohiuddin SM, Esterbrooks DJ, et al: Correlation of intensity of aortic stenosis murmur by auscultation with echocardiographically determined transvalvular gradients and valve area. J Noninvasive Cardiol 3: 25-31, 1999
151) Johnson GR, Adolph RJ, Campbell DJ: Estimation of the severity of aortic valve stenosis by frequency analysis of the murmur. J Am Coll Cardiol 1: 1315-1323, 1983
152) Henke RP, March HW, Hultgren HN: An aid to identification of the murmur of aortic stenosis with atypical localization. Am Heart J 60: 354-363, 1960
153) 上田英雄, 坂本二哉, 魚住善一郎：循環器の年齢的変化—老年者心疾患を中心として. 医学の歩み 62: 340-346, 1967
154) 坂本二哉, 魚住善一郎：老年者における循環器疾患の特異性. 日老医会誌 6: 74-78, 1969
155) 坂本二哉：老年者の心音図. Geriatr Med 10: 69-72, 1972
156) Griffiths RA, Sheldon MG: The clinical significance of systolic murmurs in the elderly. Age Ageing 4: 99-104, 1975
157) Wong M, Tei C, Shah PM: Degenerative calcific valvular disease and systolic murmurs in the elderly. J Am Geriatr Soc 31: 156-163, 1983
158) Vigna C, Impagliatelli M, Russo A, et al: Systolic ejection murmurs in the elderly; aortic valve and carotid arteries echo-Doppler findings. Angiology 42: 455-461, 1991
159) Roberts WC, Perloff JK, Costantino T: Severe valvular aortic stenosis in patients over 65 years of age; A clinicopathologic study. Am J Cardiol 27: 497-506, 1971
160) Constant J: Bedside Cardiology (5th ed.). Lippincott Williams & Wilkins, Philadelphia, 1999
161) 坂本二哉, 本田守弘, 井上　清, 他：大動脈弁上部狭窄症の心音図学的考察. Cardiovas Sound Bull（臨床心音図）3: 323-334, 1973
162) Vogelpoel L, Schrire V: Auscultatory and phonocardiographic assessment of pulmonary stenosis with intact ventricular septum. Circulation 22: 55-72, 1960
163) Ito U, Hayashi T, Sakamoto T: Clinical observation of syndrome of pulmonary artery attenuation with particular emphasis on the diagnostic significance of the auscultatory findings. The 35th Annual Meeting. Jpn Circ Soc, 1972
164) Vogelpoel L, Schrire V: Auscultatory and phonocardiographic assessment of Fallot's tetralogy. Circulation 22: 73-89, 1960
165) Mills P, Wolfe C, Redwood D, et al: Non-invasive diagnosis of subpulmonary outflow tract obstruction. Br

Heart J 43: 276-283, 1980
165A) 坂本二哉, 田中忠次郎, 伊藤梅乃, 他：Lutembacher症候群における超音波エコー図と心音図の相関について. 内科 32: 315-323, 1973
166) 戴　素蘭, 羽田勝征, 伊藤敦彦, 他：超音波ドップラー法による駆出性雑音の検討. J Cardiol 22(Suppl. 28): 85-95, 1992
167) Spooner PH, Perry MP, Brandenburg RO, et al: Increased intraventricular velocities; An unrecognized cause of systolic murmur in adults. J Am Coll Cardiol 32: 1589-1595, 1998
168) Murgo JP: Systolic ejection murmurs in the era of modern cardiology; What do we really know? J Am Coll Cardiol 32: 1596-1602, 1998
169) 坂本二哉, 張　樨埼, 井上　清, 他：いわゆる機能性収縮期雑音の発生源の多様性に関する臨床的観察. Cardiovasc Sound Bull 1: 131-142, 1971
170) Wennevold A: The origin of the innocent "vibratory" murmur studied with intracardiac phonocardiography. Acta Med Scandinav 181: 1-5, 1967
171) Stein PD, Sabbah HN: Aortic origin of innocent murmurs. Am J Cardiol 39: 665-671, 1977
172) Roberts WC: Anomalous left ventricular band; An unemphasized cause of a precordial musical murmur. Am J Cardiol 23: 735-738, 1969
173) 鈴木順一, 坂本二哉, 羽田勝征, 他：Still雑音の臨床的検討；心音図, 心エコー図, パルス・ドップラー法を用いて. J Cardiol 18: 415-423, 1988
174) Sakamoto T, Yamaguchi T, Hada Y, et al: Fishbone murmurs in presumably healthy persons and in functional disorders; A description and phonocardiographic features. Acta Cardiol 40: 41-46, 1985
175) 坂本二哉, 羽田勝征, 林　輝美, 他：いわゆる S雑音の臨床的観察. J Cardiogr 7: 607-624, 1977
176) de Leon AC Jr, Perloff JK, Twigg H, et al: The straight back syndrome; Clinical cardiovascular manifestations. Circulation 32: 193-203, 1965
177) Shah PM, Mori M, MacCanon DM, et al: Hemodynamic correlates of the various components of the first heart sound. Circ Res 12: 386-392, 1963
178) Perloff JK, Harvey WP: Auscultatory and phonocardiographic manifestations of mitral regurgitation. Prog Cardiovasc Dis 5: 172-194, 1962
179) O'Rourke RA, Crawford MH: Mitral valve regurgitation. Curr Probl Cardiol 9: 1-52, 1984
180) Karliner JS, O'Rourke RA, Kearney DJ, et al: Hemodynamic explanation of why the murmur of mitral regurgitation is independent of cycle length. Br Heart J 35: 397-401, 1973
181) Leonard JJ, Kroetz FW: Lessons learned through intracardiac phonocardiography. Mod Concept Cardiovasc Dis 35: 69-74, 1966
182) Leighton RF, Page WL, Goodwin RS, et al: Mild mitral regurgitation; Its characterization by intracardiac phonocardiography and pharmacologic responses. Am J Med 41: 168-182, 1966
183) 上田英雄, 村尾　覚, 坂本二哉, 他：いわゆる僧帽弁性 "心尖部"雑音の生理学的再評価, 殊に雑音伝播形式について. 第 34 回日本循環器学会総会. Jpn Circ J 34: 824(Abstr.), 1970
184) Sakamoto T: Phonomechanocardiography in valvular heart disease. in Textbook of Acquired Heart Valve Disease Vol.1, ed by Acar J, Bodnar E. ICR Publishers, London, pp139-160, 1995
185) Sakamoto T: A story of cardiac apex. 6. So-called "apical" systolic murmur of mitral regurgitation is not "apical". J Cardiol 25: 329-334, 1995
186) Faber JJ, Burton AC: Biophysics of heart sounds and its application to clinical auscultation. Can Med Assoc J 91: 120-128, 1964
187) Gould L, Ettinger SJ, Lyon AF: Intensity of the first heart sound and arterial pulse in mitral insufficiency. Dis Chest 53: 545-550, 1968
188) Nixon PGF: The third heart sound in mitral regurgitation. Br Heart J 23: 677-689, 1961
189) Nixon PGF, Wooler GH, Radigan LR: The opening snap in mitral incompetence. Br Heart J 22: 395-402, 1960
190) Moreyra E, Segal BL, Shimada H: The murmurs of mitral regurgitation. Dis Chest 55: 49-53, 1969
191) Sanders CA, Armstrong PW, Willerson JT, et al: Etiology and differential diagnosis of acute mitral regurgitation. Prog Cardiovasc Dis 14: 129-152, 1971
192) 坂本二哉：僧帽弁閉鎖不全, 心音・心雑音の性状による成因診断の試み. J Cardiogr 6: 213-236, 1976
193) Burgess J, Clark R, Kamigaki M, et al: Echocardiographic findings in different types of mitral regurgitation. Circulation 48: 97-106, 1973
194) Surawicz B, Mercer C, Chlebus H, et al: Role of the phonocardiogram in evaluation of the severity of mitral stenosis and detection of associated valvular lesions. Circulation 34: 795-806, 1966
195) Burch GE, De Pasquale NP, Phillips JH: Clinical manifestations of papillary muscle dysfunction. Arch Intern Med 112: 112-117, 1963

196) Phillips JH, Burch GE, De Pasquale NP: The syndrome of papillary muscle dysfunction. Ann Intern Med 59: 508-520, 1963
197) 坂本二哉, 張　樫埣：乳頭筋機能不全症候群. 呼吸と循環 18: 946-959, 1970
198) Osmundson PJ, Callahan JA, Edwards JE: Mitral insufficiency from ruptured chordae tendineae simulating aortic stenosis. Proc Staff Meet Mayo Clin 33: 235-244, 1958
199) Sleeper JC, Orgain ES, McIntosh HD: Mitral insufficiency simulating aortic stenosis. Circulation 26: 428-433, 1962
200) Merendino KA, Hessel EA II: The "murmur on top of the head" in acquired mitral insufficiency; Pathological and clinical significance. JAMA 199: 892-896, 1967
200A) Otsuji Y, Levine RA, Takeuchi M, et al: Mechanisim of ischemic mitral regurgitation. J Cardiol 51: 245-156, 2008.
201) Schrire V: The relation of the apical systolic murmur to mitral valve disease. Am Heart J 68: 305-310, 1964
202) Aravanis C: Silent mitral insufficiency. Am Heart J 70: 620-626, 1965
203) Bashour FA: Mitral regurgitation following myocardial infarction; The syndrome of papillary mitral regurgitation. Dis Chest 48: 113-122, 1965
204) DePace NL, Nestico PF, Morganroth J: Acute severe mitral regurgitation; Pathophysiology, clinical recognition, and management. Am J Med 78: 293-306, 1985
205) Sutton GC, Craige E: Clinical signs of severe acute mitral regurgitation. Am J Cardiol 20: 141-144, 1967
206) Ronan JA Jr, Steelman RB, DeLeon AC Jr, et al: The clinical diagnosis of acute mitral insufficiency. Am J Cardiol 27: 284-290, 1971
207) Barlow JB, Bosman CK, Pocock WP, et al: Late systolic murmurs and non-ejection ("mid-late") systolic clicks; An analysis of 90 patients. Br Heart J 30: 203-218, 1968
208) Criley JM, Lewis KB, Humphries JO, et al: Prolapse of the mitral valve; Clinical and cine-angiocardiographic findings. Br Heart J 28: 488-496, 1966
209) 坂本二哉：僧帽弁逸脱症候群；過去, 現在, 未来. J Cardiol 16(Suppl.11): 5-17, 1986
210) Boudoulas H, Wooley CF: Mitral valve prolapse syndrome; Evidence of autonomic dysfunction. J Cardiol 17 (Suppl.14): 3-12, 1987
211) Jeresaty RM: Mitral valve prolapse; An overview. J Cardiol 18(Suppl.18): 3-8, 1988
212) Cheng TO: Mitral valve prolapse; An overview. J Cardiol 19(Suppl.21): 3-20, 1989
213) Shah PM: Mitral valve prolapse vs mitral valve prolapse syndrome; What is the difference? J Cardiol 20 (Suppl.23): 3-20, 1990
214) Barlow JB: Aspects of mitral and tricuspid regurgitation. J Cardiol 21(Suppl.25): 3-33, 1991
215) Caird EI: Valvular disease of the heart in the elderly. J Cardiol 22(Suppl.28): 3-15, 1992
216) Criley JM: Valve function during cough cardiopulmonary resuscitation(cough-CPR). J Cardiol 23(Suppl. 34): 3-10, 1993
217) Levine RA: Mitral valve prolapse; Clinical impact of new diagnostic criteria and insights from three-dimensional echocardiography. J Cardiol 24(Suppl.38): 3-14, 1994
218) Levine RA, Lefebvre X, Guerrero JL, et al: Unifying concepts of mitral valve function disease; SAM, prolapse and ischemic mitral regurgitation. J Cardiol 24(Suppl.38): 15-27, 1994
219) Sakamoto T: Mitral valve prolapse; Contributions of Japanese investigators. in Mitral Valve Prolapse and the Mitral Valve Prolapse Syndrome, ed by Boudoulas H, Wooley CF. Futura Publ Co Inc, Mount Kisco, New York, pp633-650, 1988
220) ibid. in Mitral Valve, Floppy Mitral Valve. Mitral Valve Prolapse, Mital Valvular Regurgitation (2nd Revised ed.), ed by Boudoulas H, Wooley CF. Futura Publishing Co Inc, Armonk, New York, pp569-591, 2000
221) 上田英雄, 坂本二哉, 魚住善一郎, 他：亜硝酸アミルによる負荷心音図の臨床的効用. 負荷心音図法(1). 内科 15: 951-958, 1155-1164, 1965
222) Fontana ME, Pence HL, Leighton RF, et al: The varing clinical spectrum of the systolic click-late systolic murmur syndrome; A postural auscultatory phenomenon. Circulation 41: 807-816, 1970
223) Jeresaty RM: Mitral Valve Prolapse. Raven Press, New York, 1979
224) O'Rourke RA: The Mitral Valve prolapse syndrome. in Classic Teaching in Clinical Cardiology; A tribute to W. Proctor Harvey, ed by Chizner MA. Laennec Publishing, Inc., Cedar Grove, New Jersey, pp1049-1070, 1996
225) Sakamoto T: Phonocardiographic assessment of the prevalence of mitral valve prolapse in the prospective survey of heart disease in schoolchildren; A seven year cumulative study. Acta Cardiol 38: 261-262, 1983
226) 坂本二哉：僧帽弁逸脱症候群. 新内科学体系年刊版, '86-B. 37: 25-43, 1986
227) Deng Y-B, Takenaka K, Sakamoto T, et al: Follow-up in mitral valve prolapse by phonocardiography, M-mode and two-dimensional echocardiography and Doppler echocardiography. Am J Cardiol 65: 349-354. 1990

228) Ronan JA, Perloff JK, Harvey WP: Systolic clicks and the late systolic murmur: Intracardiac phonocardiographic evidence of their mitral valve origin. Am Heart J 70: 319-325, 1965
229) 石光敏行, 平沢ゆり, 杉下靖朗, 他：これも僧帽弁逸脱？；収縮早期雑音を伴う僧帽弁後尖の早期逸脱. J Cardiol 19(Suppl.21)：97-108, 1989
230) Rackley CF, Whalen RE, Floyd WL, et al: The precordial honk. Am J Cardiol 17: 509-515, 1966
231) Behar VS, Whalen RE. McIntosh HD: The ballooning mitral valve in patients with the "precordial honk" or "whoop". Am J Cardiol 20: 789-795, 1967
232) Rizzon P, Biasco G, Maselli-Campagna G: The praecordial honk. Br Heart J 33: 707-715, 1971
233) 羽田勝征：心音・心エコー図法. 田中元直, 坂本二哉編, 臨床超音波シリーズ. 循環器Ⅰ総論. 東京, 南江堂. 333-355, 1986
234) 鈴木順一, 坂本二哉, 羽田勝征, 他：僧帽弁逸脱症の薬剤負荷試験. J Cardiol 17(Suppl.14)：149-154, 1987
235) Fontana ME, Sparks EA, Boudoulas H, et al: Mitral valve prolapse and mitral valve prolapsed syndrome. Curr Probl Cardiol 16: 311-375, 1991
236) Boudoulas H, Kolibash AJ, Wooley CF: Floppy mitral valve/mitral valve prolaose/mitral valvular regurgitation. *in* Mitral Valve, ed by Boudoulas H, Wooley CF. Futura, pp503-539, 2000
237) Marchand P, Barlow JB, Du Plessis LA, et al: Mitral regurgitation with rupture of normal chordae tendineae. Br Heart J 28: 746-758, 1966
238) Selzer A, Kelly JJ Jr, Vannitamby M, et al: The syndrome of mitral insufficiency due to isolated rupture of the chordae tendineae. Am J Med 43: 822-836, 1967
239) Sanders CA, Austen WG, Harthorne JW, et al: Diagnosis and surgical treatment of mitral regurgitation secondary to ruptured chordae tendineae. N Engl J Med 276: 943-949, 1967
240) Shapiro HA, Weiss DR: Mitral insufficiency due to ruptured chordae tendineae simulating aortic stenosis. N Engl J Med 261: 272-276, 1959
241) Thomas JR: Mitral insufficiency due to rupture of chordae tendineae simulating aortic stenosis. Am Heart J 71: 112-117. 1966
242) Giuliani ER: Mitral valve incompetence due to flail anterior leaflet; A new physical sign. Am J Cardiol 20: 784-788, 1967
243) 五味渕秀幸, 伊藤恵一, 清水　満, 他：外傷性僧帽弁閉鎖不全症の1例. J Cardiogr 15: 207-219, 1985
244) Magyar MT, Nam EM, Csiba L, et al: Carotid artery auscultation—anachronism or useful screening procedures？Neurol Res 24: 705-708, 2002
245) Braunwald E, Morrow AG, Cornell WP, et al: Idiopathic hypertrophic subaortic stenosis; Clinical, hemodynamic and angiographic manifestations. Am J Med 29: 924-945, 1960
246) Braunwald E, Lambrew CT, Rockoff SD, et al: Idiopathic hypertrophic subaortic stenosis; I. A description of the disease based upon an analysis of 64 patients. Circuration 30(Suppl.4)：3-119, 1964
247) Wigle ED, Sasson Z, Henderson MA, et al: Hypertrophic cardiomyopathy；The importance of the site and the extent of hypertrophy. A review. Prog Cardiovasc Dis 28: 1-83, 1985
248) 坂本二哉：特発性肥大性大動脈弁下狭窄(IHSS)；ことに最近における研究成績を中心として. 肺と心 19: 83-100, 1972
249) Shaver JA, Alvares RF, Reddy PS, et al: Phonoechocardiography and intracardiac phonocardiography in hypertrophic cardiomyopathy. Postgrad Med J 62: 537-543, 1986
250) Hasegawa I, Sakamoto T, Hada Y, et al: Relationship between mitral regurgitation and left ventricular outflow obstruction in hypertrophic cardiomyopathy. J Am Soc Echocardiogr 2: 177-186, 1989
251) Criley JM, Siegel RJ: Has "obstruction" hindered our understanding of hypertrophic cardiomyopathy？Circulation 72: 1148-1154, 1985
252) 松永伸二, 力武典子, 吉岡史夫, 他：著明な右室流出路狭窄を呈した小児の肥大型心筋症. J Cardiogr 15: 931-939, 1985
253) 香川哲也, 福田信夫, 河野和弘, 他：低調な大動脈駆出音の成因および臨床的意義. J Cardiol 18: 217 -235, 1988
253A) 坂本二哉, 林　輝美, 井上　清, 他：特発性肥大性大動脈弁下狭窄における僧帽弁解放音. Cardiovasc Sound Bull (臨床心音図) 3: 83-94, 1973
254) Rios JC, Massumi RA, Breesmen WT, et al: Auscultatory features of acute tricuspid regurgitation. Am J Cardiol 23: 4-11, 1969
255) Maisel AS, Atwood JE, Goldberger AL: Hepatojugular reflux；Useful in the bedside diagnosis of tricuspid regurgitation？Ann Intern Med 101: 781 782, 1984
256) 吉田　清, 吉川純一, 赤阪隆史, 他：啞性重症三尖弁閉鎖不全, 超音波ドップラー法による検討. J Cardiol 19: 187-194, 1989
257) 坂本二哉, 吉川純一, 井上　清, 他：三尖弁閉鎖不全における頸静脈波曲線の診断的意義に対する再評価.

文献

Cardiovasc Sound Bull（臨床心音図）2: 383-398, 1972

258) Amidi M, Irwin JM, Salerni R, et al: Venous systolic thrill and murmur in the neck; A consequence of severe tricuspid insufficiency. J Am Coll Cardiol 7: 942-945, 1986
259) 島田悦男, 浅野 浩, 倉沢忠弘, 他：肺性心に合併した三尖弁逸脱症候群の2例. J Cardiogr 10: 163-172, 1980
260) 中野忠澄, 大川真一郎, 鎌田千鶴子, 他：剖検にて確認しえた三尖弁逸脱の心音図および心エコー図. J Cardiogr 9: 133-141, 1979
261) Gooch AS, Maranhao V, Scampardonis G, et al: Prolapse of both mitral and tricuspid leaflets in systolic murmur-click syndrome. N Engl J Med 287: 1218-1222, 1972
262) 藤井諄一, 渡辺 熙, 久保木正夫, 他：心エコー図による楽音様雑音の検討. J Cardiogr 6: 385-394. 1976
263) 張 兼彰, 大森亮雅, 常喜栄昭, 他：楽音様三尖弁閉鎖不全雑音の1剖検例. Cardiovasc Sound Bull（臨床心音図）4: 655-663, 1974
264) Bousvaros GA: Disappearance of tricuspid systolic murmur with nodal rhythm. Am J Cardiol 10: 278-281, 1962
265) Gooch AS, Cha SD, Maranhão V: The use of the hepatic pressure maneuver to identify the murmur of tricuspid regurgitation. Clin Cardiol 6: 277-280, 1983
266) Cha SD, Gooch AS. Maranhão V: Intracardiac phonocardiography in tricuspid regurgitation; Relation to clinical and angiographic findings. Am J Cardiol 48: 578-583, 1981
267) 荒川武実, 伊藤尚雄, 日比範夫, 他：三尖弁逆流の心内心音法による検討. Cardiovasc Sound Bull（臨床心音図）5: 119-127, 1975
268) Sakamoto T, Uozumi Z, Kawai N, et al: Precordial-intracardiac phonocardiographic correlative study of ventricular septal defect. Jpn Heart J 10: 185-202, 1969
269) Leatham A, Segal B: Auscultatory and phonocardiographic signs of ventricular septal defect with left-to-right shunt. Circulation 25: 318-327, 1962
270) Vogelpoel L, Schrire V, Beek W, et al: The atypical systolic murmur of minute veutricular septal defect and its recognition by amyl nitrite and phenylephrine. Am Heart J 62: 101-118, 1961
271) 村尾 覚, 坂本二哉：新鮮心筋梗塞続発症としての心室中隔穿孔—生前に診断された一症例ならびに文献的考察. 日本臨床 16: 608-622, 1958
272) 坂本二哉, 林 輝美, 松久茂久雄, 他：新鮮心筋梗塞による心室中隔穿孔；その心音図所見の再検討. Cardiovasc Sound Bull（臨床心音図）4: 173-183, 1974
273) 土師一夫, 井上康夫, 遠藤真弘, 他：急性心筋梗塞に続発する心室中隔穿孔；13例の心音図学的検討. Cardiovasc Sound Bull（臨床心音図）5: 593-607, 1975
274) Craige E, Millward DK: Diastolic and continuous murmurs. Prog Cardiovasc Dis 14: 38-56, 1971
275) Shaver JA: Diastolic murmurs. Heart Dis Stroke 2: 98-103, 1993
276) Wooley CF, Klassen KP, Leighton RF, et al: Left atrial and left ventricular sound and pressure in mitral stenosis. Circulation 38: 295-307, 1968
277) Thompson ME, Shaver JA, Heidenreich FP, et al: Sound, pressure and motion correlates in mitral stenosis. Am J Med 49: 436-450, 1970
278) Salerni R, Reddy PS, Sherman ME, et al: Pressure and sound correlates of the mitral valve echocardiogram in mitral stenosis. Circulation 58: 119-125, 1978
279) Craige E: Phonocardiographic studies in mitral stenosis. N Engl J Med 257: 650-654, 1957
280) Dack S, Bleifer S, Grishman A, et al: Mitral stenosis; Auscultatory and phonocardiographic findings. Am J Cardiol 5: 815-835, 1960
281) Wood P: An appreciation of mitral stenosis. Part Ⅰ. Clinical features. Br Med J 1: 1051-1063, 1954
282) Wood P: An appreciation of mitral stenosis. Part Ⅱ. Investigations and results. Br Med J 1: 1113-1124, 1954
283) Ota S: Quantitative studies on the apical diastolic murmur in the mitral stenosis. Jpn Circ J 25: 410-417, 1961
284) Ueda H, Sakamoto T, Kawai N, et al: "Silent" mitral stenosis; Patho-anatomical basis of the absence of diastolic rumble. Jpn Heart J 6: 206-219, 1965
285) Decker DD, Gerbrandt MJ, Dunn MI: The exercise phonocardiogram in mitral stenosis. Am Heart J 71: 509-514, 1966
286) Fortuin N, Craige E: Echocardiographic studies of the genesis of mitral diastolic murmurs. Br Heart J 35: 75-81, 1973
287) Criley JM, Hermer AJ: The crescendo presystolic murmur of mitral stenosis with atrial fibrillation. N Engl J Med 285: 1284-1287, 1971
288) Criley JM, Blaufuss AH, Hermer AJ: Presystolic murmur in atrial fibrillation. Circulation 56: 133-134, 1977
289) Hada Y, Amano K, Yamaguchi T, et al: Noninvasive study of the presystolic component of the first heart sound in mitral stenosis. J Am Coll Cardiol 7: 43-50, 1986

289A) Hada Y, Sakamoto T: Genesis of the presystolic component of the first heart sound in mitral stenosis. Cardiol Board Review 3: 41-50, 1986
290) Tavel ME: Presystolic murmur of mitral stenosis revisted. J Am Coll Cardiol 7: 51-52, 1986
291) Bousvaros GA, Stubington D: Some auscultatory and phonocardiographic features of tricuspid stenosis. Circulation 29: 26-33. 1964
292) Wooley CF, Fontana ME, Kilman JW, et al: Tricuspid stenosis; Atrial systolic murmur, tricuspid opening snap,and right atrial pressure pulse. Am J Med 78: 375-384. 1985
293) Perloff JK: Physical Examination of the Heart and Circulation (4th ed.). People's Medical Publishing House, Shelton, CT, 2009
294) Sanders CA, Harthorne JW, DeSanctis RW, et al: Tricuspid stenosis; A difficult diagnosis in the presence of atrial fibrillation. Circulation 33: 26-33, 1966
294A) Kossmann CE: The opening snap of the tricuspid valve. A physical sign of tricuspid stenosis. Circulation 11: 378-390, 1955
295) Nasser WK, Davis RH, Dillon JC, et al: Atrial myxoma. Part Ⅱ; Phonocardiographic, echocardiographic, hemodynamic and angiographic features in nine cases. Am Heart J 83: 810-823, 1972
296) Pitt A, Pitt B, Schaefer J, et al: Myxoma of the left atrium; Hemodynamic and phonocardiographic consequences of sudden tumor movement. Circulation 36: 408-416, 1967
297) Gershlick AH, Leech G, Mills PG, et al: The loud first heart sound in left atrial myxoma. Br Heart J 52: 403-407, 1984
298) Chen CC, Hsiung MC, Chiang BN: Variable diastoric rumbling murmur caused by floating left atrial thrombus. Br Heart J 50: 190-192, 1983
299) Warda M, Garcia J, Pechacek LW, et al: Auscultatory and echocardiographic features of mobile left atrial thrombus. J Am Coll Cardiol 5: 379-382, 1985
300) Ravin A, Darley W: Apical diastolic murmurs in patent ductus arteriosus. Ann Intern Med 33: 903-914, 1950
301) Taquini AC, Massell BF, Walsh BJ: Phonocardiographic studies of early rheumatic mitral disease. Am Heart J 20: 295-303, 1940
302) 富永俊彦, 大木 崇, 大櫛日出郷, 他：肥大型心筋症における拡張期ランブルの成因について；超音波パルス・ドプラー法による検討. J Cardiogr 15: 1071-1085, 1985
303) Watanabe H, Sakamoto T: Clinical and phonocardiographic study of aortic regurgitation. Jpn Heart J 2: 7-27, 1961
303A) Babu AN, Kymes SM, Carperter Fryer SM: Eponyms and the diagnosis of aortic regurgitation: What says the evidence? Ann Intern Med 138: 736-742, 2003
304) Sakamoto T, Sato C, Yamada T, et al: Better resolution in clinical phonocardiography. Ⅱ; The use of compressor phonocardiograph. Jpn Heart J 7: 460-473, 1966
305) Sakamoto T, Kawai N, Uozumi Z, et al: The point of maximum intensity of aortic diastolic regurgitant murmur; With special reference to the "right-sided" aortic diastolic murmur. Jpn Heart J 9: 117-133, 1968
306) Harvey WP, Corrado MA, Perloff JK: "Right-sided" murmurs of aortic insufficiency. Am J Med Sci 245: 533-543, 1963
307) 高橋久子, 坂本二哉, 羽田勝征, 他：啞性大動脈弁閉鎖不全症の検討；パルス・ドプラー法とメトキサミン負荷心音図法との比較. J Cardiogr 15: 495-506, 1985
308) Watanabe H, Sakamoto T, Uozumi Z, et al: Bacterial aortic regurgitation with musical and associated rumbling diastolic murmurs. Jpn Heart J 1: 333-338, 1960
309) 稲波 宏, 浅香隆久, 吉田 清, 他：出没する奇妙な楽音様拡張中期雑音について；超音波パルス・ドプラー法と心音図法による成因の検討. J Cardiogr 15: 197-205, 1985
310) Fletcher GF, Hurst JW: An intermittent "cooing" diastolic murmur due to a torn aortic valve cusp. Am Heart J 75: 537-539, 1968
311) Olive KE, Grassman ED: Mitral valve prolapse: Comparison of diagnosis by physical examination and echocardiography. South Med J 83: 1266-1269, 1990
312) Rahko PS: Doppler and echocardiographic characteristics of patients having an Austin Flint murmur. Circulation 83: 1940-1950, 1991
313) Rees JR, Epstein EJ, Criley JM, et al: Hemodynamic effects of severe aortic regurgitation. Br Heart J 26: 412-421, 1964
314) Wigle ED, Labrosse CJ: Sudden, severe aortic insufficiency. Circulation 32: 708-720, 1965
315) Herbert WH: Atrial transport and aortic insufficiency. Br Heart J 29: 559-562, 1967
316) 坂本二哉, 松久茂久雄, 小出 直, 他：重症急性大動脈弁閉鎖不全のUCG, 殊に僧帽弁早期閉鎖の観察. 日超音波医会24回発表会議論集 24: 83-84, 1973

317) Botvinick EH, Schiller NB, Wickramasekaran R, et al: Echocardiographic demonstration of early mitral valve closure in severe aortic insufficiency; Its clinical implications. Circulation 51: 836-847, 1975
318) Parker E, Craige E, Hood WP Jr: The Austin Flint murmur and the a wave of the apexcardiogram in aortic regurgitation. Circulation 43: 349-359, 1971
319) Ueda H, Sakamoto T, Kawai N, et al: The Austin Flint murmur Phonocardiographic and patho-anatomical study. Jpn Heart J 6: 294-312, 1965
320) O'Brien KP, Cohen LS: Hemodynamic and phonocardiographic correlates of the Austin Flint murmur. Am Heart J 77: 603-609, 1969
321) Nasser W, Tavel ME, Feigenbaum H, et al: Austin-Flint murmur versus the murmur of organic mitral stenosis. N Engl J Med 275: 1007-1009, 1966
322) Fortuin NJ, Craige E: On the mechanism of the Austin Flint murmur. Circulation 45: 558-570, 1972
323) Reddy PS, Curtiss EI, Salerni R, et al: Sound pressure correlates of the Austin Flint murmur; An intracardiac sound study. Circulation 53: 210-217, 1976
324) Laniado S, Yellin EL, Yoran C, et al: Physiologic mechanism in aortic insufficiency. Ⅰ. The effect of changing heart rate on flow dynamics. Ⅱ. Determinants of Austin Flint murmur. Circulation 66: 226-235, 1982
325) Rakko PS: Doppler and echocardiographic characteristics of patients having an Austin Flint murmur. Circulation 83: 1940-1950, 1991
326) Lochaya S, Igarashi M, Shaffer AB: Late diastolic mitral regurgitation secondary to aortic regurgitation; Its relationship to the Austin Flint murmur. Am Heart J 74: 161-169, 1967
327) 坂本二哉, 張 樫埼, 井上 清, 他: 器質的僧帽弁狭窄の存在下におけるAustin Flint雑音(予報). Cardiovasc Sound Bull(臨床心音図) 1: 241-253, 1971
328) Bousvaros GA, Deuchar DC: The murmur of pulmonary regurgitation which is not associated with pulmonary hypertension. Lancet 2: 962-964, 1961
328A) 坂本二哉, 竹中 克: 先天性心疾患(内科領域). 本邦臨床統計集: 診療に必須の情報・数値. 日本臨床 41(春季臨時増刊号): 286-294, 1983
328B) 坂本二哉: 先天性心疾患. 阿部正和, 日野原重明, 本間日臣, ほか (編): 新臨床内科学(第4版). 医学書院, 東京, pp166-183, 1984
329) Brest AN, Udhoji V, Likoff W: A re-evaluation of the Graham-steell murmur. N Engl J Med 263: 1229-1231, 1960
330) Runco V, Molnar W, Meckstroth CV, et al: The Graham Steell murmur versus aortic regurgitation in rheumatic heart disease; Results of aortic valvulography. Am J Med 31: 71-80, 1961
331) Schwab RH, Killough JH: The phonocardiographic differentiation of pulmonic and aortic insufficiency. Circulation 32: 352-360, 1965
332) Runco V, Levin HS, Vahabzadeh H, et al: Basal diastolic murmurs in rheumatic heart disease; Intracardiac phonocardiography and cineangiography. Am Heart J 75: 153-161, 1968
333) Green EW, Agruss NS, Adolph RJ: Right-sided Austin Flint murmur. Am J Cardiol 32: 370-374, 1973
334) Pérez JE, Smith CA, Meltzer VN: Pulmonic valve insufficiency; A common cause of transient diastolic murmurs in renal failure. Ann Intern Med 103: 497-502, 1985
335) Marcus FI, Ewy GA, O'Rourke RA, et al: The effect of pregnancy on the murmurs of mitral and aortic regurgitation. Circulation 41: 795-805, 1970
336) Gibson GA: Clinical lectures on circulatory affections. Lecture Ⅰ. Persistence of the arterial duct and its diagnosis. Edinburgh Med J 8: 1-10, 1900
337) Pinto Ⅰ, Rodbard S: A study of the acoustic findings in patent ductus arteriosus. Cardiologia 28: 1-13, 1956
338) Neill C, Mounsey P: Auscultation in patent ductus arteriosus; With a description of two fistulae simulating patent ductus. Br Heart J 20: 61-75, 1958
339) Burnard ED: A murmur from the ductus arteriosus in the newborn baby. Br Med J 1: 806-810, 1958
340) Burnard ED: The cardiac murmur in relation to symptoms in the newborn. Br Med J 1: 134-138, 1959
341) Leatham A, Dawes G, Burnard ED, et al: Discussion on the significance of cardiac murmurs in the first few days of life. Proc R Soc Med 52: 75-78, 1959
342) Sakamoto T, Takabatake Y, Uozumi Z, et al: Atypical response of intermittent continuous murmur of patent ductus arteriosus to vasoactive agents, with particular reference to external and intracardiac phonocardiography. Jpn Heart J 8: 318-327, 1967
343) Kato H, Oda T, Hirose M, et al: Intracardiac and external phonocardiographic study in infants with patent ductus arteriosus and pulmonary hypertension. Jpn Circ J 32: 1571-1577, 1968
344) 柳沢信子, 本田守弘, 伊藤正高, 他: メトキサミンにより連続性雑音の消失した動脈管開存の1例. J Cardiogr 10: 235-242, 1980

345) 佐藤　清, 西村邦雄, 稲坂　暢, 他：主として拡張期雑音を示した動脈管開存の1例, 雑音の成因について. Cardiovasc Sound Bull（臨床心音図）5: 577-583, 1975
346) Morrow AG, Greenfield LJ, Braunwald E: Congenital aortopulmonary septal defect; Clinical and hemodynamic findings. surgical technic, and results of operative correction. Circulation 25: 463-476, 1962
347) Koide T, Sugishita Y, Ozeki K, et al: A case of congenital coronary artery fistula involving bilateral coronary artery branches. Jpn Heart J 15: 524-531, 1974
348) Jones FL Jr: Frequency, characteristics and importance of the cervical venous hum in adults. N Engl J Med 267: 658-660, 1962
349) 藤井諄一, 亀田治男, 原田　尚, 他：Cruveilhier-Baumgarten症候群を呈し, 特異な血管造影所見を示した門脈高血圧症の1例. 内科 22: 1148-1153, 1968
350) 本木達也, 毛利昌史, 鈴木侑信, 他：Cruveilhier-Baumgarten症候群の2例. 内科 40: 503-508, 1977
351) 坂本二哉, 井上　清, 魚住善一郎, 他：著明な三尖弁開放音を有し, かつ連続性雑音の音源を探知しえた全肺静脈還流異常の1例. 内科 31: 525-531, 1973
352) Sakamoto T, Uozumi Z, Chang SY, et al: Interatrial septal murmurs in secundum type atrial septal defect; Intracardiac phonocardiographic and hemodynamic study. Jpn Heart J 10: 379-394, 1969
353) Kambe T, Hibi N, Itoh H, et al: Clinical study on the flow murmurs at the defect area of atrial septal defect by means of intracardiac phonocardiography. Am Heart J 91: 35-42, 1976
354) Ueda H, Sakamoto T, Yamada T, et al: Quantitative assessment of obstruction of the aorta and its branches in "aortitis syndrome"; The value of functional phonoarteriography using vasoactive drugs. Jpn Heart J 7: 3-25, 1966
355) 陳　家茂, 坂本二哉, 伊藤　巌, 他：眼球雑音を聴取した大動脈炎症候群の1例. 内科 26: 1119-1124, 1970
356) Ueda H, Sakamoto T, Takeda T, et al: Phonoarteriographic and arteriographic evaluation of abdominal murmurs in renovascular hypertension. Jpn Heart J 9: 142-160, 1968
357) Eipper DF, Gifford RW Jr, Stewart BH, et al: Abdominal bruits in renovascular hypertension. Am J Cardiol 37: 48-52, 1976
358) Spencer MP, Johnston FR, Meredith JH: The origin and interpretation of murmurs in coarctation of the aorta. Am Heart J 56: 722-736, 1958
359) Vieweg WV, Folkerth TL, Hagan AD: Saphenous vein graft from aorta to coronary vein with production of continuous murmur; A complication of coronary artery bypass surgery. Chest 68: 377-379, 1975
360) Dock W, Zoneraich S: A diastolic murmur arising in a stenosed coronary artery. Am J Med 42: 617-619, 1967
361) Lund-Larsen PG: Coronary artery stenosis murmur. Acta Med Scandinav 182: 433-435, 1967
362) Fearon RE, Cohen LS, O'Hara JM, et al: Diastolic murmurs due to two sequelae of atherosclerotic coronary artery disease; Ventricular aneurysm and coronary artery stenosis. Am Heart J 76: 252-258, 1968
363) Cheng TO: Diastolic murmur caused by coronary artery stenosis. Ann Intern Med 72: 543-546, 1970
364) Sangster JF, Oakley CM: Diastolic murmur of coronary artery stenosis. Br Heart J 35: 840-844, 1973
365) 皆越眞一, 外山芳史, 新添謙一, 他：高周波探触子を用いた経胸壁ドップラー心エコー図法によるヒト心筋内血流の描出. J Cardiol 30: 149-155, 1997
366) Hozumi T, Yoshida K, Akasaka T, et al: Noninvasive assessment of coronary flow velocity and coronary flow velocity reserve in the left anterior descending coronary artery by Doppler echocardiography; Comparison with invasive technique. J Am Coll Cardiol 32: 1251-1259, 1998
367) Tateishi O, Gotou Y, Itou T, et al: Basic study of the acoustical detection of the stenosis of coronary artery by power spectrum analysis. Ther Res 18: 443-448, 1997
368) 立石　修, 陳　勁一, 本田陽一, 他：心音スペクトル解析法による冠動脈狭窄音検出に関する基礎的検討. Ther Res 21: 1724-1728, 2000
369) 松本博志, 満渕邦彦, 柳生邦良, 他：冠動脈血流のダイナミックトポロジーに関する研究. 呼吸と循環 47: 1265-1271, 1999
370) Ito I, Kaito G, Sakamoto T, et al: Combination of ventricular septal defect and aortic insufficiency; Report of two cases. Jpn Heart J 1: 113-119, 1960
371) Spodick DH: Pericardial rub; A prospective, multiple observer investigation of pericardial friction in 100 patients. Am J Cardiol 35: 357-362, 1975
372A) 坂本二哉, 一安弘文, 林　輝美, 他：心房性クリックの臨床的検討. Cardiovasc Sound Bull（臨床心音図）5: 275-290, 1975
372) Spodick DH: Pericardial friction; Characteristics of pericardial rubs in fifty consecutive prospectively studied patients. N Engl J Med 278: 1204-1207, 1968
373) Sakamoto T: Some new or poorly recognized physical and graphic findings in various forms of pericardial disease. Jpn Circ J 42: 149-155, 1978

374) Tyberg TI, Goodyer AVN, Langou RA: Genesis of pericardial knock in constrictive pericarditis. Am J Cardiol 46: 570-575, 1980
375) Sakamoto T, Kawai N, Takeuchi J, et al: Annular constrictive pericarditis; A case with functional stenosis. Jpn Heart J 1: 466-472, 1960
376) Hancock EW: Subacute effusive-constrictive pericarditis. Circulation 43: 183-192, 1971
377) 林　輝美, 坂本二哉：心膜炎における心音図, 心機図, 心エコー図の相関に関する研究. Cardiovasc Sound Bull（臨床心音図）5: 185-198, 1975
378) Pocock WA, Tucker RB, Barlow JB: Mild Ebstein's anomaly. Br Heart J 31; 327-336, 1969
379) Kotler MN, Segal BL, Parry WR: Echocardiographic and phonocardiographic evaluation of prosthetic heart valves. Cardiovasc Clin 9: 187-207, 1978
380) Smith ND, Raizada V, Abrams J: Auscultation of the normally functioning prosthetic valve. Ann Intern Med 95: 594-598, 1981
381) 継　健, 小川　総, 中江博江, 他：Hancock僧帽弁例の観血的, 非観血的弁機能評価. J Cardiogr 9: 533-541,1979
382) 内藤博昭, 太田光重, 前回宏丈, 他：ハンコック弁の弁尖機能. 心血管造影像と心音図所見. J Cardiogr 11: 359-370,1981
383) 堀江俊伸, 佐藤良夫, 竹内幸一：症例から学ぶ心臓の聴診（CD付）. 医学書院, 東京, p224, 1998
384) Harris A: Pacemaker "heart sound". Br Heart J 29: 608-615, 1967
385) 鈴木房子, 高橋文行, 桜井秀彦, 他：Pacemaker soundを呈した6症例. Cardiovasc Sound Bull（臨床心音図）4: 185-196, 1974
386) 松久茂久雄, 大江　透, 平田幸夫, 他：ペースメーカー植込み例の胸壁拍動に関する検討. J Cardiogr 10: 1201-1211, 1980

おわりに

387) Choudhry NK, Etchells EE: Does this patient aortic regurgitation? JAMA 281 2231-2238. 1999
388) Fletcher HR, Fletcher SW: Has medicine outgrown physical diagnosis. Ann Intern Med 117: 86-87, 1992
389) Butterworth JS, Reppert EH: Auscultatory acumen in the general medical population JAMA 174: 32-34, 1960
390) Ewy GA: Manucal of Cardiovascular Diagnosis and Therapy. Lippincott, 2002
391) Don Michael TA: Mastering Auscultation; An Audio Tour to Cardiac Diagnosis（A cardiophonic CD-ROM）, McGraw-Hill, Columbus, Ohio, 2000
392) Mangione S, Nieman LZ, Gracely E, et al: The teaching and practice of cardiac auscultation during intrernal medicine and cardiology training. Ann Intern Med 119: 47-54, 1993
393) Mangione S, Nieman LZ: Cardiac asucultatory skills of internal medicine and family practice trainees:A comparison of diagnostic proficiency. JAMA 278: 717-722, 1997
394) Mangione S: Cardiac auscultatory skills of physicians-in-training: A comparison of three English-speaking countries. Am J Med 110: 210-216, 2001
395) Vukanovic-Criley JM, Criley S, Warde CM, et al: Competency in cardiac examination skills in medical students, trainees, physicians, and faculty: A multicenter study. Arch Intern Med 166: 610-616, 2006
396) Hoyte H, Jensen,T, Gjesdal K: Cardiac auscultation training of medical students: A comparison of electronic sensor-based and acoustic stethoscope. BMC Med Educ 5: 14, 2005
397) Barrett MJ, Lacey CS, Sekara,et al: Mastering cardiac murmurs. The power of repetition. Chest 126: 470-475, 2004
398) Mark SK, Bedynek JL Jr, Chinzer MA: Teaching cardiac auscultation: Effectiveness of patient-centered teaching conference on improving cardiac auscultatory skills. Mayo Clin Proc 80: 1443-1448, 2005
399) 山崎直仁, 土井義則：デジタル心音図との対比で学ぶ心臓の聴診. 金芳堂, 京都, 2011

索引

ページ番号の後の **F** は図を，**T** は表に索引項目があることを示す．

あ

- アイゼンメンジャー (Eisenmenger) 症候群 ... 61
  - Graham Steell 雑音 ... 100, 102**F**
  - 心室中隔欠損 ... 62**F**
  - 中心性逆短絡を有する肺高血圧 ... 61
  - 動脈管開存 ... 102**F**
  - Ⅱ P の亢進 (強大) ... 19, 61
  - 肺動脈の大動脈化 ... 61
- アイゼンメンジャー (Eisenmenger) 複合 ... 85
  - 心室中隔欠損を主体とした——の心音図と心エコー図 ... 85**F**
- 亜硝酸アミル
  - 各種薬剤負荷法の総括 ... 45**T**
  - 冠状動脈狭窄雑音 ... 112
  - 機能性収縮期雑音 ... 64
  - 吸入負荷心音図 ... 45**F**
  - 三尖弁閉鎖不全 ... 81
  - 心室中隔欠損 ... 84
  - 全肺静脈還流異常 ... 110
  - 僧帽弁逸脱症候群 ... 74, 76
  - 僧帽弁狭窄 ... 90
    - ——と Austin Flint 雑音の鑑別 ... 96
    - ——と大動脈弁逆流の共存 ... 45**F**
  - 大動脈弁閉鎖不全 ... 94
  - 高安病 ... 111
  - 動脈管開存 ... 105
  - ファロー四徴 ... 61
  - 閉塞性肥大型心筋症 ... 80
- 唖性僧帽弁狭窄 ... 89**F**

い

- 移行聴診 ... 8, 35
- イソプロテレノール
  - 各種薬剤負荷法の総括 ... 45**T**
  - 閉塞性肥大型心筋症 ... 81
- Ⅰ音 (第1音) ... 12
  - P-R 時間との関係 ... 15, 16**F**
  - 強度比 ... 16**F**
  - 収縮期クリック ... 12
  - 不純な—— ... 17
  - ——の遅れ ... 92
  - ——の減弱 ... 15
  - ——の亢進 (強盛) ... 12, 63, 90, 92
  - ——の分裂 ... 17, 28
  - ——の変動 ... 15, 16**F**, 17
- 一次孔欠損 ... 63
- 隠蔽効果 ... 46

う

- 右頸部 ... 7
- 右室の左室化 ... 61
- 右室流出路狭窄 ... 58
- 右室流入路 ... 83**F**
- 右室領域 ... 7, 7**F**
- 右心性奔馬音 ... 24
- 右側 Austin Flint 雑音 ... 100
- 右側大動脈弁閉鎖不全雑音 ... 94, 95**F**
- 運動負荷 ... 89**F**, 90

え

- A 型 WPW 症候群 ... 20
- S 雑音 ... 66
- エプシュタイン (Ebstein) 奇形 ... 114, 115**F**
- エルプの領域 (Erb's area) ... 7, 36, 94
- 遠雷様雑音 ... 36
  - 心雑音の周波数 ... 42
  - 僧帽弁狭窄 ... 86

お

- 往復雑音 (ブランコ雑音) ... 36, 93**F**, 104, 106
- オースチン・フリント (Ausctin Flint) ... 98
- オースチン・フリント (Ausctin Flint) 雑音 ... 96
  - 右側—— ... 100
  - グラハム・スティール雑音 ... 100
  - 心房細動 ... 96
  - 僧帽弁狭窄との鑑別 ... 96
  - 大動脈弁閉鎖不全 ... 96, 99**F**
  - 薬剤負荷試験 ... 98
  - ——の特殊例 ... 99**F**

か

- カーリー・クームス (Carey Coombs) 型雑音 ... 70
- カーリー・クームス (Carey Coombs) 雑音 ... 92
  - ——動脈管開存 ... 106
- 外傷性動静脈瘻 ... 108
- 楽音様拡張期逆流性雑音 ... 97**F**
- 楽音様雑音 ... 42
- 機能性収縮期雑音 ... 64
- 三尖弁閉鎖不全 ... 81
- 僧帽弁逸脱症候群 ... 76, 77**F**
- 僧帽弁閉鎖不全 ... 68, 97**F**
- 大動脈二尖弁 ... 43**F**
- 大動脈弁狭窄 ... 56
- 大動脈弁閉鎖不全 ... 94
- 閉塞性肥大型心筋症 ... 81
- ——の形容 ... 44, 48
- 各種心時相の時間的関係 ... 11**F**
- 拡張型心筋症 ... 25**F**
- 拡張期雑音 ... 39, 86
  - Austin Flint 雑音 ... 96
  - 逆流性—— ... 39
  - 急性重症大動脈弁閉鎖不全 ... 96
  - 急速充満性 ... 39
  - Graham Steell 雑音 ... 100
  - 左房粘液腫 ... 92
  - 三尖弁狭窄 ... 90
  - 心室流入性 ... 39
  - 心房細動 ... 39
  - 心房収縮性 ... 39
  - 僧帽弁狭窄 ... 86
  - 大動脈弁閉鎖不全 ... 92
    - ——における血行力学的背景 ... 93**F**
  - 肺動脈弁閉鎖不全 ... 100
  - 輪転様 ... 86
- 拡張期奔馬調 ... 23
- 拡張期ランブル
  - 僧帽弁狭窄における血行力学的背景 ... 86**F**
  - 僧帽弁閉鎖不全 ... 70, 71**F**
  - ——の類似状態 ... 92
- 拡張早期過剰心音 ... 32
- 拡張早期雑音 ... 39, 94
- 拡張早期奔馬音 ... 23
- 学童 ... 58, 100
- 過剰心音 ... 10, 31
- 加速度説 ... 27, 32
- 滑走性クリック ... 74
- 鷗鳴き (seagull-cry) ... 94
- カラードップラー法 ... 49
- 空騒ぎ ... 42, 43**F**
- ガラバルダン (Gallavardin) 現象 ... 56, 57**F**
- 眼球雑音 ... 108, 11
- 眼球聴診 ... 108
- 間欠性動脈管開存 ... 106

135

索引

患者の体位 ……………………… 8
冠状動脈狭窄雑音 …………… 112
冠状動脈と右心系の連絡 …… 107
灌水様雑音 ……………… 36, 95F
　　Graham Steell 雑音 …… 100
　　心雑音の周波数 …………… 42
　　大動脈弁膜症 ……… 93F, 95F
　　大動脈弁閉鎖不全 …… 36, 93
　　――を有する大動脈弁膜症
　　　　　　　　　　　　　 93F
間接聴診法 …………………… 2, 22
完全右脚ブロック ……………… 20
感染性心内膜炎 … 76, 82, 96, 97F
　　急性重症大動脈弁閉鎖不全
　　　　　　　　　　　　　 97F
完全房室ブロック ……………… 95F
　　Ⅰ音の変動 …………… 15, 16F
　　右側大動脈弁閉鎖不全雑音
　　　　　　　　　　　　　 95F
　　Ⅳ音 …………………………… 27

き
奇異性分裂 ………………………… 21
　　大動脈弁狭窄 ………………… 56
　　閉塞性肥大型心筋症 ………… 78
擬音法 …………………………… 48
機械様雑音 ……………………… 104
機関車様雑音 …………………… 113
器質的肺動脈弁閉鎖不全 …… 101F
偽前収縮期雑音 ………………… 88
偽大動脈駆出音 ………………… 81
機能性収縮期雑音 …… 39, 64, 65F
　　亜硝酸アミル ………………… 64
　　雑音の音調 …………………… 42
　　楽音様雑音 …………………… 64
　　高心送血量状態 ……………… 66
　　呼吸性Ⅱ音分裂 ……………… 64
　　Ⅲ音 …………………………… 64
ギブソン (Gibson) 雑音 ……… 104
逆分裂 …………………………… 21
　　左脚ブロック ………………… 21
　　大動脈弁狭窄 ………………… 56
　　B型 WPW 症候群 …………… 21
逆流性拡張期雑音 ……………… 39
逆流性収縮期雑音 ………… 38, 67
　　アイゼンメンジャー複合 … 85
　　甲状腺機能亢進 ……………… 73
　　高血圧 ………………………… 73
　　三尖弁閉鎖不全 ……………… 81
　　昇圧剤 ………………………… 67
　　心室中隔欠損 ………………… 82
　　心房細動 ……………………… 68
　　漸減性 ……………………… 69F
　　僧帽弁逸脱症候群 (Barlow
　　　　症候群) ………………… 74
　　僧帽弁腱索断裂 ……………… 76

　　僧帽弁閉鎖不全 ……………… 68
　　――における血行力学的
　　　　背景 …………………… 67F
　　Barlow 症候群 ……………… 74
　　不整脈 ………………………… 68
　　閉塞性肥大型心筋症 ………… 78
　　メトキサミン ………………… 67
　　――を生じる疾患 ………… 67T
逆流性弁膜症 …………………… 15
ギャロップ ……………………… 23
(Q–Ⅰ) – (Q – OS) 時間 ……… 90
Q – Ⅰ 時間 ……………………… 88
鳩声音 (dove-coo) ……… 94, 97F
急性重症大動脈弁閉鎖不全
　　　　　　　　　　　　 96, 97F
急性心膜炎 …………… 113, 113F
急速充満性 ……………………… 39
虚血性心疾患 …………………… 28
魚骨雑音 ……………………… ⅲ, 64

く
駆出音 …………………………… 31
　　高血圧 ………………………… 31
　　大動脈―― ……………… 31, 31F
　　肺高血圧 ……………………… 31
　　肺動脈―― …………………… 31
駆出期 ……………………… 10, 11F
駆出性収縮期雑音 …………… 38, 52
　　右室流出路狭窄 ……………… 58
　　機能性―― …………………… 64
　　血流速度増大 ………………… 64
　　交互脈 ………………………… 56
　　甲状腺機能亢進 ……………… 66
　　高心送血量状態 ……………… 66
　　左室流出路狭窄 ……………… 53
　　腎不全 ……………………… 66F
　　心房細動 ……………………… 55
　　心房粗動 ……………………… 55
　　心房中隔欠損 ………………… 63
　　大動脈弁狭窄 ………………… 53
　　――における血行力学的
　　　　背景 …………………… 52F
　　動静脈瘻 ……………………… 66
　　肺動脈弁狭窄 ………………… 58
　　肺動脈性―― ………………… 63
　　発生条件 …………………… 54T
　　不整脈 …………………… 55, 55F
　　閉塞性肥大型心筋症 ………… 78
　　無害性―― …………………… 64
グラハム・スティール
　　(Graham Steell) ………… 102
グラハム・スティール
　　(Graham Steell) 雑音 … 40, 85, 100
Eisenmenger 症候群 … 100, 102F
Elsenmenger 複合 ……………… 85
灌水様雑音 ……………………… 100

　　原発性肺高血圧 ……………… 100
　　心雑音最強点 ………………… 100
　　単一Ⅱ音 ……………………… 100
　　動脈管開存 ………… 102F, 106
　　肺高血圧 ……………………… 100
クリック
　　滑走性―― …………………… 74
　　孤立性―― …………………… 74
　　収縮期―― …………………… 31
　　収縮後期ダブル―― ……… 75F
　　収縮中期―― ………… 31, 75F
　　重複 (ダブル) ―― ………… 74
　　心房性―― ………………… 113
クルペィエ・バウムガルテン
　(Cruveilhier-Baumgarten) 雑音 … 110

け
頸動脈雑音 …………………… 109
血管雑音
　　高心送血量状態 ……………… 66
　　高安病 ……………… 110, 111F
　　大動脈炎症候群 …………… 111F
血行力学的背景
　　僧帽弁狭窄における
　　　　拡張期ランブル ……… 86F
　　僧帽弁閉鎖不全における
　　　　逆流性収縮期雑音 …… 67F
　　大動脈弁狭窄における
　　　　駆出性収縮期雑音 …… 52F
　　大動脈弁閉鎖不全における
　　　　拡張期雑音 …………… 93F
　　動脈管開存における
　　　　連続性雑音 …………… 104F
血流速度増大 …………………… 64
牽引 (techering) ……………… 73
健常者の心音図 ……………… 13F
原発性肺高血圧
　　Graham Steell 雑音 ……… 100
　　ⅡP の亢進 …………………… 19

こ
高血圧
　　逆流性雑音 …………………… 73
　　駆出音 ………………………… 31
　　ⅡA の亢進 …………………… 18
　　Ⅱ – OS 時間 ………………… 90
　　Ⅳ音の亢進 …………………… 28
　　――を合併した僧帽弁狭窄
　　　　　　　　　　　　　 87F
交互脈
　　Ⅰ音の変動 …………………… 17
　　駆出性収縮期雑音 …………… 56
　　Ⅲ音強盛 ……………………… 24
甲状腺機能亢進
　　Ⅰ音強盛 ……………………… 12
　　逆流性雑音 …………………… 73
　　駆出性収縮期雑音 …………… 66

Ⅲ音強盛 24
重合奔馬調 30
静脈コマ音 109
高心送血量状態
　Ⅰ音の亢進 12
　機能性雑音 66
　逆流性雑音 109
　駆出性収縮期雑音 66
　血管雑音 66
　静脈コマ音 109
　心膜摩擦音 66
コール・セシル (Cole-Cecil) 雑音 94
Ⅴ音（第5音） 29F
呼吸性Ⅱ音分裂 64
鼓性
　僧帽弁狭窄 86
　――を帯びたⅠ音 87F
固定性分裂 21
孤立性クリック 74
コロトコフ音様 111
コントラスト心エコー図 49

さ
Zahn のポケット 96
左冠動脈―右室瘻 107F
左脚ブロック
　Ⅰ音減弱 15
　逆分裂 21
鎖骨下動静脈瘻 108
左室機能不全 15
左室流出路狭窄 53
左室領域 7, 7F
左心不全 19
左心膜部分欠損 114, 115F
雑音→心雑音
左房粘液腫 92
Ⅲ音（第3音） 23
　拡張型心筋症 25F
　鑑別診断 24
　機能性収縮期雑音 64
　交互脈 24
　左房粘液腫 92
　人工弁 116
　重合奔馬調 30
　心室性奔馬調 23
　心室中隔欠損 84
　心不全 24
　生理的―― 23
　僧帽弁腱索断裂 78
　僧帽弁閉鎖不全 70, 71F, 72
　大動脈弁閉鎖不全 96
　閉塞性肥大型心筋症 81
　Ⅳ音との関係 28
　四部調律 28
　――の亢進（強盛） 29, 39

――の成因 32
三尖弁開放音 63, 90
三尖弁狭窄 90
三尖弁性拡張期雑音 63
三尖弁帆反転音 (sail sound) 114
　エプシュタイン奇形 115F
三尖弁閉鎖不全 81
三尖弁領域 7
三部調 23

し
ジギタリス 81
集合聴診法 4
重合奔馬音（調） 30
収縮期逆流性雑音 38
収縮期駆出性雑音 38
収縮期クリック 31
　Ⅰ音 12
　僧帽弁逸脱症候群 31, 74
収縮期雑音 38, 52
　人工弁 116
収縮後期雑音 39
　左心膜部分欠損 114
　僧帽弁逸脱症候群 74, 76
収縮後期ダブルクリック 75F
収縮性心膜炎 32, 114
収縮早期逆流性雑音 72
収縮中期クリック 31, 75F
　僧帽弁逸脱症候群 74
収縮中期雑音 72
重症肺動脈狭窄 22
重複クリック（ダブルクリック） 74
腫瘍塞栓音 92
昇圧剤 106
　各種薬剤負荷法の総括 45T
　逆流性収縮期雑音 67
　三尖弁閉鎖不全 81
　心室中隔欠損 84
　僧帽弁逸脱症候群 74, 76
　大動脈弁閉鎖不全 94
　動脈管開存 105
　閉塞性肥大型心筋症 80
静脈コマ音 40, 104, 109, 109F
クルベィエ・バウムガルテン
Cruveilhier-Baumgarten) 雑音
　 110
　甲状腺機能亢進 109
　高心送血量状態 109
静脈性連続性雑音 108, 109
心音 10
　各種心時相の時間的関係 11F
　――の種類 10
　――の発見 22
心音計
　インク噴射式―― 4
　Sanborn 写真式―― 4

ジェット式―― 2
スペクトル―― 4
デジタル―― 14
日本製の―― 4
心音・心雑音との対比
　カラードップラー法 49
心音図
　健常者 13F
　負荷心音図 44, 45F
　――と聴診学 3
　――の記録，および見方と
　　記号 14
心外性起源 103
心外性雑音 40, 113
心拡大 29F
心筋梗塞 28
　――後の僧帽弁閉鎖不全 79F
心血液系 12, 32
人工的大動脈・肺動脈連絡 106
人工弁音
　Ⅲ音 116
　収縮期雑音 116
心雑音（雑音） 10
　音調 42
　　機能性雑音 42
　音量 40, 40T
　検討項目 34
　恒常性 44
　　心膜摩擦音 44
　　体位変換 44
　　日差変動 44
　時相 36
　時相分類と主要心血管疾患
　　 37T
　周波数 42
　　遠雷様雑音 42
　　潅水様雑音 42
　性状吟味 34T
　定義 34
　伝達方向 41
　発生機転 52F
　不明瞭な心雑音 39
　分類型 37F
　Levine 分類 40
心雑音最強点 35
　Graham Steell 雑音 100
　三尖弁狭窄 90
　三尖弁閉鎖不全 81
　心室中隔欠損 82, 82F
　僧帽弁狭窄 86
　僧帽弁閉鎖不全 68, 70F
　大動脈弁狭窄 53, 54
　大動脈弁閉鎖不全 94
　高安病 110
　動脈管開存 36, 104, 106

索引

137

肺動脈弁狭窄 58	心房性クリック 113	相対的僧帽弁狭窄 106
——からみた主要心血管診断の手がかり 35T	心房性(Ⅳ音性)奔馬音(調) 25, 55, 78	相対的僧帽弁閉鎖不全 53, 55
		相対的閉鎖不全雑音 73
心室緩徐充満期 10, 11F	心房粗動 55	僧帽弁逸脱症候群(Barlow症候群) 74, 77F
心室急速充満期 10, 11F	心房中隔欠損 63, 63F	亜硝酸アミル 74, 76
心室充満音 23	Ⅰ音亢進 63	Ⅰ音の亢進 12
心室充満期 10, 11F	空騒ぎ 43F	楽音様雑音 76, 77F
心室充満雑音 39	三尖弁開放音 63	収縮期クリック 31, 74
心室性期外収縮 55F	三尖弁性拡張期雑音 63	収縮後期雑音 74, 76
心室性奔馬調 23, 24	Ⅱ音固定性分裂 63	収縮中期クリック 74
心室中隔欠損 83F, 84F	Ⅱ音分裂 21	昇圧剤 74, 76
Eisenmenger症候群 62F	肺動脈性駆出性収縮期雑音 63	僧帽弁開放音 74
亜硝酸アミル 84	肺動脈弁狭窄の合併 63	フェニレリン 76
右室流入路 83F	——の心房内短絡雑音 110	メトキサミン 74, 76
逆流性収縮期雑音 82	心膜液貯留 32	僧帽弁開放音 31
Ⅲ音 84	心膜叩打音 32	Ⅲ音との鑑別 24
昇圧剤 84	Ⅲ音との鑑別 24	僧帽弁逸脱症候群 74
心雑音最強点 82, 82F	収縮性心膜炎 32, 114	僧帽弁逆流 86, 88, 90
大動脈弁閉鎖不全の合併 112	滲出性収縮性心内膜炎 114	僧帽弁狭窄 12, 31, 88
Ⅱ音病的呼吸性分裂 21	心膜液貯留 32	閉塞性肥大型心筋症 81
Ⅱ音分裂 84	心膜摩擦音 40, 104, 113	僧帽弁逆流 86, 88, 90
Ⅱ Pの亢進 84	機関車様雑音 113	僧帽弁狭窄 87F, 91F
メトキサミン 84	急性心膜炎 113, 113F	唖性—— 89F
ロジャー(Roger)雑音 84	高心送血量状態 66	亜硝酸アミル 90
——を主体としたEisenmenger複合の心音図と心エコー図 85F	心雑音の恒常性 44	Ⅰ音の亢進 12, 90
	ファロー四徴 113F	運動負荷 89F, 90
	摩擦による心雑音の隠蔽 113F	Austin Flint雑音との鑑別 96
心室中隔穿孔 85	類似の心雑音 114	拡張期雑音 86
心室流入性雑音 39		拡張期ランブルの血行力学的背景 86F
滲出性収縮性心内膜炎 114	**す** 吹鳴性(blowing)	高血圧合併 87F
振戦 46	僧帽弁閉鎖不全 68	鼓性 86
心尖部 7	大動脈弁閉鎖不全 93	心雑音最強点 86
心肺性雑音 114	スコダ(Skoda)徴候 19	心房細動 90, 91F
心不全	スチル(Still)雑音 64, 65F	スコダ(Skoda)徴候 19
Ⅲ音 24	スペクトル心音図 56, 97F	前収縮期雑音 88
心室性奔馬調 24		僧帽弁開放音 12, 31, 88
僧帽弁閉鎖不全 73	**せ** 正常Ⅱ音分裂 20	第1度房室ブロック 90, 91F
——での拡張期ランブル 71F	生理的Ⅲ音 23	リウマチ性 90
Ⅱ Aの減弱 18	石灰性大動脈弁狭窄 57F	輪転様(遠雷様)雑音 36, 86
腎不全 66F	全拡張期雑音 39	——における拡張期ランブルの血行力学的背景 86F
心房音→Ⅳ音(第4音)	漸減性逆流性収縮期雑音 69F	
心房細動 36, 94	潜在性動脈管開存 106	僧帽弁狭窄メロディ 45F
Austin Flint 98	前収縮期雑音 39	僧帽弁腱索断裂 76
Austin Flint雑音 96	三尖弁狭窄 90	Ⅲ音 78
Ⅰ音の変動 17	心房細動 88	僧帽弁閉鎖不全 78F
拡張期雑音 39	僧帽弁狭窄 88	Ⅳ音 78
逆流性収縮期雑音 68	漸増性逆流性雑音 72	リウマチ性 78
駆出性収縮期雑音 55	先天性心疾患 60, 61, 110, 114	僧帽弁閉鎖不全 68, 69F
三尖弁狭窄 90	肺動脈弁狭窄を有する 59F	Ⅰ音の減弱 15
前収縮期雑音 88	——と心臓の聴診 117	楽音様雑音 68
僧帽弁狭窄 90, 91F	全肺静脈還流異常 110	拡張期ランブル 70, 71F
Ⅳ音 28	亜硝酸アミル 110	Ⅲ音 70, 71F, 72
心房収縮性雑音 39	ダルマ像 110F	心筋梗塞後 79F
心房性期外収縮 87F	**そ** 双耳式聴診 6	

心雑音最強点	68, 70F	
心不全	73	
心房音	70	
吹鳴性 (blowing)	68	
僧帽弁腱索断裂	78F	
Ⅱ音病的呼吸性分裂	21	
リウマチ性	13	
輪転様雑音	70	
——における逆流性収縮期		
雑音の血行力学的背景	67F	
僧帽弁領域	7	
続発性肺高血圧	19	

た

第1度房室ブロックを伴う僧帽弁	
狭窄	90, 91F
体位変換	44
大動脈圧切痕	18, 18F
大動脈炎症候群	110, 111F
大動脈駆出音	31, 31F
大動脈縮窄	112
大動脈二尖弁	31
大動脈縮窄	112
大動脈駆出音	112
大動脈二尖弁	112
大動脈衝撃音	96
大動脈性Ⅱ音 (ⅡA)	18
大動脈二尖弁	58
楽音様雑音	43F
大動脈駆出音	31
大動脈縮窄	112
動脈管開存	105F
大動脈二尖弁合併	105F
大動脈肺動脈中隔欠損	106
大動脈肺動脈窓	106
大動脈閉鎖不全	19
大動脈弁下部狭窄	58
大動脈弁狭窄	53, 54F
鑑別	58
楽音様雑音	56
奇異性分裂	56
逆分裂	56
心雑音最強点	53, 54
石灰化性	57F
ダイヤモンド型	53
ⅡAの遅延	56
Ⅳ音の亢進	28
——における駆出性収縮期雑	
音の血行力学的背景	52F
——の聴診診断基準	53T
大動脈弁上部狭窄	58
大動脈弁閉鎖不全	92
亜硝酸アミル	94
Ⅰ音の減弱	15
Austin Flint 雑音	96, 99F

楽音様雑音	94, 97F
拡張期雑音	92
鷗鳴き (seagull-cry)	94
灌水様雑音	36, 93
鳩声音 (dove-coo)	94, 97F
Ⅲ音	96
昇圧剤	94
心雑音最強点	94
吹鳴性	93
リウマチ性	94
——における拡張期雑音の	
血行力学的背景	93F
——の合併	112
大動脈弁膜症	93F, 95F
大動脈四尖弁	47F
大動脈瘤	19, 94
——(梅毒性)の大静脈への	
破裂	107
——(梅毒性)の肺動脈への	
穿孔	107
大動脈領域	7, 7F
大砲音 (cannon sound)	15, 16F, 27
ダイヤモンド型雑音	38, 53
高安病	110
亜硝酸アミル	111
眼球雑音	111
血管雑音	110, 111F
心雑音最強点	110
タコ型	93F
WPW 症候群	
—— A 型	20
—— B 型	21
Ebstein 奇形	115F
ダルマ像	110F
単一Ⅱ音	22
Graham Steell 雑音	100
重症肺動脈狭窄	22
肺動脈閉鎖	22
ファロー四徴	22

ち

チアノーゼ	60, 61, 63, 112
連続性雑音を有する——	110
中心性逆短絡を有する肺高血圧	
	61
聴診	
患者の体位	8
聴診領域	7, 7F
手順	8
——所見のグラフ表示法	8F
——のリハビリテーション	3
聴診器	
外観と特徴	6F
電気——	41
Hewlett Packard 型	6
Philips 型	6

Rappaport と Sprague	4, 6
Littmann 型	6
——の歴史	6
聴診錯誤	46, 47
隠蔽効果	46
疲労現象	46
聴診法	
間接聴診法	2, 22
集合聴診法	4
直接聴診法	2, 6
聴診領域	7, 7F
直接聴診法	2, 6

て

デジタル心音計	14, 120
電気聴診器	41

と

頭蓋内動静脈瘻	108
動静脈瘻	
胸郭外	108
胸郭内	106
駆出性収縮期雑音	66
動脈管開存	19, 104
亜硝酸アミル	105
Carey Coombs 雑音	106
間欠性動脈管開存	106
機械様雑音	104
Gibson 雑音	104
Graham Steell 雑音	106
昇圧剤	105
心雑音最強点	36, 104, 106
潜在性動脈管開存	106
大動脈二尖弁合併	105F
肺高血圧の合併	106
メトキサミン	105
連続性雑音	104
——における連続性雑音の	
血行力学的背景	104F
動脈狭窄性疾患	110
等容拡張期	10, 11F
等容収縮期	10, 11F
特発性肺動脈拡張	60, 100
ドブタミン	81

な

内頸動静脈瘻	
(内頸動脈海綿洞静脈瘻)	108

に

Ⅱ- OS 時間	90
Ⅱ音(第2音)	18
大動脈成分(ⅡA)	18
——の減弱	18, 19
——の亢進	18, 19
——の遅延	56
単一Ⅱ音	22
肺動脈成分(ⅡP)	18

索引

139

──の減弱	19	──を有する先天性心疾患	59F	不明瞭な心雑音	39
──の亢進(強大)	19	肺動脈弁上部狭窄	60	ブライト病の心音	30
Eisennmenger 症候群	19, 61	肺動脈弁閉鎖不全	44, 100	ブラハム(Branham 徴候)	108
心室中隔欠損	84	器質的──	101F	ブラロック-タウシグ(Blalock- Taussig)短絡	106
肺高血圧	19	逆流性雑音	39	ブランコ雑音→往復雑音	
有響性	18, 94	II音分裂	100	ブロッケンブロー(Brockenbrough) 現象	80
II音分裂	19	肺動脈弁切開後	101F	プロプラノロール	
奇異性分裂	21	ファロー四徴	100	各種薬剤負荷法の総括	45T
逆分裂	21	肺動脈領域	7, 7F	閉塞性肥大型心筋症	81
閉塞性肥大型心筋症	81	肺動脈漏斗部狭窄	60		
固定性分裂	21	廃用性萎縮	2, 119	**へ** 閉塞性肥大型心筋症	78, 79F, 80F
心房中隔欠損	63	ハム	109	亜硝酸アミル	80
心室中隔欠損	84	張り出し時間	18, 18F	イソプロテレノール	81
心房中隔欠損	21	バルサルバ(Valsalva)洞静脈瘤の 右心系への破裂	106	楽音様雑音	81
正常──	20			奇異性分裂	78
肺高血圧	20	**ひ** B型 WPW 症候群	21	偽大動脈駆出音	81
肺動脈狭窄	20	P-R時間とI音の関係	15, 16F	駆出性収縮期雑音	78
肺動脈弁閉鎖不全	100	非顕性僧帽弁閉鎖不全	73	III音	81
病的呼吸性──	20, 21	肥大型心筋症	58	ジギタリス	81
二重狭窄	56	心房音	27F	昇圧剤	80
日差変動	44	IV音の亢進	28	心房性(IV音性)奔馬調	78
乳頭筋機能不全症候群	72	非閉塞性肥大型心筋症	59F	僧帽弁開放音	81
		病的呼吸性II音分裂	20	ドブタミン	81
は バーロウ(Barlow)症候群	74	疲労現象	18, 56, 68	II音逆分裂	81
肺高血圧	40, 63, 105	聴診錯誤	46	フェニリレン	80
駆出音	31	見逃がされた大動脈弁閉鎖 不全雑音	47F	プロプラノロール	81
Graham Steell 雑音	100			メトキサミン	80
三尖弁閉鎖不全	81	有響性	46	ペースメーカー音	116
II音分裂	20	頻脈	12	弁口狭窄雑音	114
IIPの亢進	19			弁性狭窄	50, 58
病的呼吸性II音分裂	20	**ふ** Five fingers' approach	3	変動するI音	15
──の合併	106	ファロー三徴	63, 110		
肺動脈狭窄	61, 104	ファロー四徴	60	**ほ** ポッツ(Potts)短絡	106
II音分裂	20	亜硝酸アミル	61	奔馬調	23, 24, 73
IIPの減弱	19	右室の左室化	61		
IV音	28	心膜摩擦音・急性心膜炎	113F	**ま** 摩擦による心雑音の隠蔽	113F
肺動脈駆出音	31, 60	単一II音	22		
肺動脈性II音(IIP)	18, 19	肺動脈弁閉鎖不全	100	**み** 見逃された大動脈弁閉鎖不全音	47F
肺動脈性駆出性収縮期雑音	63	──と肺動脈弁狭窄の重症度 比較	61F		
肺動脈の大動脈化	61			脈なし病	110
肺動脈分岐狭窄	60	フィルター(濾波器)	14	ミュラー(Müller)法	44
肺動脈閉鎖	22	フェニレフリン			
肺動脈弁開放音	28	各種薬剤負荷法の総括	45T	**む** 無害性収縮期雑音	39, 64
肺動脈弁奇形	100	僧帽弁逸脱症候群	76	心肺性雑音	114
肺動脈弁狭窄	58, 59F	閉塞性肥大型心筋症	80		
鑑別	60	負荷心音図	44, 45F	**め** メトキサミン	
心雑音最強点	58	副大動脈領域	7	各種薬剤負荷法の総括	45T
心房音	60	不純なI音	17	逆流性収縮期雑音	67
肺動脈駆出音	31, 60	不整脈		三尖弁閉鎖不全	81
肺動脈弁開放音	28	逆流性収縮期雑音	68	心室中隔欠損	84
──とファロー四徴の重症度 比較	61F	駆出性収縮期雑音	55, 55F	僧帽弁逸脱症候群	74, 76
		部分的肺静脈還流異常	63	動脈管開存	105
──の合併	63				

閉塞性肥大型心筋症 80	——の亢進	鎖骨下動静脈瘻 108
	——の成因 32	静脈コマ音 40, 104, 109
や 薬剤負荷	——の認識実験 26	静脈性—— 108
——試験	四部調律 28, 29**F**, 79**F**, 97**F**	人工的大動脈・肺動脈連絡 106
Austin Flint 雑音 98	四弁弁膜症 49	心房中隔欠損の心房内短絡
——試験心音図 44		雑音 110
——法の総括 45**T**	**ら** ランブル 86	全肺静脈還流異常 110
	鼓性を帯びたⅠ音 87**F**	大動脈炎症候群 110
ゆ 有響性	左房粘液腫 92	大動脈縮窄 112
Ⅰ音の亢進 12	三尖弁狭窄 90	大動脈肺動脈中隔欠損 106
Ⅱ音 94		大動脈瘤（梅毒性）の大静脈へ
——の亢進 18	**り** リウマチ性 2	の破裂 107
疲労現象 46	僧帽弁狭窄 90	大動脈瘤（梅毒性）の肺動脈へ
	僧帽弁腱索断裂 78	の穿孔 107
よ Ⅳ音（第4音，心房音）	僧帽弁閉鎖不全 13	高安病 110
23, 25, 55**F**, 59**F**	大動脈弁閉鎖不全 94	頭蓋内動静脈瘻 108
エプシュタイン奇形 114	リベロ・カルバイヨ (Rivero-Carvallo)	動脈管開存 104
完全房室ブロック 27	徴候 38, 81	——における血行力学的
鑑別診断 28	流出路性雑音 38	背景 104**F**
左房粘液腫 92	輪状収縮性心膜炎 114	動脈狭窄性疾患 110
収縮中期雑音 72	輪転様（遠雷様）雑音 36	内頸動静脈瘻 108
重合奔馬調 30	拡張期雑音 86	内頸動脈海綿洞静脈瘻 108
心房細動 28	僧帽弁狭窄 86	バルサルバ (Valsalva) 洞静脈瘤
心房性奔馬調 25	僧帽弁閉鎖不全 70	の右心系への破裂 106
僧帽弁閉鎖不全 70		紛らわしい聴診所見 112
僧帽弁腱索断裂 78	**る** ルヴァイン (Levine 分類) 40, 40**F**	脈なし病 110
肺動脈狭窄 28	ルタンバッシャー (Lutembacher)	——を生じる疾患または状態 103**T**
肺動脈弁狭窄 60	症候群 63	——を有するチアノーゼ 110
肥大型心筋症 27**F**		
ブライト病の心音 30	**れ** 連合弁膜症 55, 58, 91**F**, 93	**ろ** 漏斗部狭窄 20, 61
四部調律 28	連続性雑音 40, 103	ロジャー (Roger) 雑音 84
——とⅠ音分裂の鑑別 28	外傷性動静脈瘻 108	濾波器（フィルター） 13, 14
——とⅢ音の関係 28	冠状動脈狭窄雑音 112	

索引

心エコーハンドブック
別巻 心臓聴診エッセンシャルズ

2012年9月20日　第1版第1刷発行

著	坂本二哉	SAKAMOTO, Tsuguya
編集	竹中　克	TAKENAKA, Katsu
	戸出浩之	TOIDE, Hiroyuki
発行者	市井輝和	
発行所	株式会社金芳堂	

　　　　　〒606-8425 京都市左京区鹿ケ谷西寺ノ前町34番地
　　　　　振替　01030-1-15605
　　　　　電話　075-751-1111（代）
　　　　　http://www.kinpodo-pub.co.jp/

印刷　亜細亜印刷株式会社
製本　有限会社清水製本所

© 坂本二哉，竹中　克，戸出浩之，2012
落丁・乱丁本は直接小社へお送りください．お取替え致します．

Printed in Japan
ISBN978-4-7653-1538-8

JCOPY <（社）出版者著作権管理機構　委託出版物>
本書の無断複写は著作権法上での例外を除き禁じられています．複写される場合は，そのつど事前に，（社）出版者著作権管理機構（電話 03-3513-6969，FAX 03-3513-6979，e-mail: info@jcopy.or.jp）の許諾を得てください．

●本書のコピー，スキャン，デジタル化等の無断複製は著作権法上での例外を除き禁じられています．本書を代行業者等の第三者に依頼してスキャンやデジタル化することは，たとえ個人や家庭内の利用でも著作権法違反です．